男科诊疗常规

（2019 年版）

李宏军　彭　靖　主　编

北京医师协会　组织编写

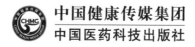

中国健康传媒集团

中国医药科技出版社

内 容 提 要

本书是男科临床工作规范指南，根据原卫生部《医师定期考核管理办法》的要求，由北京医师协会组织全市男科专家、学科带头人及中青年业务骨干共同编写而成，介绍了男科医师日常工作的基本知识和技能。体例清晰、明确，内容具有基础性、专业性、指导性及可操作等特点，既是男科医师应知应会的基本知识和技能的指导用书，也是北京市男科领域执业医师定期考核业务水平的唯一指定用书。本书适合广大执业医师、在校师生参考学习。

图书在版编目（CIP）数据

男科诊疗常规 / 李宏军，彭靖主编. —2 版. —北京：中国医药科技出版社，2020.8
（临床医疗护理常规：2019 年版）
ISBN 978-7-5214-1905-4

Ⅰ. ①男… Ⅱ. ①李…②彭… Ⅲ. ①男性生殖器疾病–诊疗 Ⅳ. ①R697

中国版本图书馆 CIP 数据核字（2020）第 105078 号

美术编辑　陈君杞
版式设计　易维鑫

出版　**中国健康传媒集团** | 中国医药科技出版社
地址　北京市海淀区文慧园北路甲 22 号
邮编　100082
电话　发行：010-62227427　邮购：010-62236938
网址　www.cmstp.com
规格　787×1092mm　¹⁄₁₆
印张　11 ½
字数　246 千字
初版　2015 年 11 月第 1 版
版次　2020 年 8 月第 2 版
印次　2020 年 8 月第 1 次印刷
印刷　三河市万龙印装有限公司
经销　全国各地新华书店
书号　ISBN 978-7-5214-1905-4
定价　**59.00 元**

获取新书信息、投稿、为图书纠错，请扫码联系我们。

《临床医疗护理常规（2019年版）》
编委会

《男科诊疗常规（2019 年版）》
编委会

主　编　李宏军　彭　靖

副主编　李海松　张志超

编　者　（按姓氏汉语拼音排序）

陈　达（北京世纪坛医院）

崔　亮（民航总医院）

崔万寿（北京大学第一医院）

邓庶民（北京医院）

高　强（航天中心医院）

谷现恩（清华大学附属酒仙桥医院）

郭岩杰（中国人民解放军总医院第七医学中心）

过　斌（北京回龙观医院）

韩　虎（首都医科大学附属北京朝阳医院）

侯建平（北京市房山区良乡医院）

吉正国（首都医科大学附属北京友谊医院）

贾玉森（北京中医药大学东方医院）

孔广起（北京通州潞河医院）

李海松（北京中医药大学东直门医院）

李宏军（中国医学科学院北京协和医院）

林浩成（北京大学第三医院）

刘　军（北京安定医院）

刘保兴（中日友好医院）

马　乐（北京妇产医院）

马卫国（中国中医科学院广安门医院）

彭　靖（北京大学第一医院）

邵　强（国家电网公司北京电力医院）

沈洪亮（首都医科大学附属北京友谊医院）

宋卫东（北京大学第一医院）

唐文豪（北京大学第三医院）

田　龙（首都医科大学附属北京朝阳医院）

王　彬（北京中医药大学东直门医院）

王　海（中国医学科学院北京协和医院）

王　鑫（北京医院）

王　莹（北京康复医院）

王传航（中日友好医院）

王春杨（中国人民解放军总医院第一医学中心）

王慧禹（北京市海淀区妇幼保健院）

吴意光（北京妇产医院）

许剑锋（国家卫生健康委员会科学技术研究所）

薛　健（北京市仁和医院）

闫　勇（北京世纪坛医院）

杨　洋（北京妇产医院）

袁亦铭（北京大学第一医院）

张道新（首都医科大学附属北京友谊医院）

张光银（北京同仁医院）

张国辉（中国人民解放军总医院第七医学中心）

张国喜（北京大学人民医院）

张水文（中国人民解放军总医院第七医学中心）

张新荣（北京中医药大学房山医院）

张志超（北京大学第一医院）

赵　勇（中国人民解放军总医院第六医学中心）

赵连明（北京大学第三医院）

赵永平（北京大学人民医院）

周善杰（北京大学国际医院）

Foreword
序 言

　　为适应现代医疗卫生事业的发展需要，及时更新医学知识，北京医师协会 2018 年 10 月决定对北京市《临床医疗护理常规（2012 年版）》的内容进行补充修订。北京医师协会与北京地区 52 个专科医师分会组织医学专家和业务骨干，以现代医学理论为指导，致力于促进北京地区医疗质量与患者安全的持续改进和提高。经过有关专科医师分会和专家的共同努力，修编后的《临床医疗护理常规（2019 年版）》内容更加丰富，相关知识、技能更加先进，更能满足北京地区临床一线医师的需求。作为北京市各级各类医疗机构医务人员日常医疗护理工作规范，各类专科医师应知应会的基本知识与技能，北京市执业医师定期考核唯一指定用书，《临床医疗护理常规（2019 年版）》必将有效地帮助医疗机构提高工作质量，规范医疗行为，维护医务人员合法权益，推动北京地区临床医疗护理工作的持续改进和提高，为实现健康中国的宏伟目标作出积极的贡献。

　　在此，也向积极参与《临床医疗护理常规（2019 年版）》修编工作的各位专家和业务骨干表示衷心的感谢。

郭积勇

2019 年 12 月

《临床医疗护理常规（2019年版）》
修 编 说 明

　　2012年3月北京医师协会受北京市原卫生局委托，组织北京地区35个专科医师分会的医学专家和业务骨干，以现代医学理论为指导，结合北京地区临床实践经验，对《临床医疗护理常规（2002年版）》进行了认真修编，推出了《临床医疗护理常规（2012年版）》。

　　《临床医疗护理常规（2012年版）》是按照北京医师协会已经成立的各专科医师分会所涉及的医疗专业类别进行编写的。推出7年来，对提高各级各类医疗机构医疗质量，规范医护人员医疗行为，保障医务人员及患者安全方面发挥了重要作用。

　　随着我国医疗卫生事业的快速发展，涌现出许多新的医疗技术手段，北京医师协会的专科医师分会也由2012年的35个发展到目前的59个。为了更好地规范医疗服务行为，适应现代医疗卫生工作的需要，借鉴、吸收国内外先进经验，紧跟医学发展步伐，自2018年10月开始，北京医师协会组织专科医师分会对《临床医疗护理常规（2012年版）》有关内容进行补充修编，现共计推出33个专科的《临床医疗护理常规（2019年版）》。《临床医疗护理常规（2019年版）》凝聚着有关专家和业务骨干的心血，是北京地区临床医疗护理工作的一份宝贵财富。

　　尚需说明：

　　1. 关于《临床医疗护理常规（2019年版）》的修编，内科医师分会、康复医学科医师分会、泌尿外科医师分会、烧伤科医师分会、耳鼻咽喉科医师分会认为本专科技术变化不大，未进行修编。原《儿科诊疗常规》分为《儿内科诊疗常规》和《儿外科诊疗常规》两册。由于北京医师协会近期成立了重症专科医师分会和疼痛专科医师分会，故本次修订增加了《重症医学科诊疗常规》和《疼痛科诊疗常规》。全科医学医师分会提前对《全科医学科诊疗常规》进行了修订，已于2018年7月出版。老年专科医师分会于2017年成立后即出版了本专科的《老年医学诊疗常规》。

　　2. 为进一步完善北京市医师定期考核工作，保证医师定期考核工作取得实效，修编后的《临床医疗护理常规（2019年版）》旨在积极配合专科医师制度的建设，各专科分册独立程度高、专业性强，为各专科医师提供了应知应会的基本知识和技能。《临床医疗护理常规（2019年版）》将成为各专科执业临床医师定期考核业务水平测试的重要内容。

　　3.《临床医疗护理常规（2019年版）》的修编仍然是一项基础性工作，目的在于为各级医护人员在临床医疗护理工作中提供应参照的基本程序和方法，以利于临床路径工作的开展，促进医学进展的学术探讨和技术改进。

　　4. 本次修编仍不含中医专业。

北京医师协会

2019年10月

Preface 前言

第一版《男科诊疗常规》由北京医师协会男科专家委员会编写于 2015 年，并得到了男科专家和同道的喜爱和广泛认同，对男科疾病临床诊疗工作起到了良好的指导和规范作用。经过近 5 年的发展，男科疾病的诊疗理论和技术均有了较大的进展。为了适应学科发展和临床诊疗工作的需要，又恰逢北京医师协会在原来男科专家委员会的基础上成立了男科专科医师分会，故由男科专科医师分会组织各位理事对《男科诊疗常规》一书进行修订和再版。

男科疾病的诊疗范围目前尚没有明确划分，一般认为泌尿生殖系统中前列腺及前列腺以下泌尿生殖器官疾病，均属于男科疾病诊疗范畴，因此，第一版《男科诊疗常规》包含了前列腺至睾丸的常见疾病。《男科诊疗常规》参考国内外相关疾病指南进行编写，同时突出中医男科、心理学等在男科的重要作用，内容力求全面、简明、适用，希望给男科医生尤其是基层男科医生提供一本男科疾病的临床诊疗工具。

近年来，男科学有了长足发展，许多新理念、新疗法不断涌现，且与其他专科疾病有较大的重叠，交叉学科发展迅猛，本次修订适当增加了男科学的这些新进展，力求把更新的治疗理念和方法介绍给男科医生。本书编委会专门邀请北京地区在男科领域有突出成绩的专家来参与本书的修订，其丰富的理论知识和临床经验，增加了本书的权威性、专业性和实用性，同时邀请相关专家进行交叉审稿，以保证全书的质量。

由于编者水平有限，再加上编写时间仓促，本书难免存在一些疏漏或不足之处，恳请读者提出宝贵意见，以利于再版时修订。

编　者
2020 年 2 月

Contents

目　录

第七篇 其他常见疾病 / 110

第八篇 男科疾病的中医诊治 / 143

第一篇　男性不育症

第一章　流 行 病 学

世界卫生组织（WHO）规定，夫妇未采用任何避孕措施同居生活 1 年以上，由于男方因素造成女方不孕者，称为男性不育症。男性不育症不是一种独立疾病，而是由某一种或很多疾病和（或）因素造成的。

原发男性不育是指一名男子从未使女性受孕。继发男性不育是指一名男子曾经使一名女性受孕，不论女方是否是他现在的配偶，也不管受孕的结果如何。需根据男性患者的病史、体格检查、实验室检查甚至影像学检查才能正确诊断男性不育症的类型，找出其病因，及时采取正确的治疗策略。

大约 15%有怀孕要求的夫妇在 1 年内不能成功怀孕，从而来医院就诊。全球范围内不育症的发病率波动于 5%～35%，非洲国家最高，发达国家的发病率波动于 10%～20%。我国还缺乏全面、系统的不育症流行病学调查资料，从众多临床分析中估计不育症的发病率为 10%。1/8 的夫妇是在首次准备怀孕时就不能成功，而 1/6 则是已生育却在以后继续怀孕时失败。3%的妇女一直不能拥有自己的孩子，而 6%的已育妇女却在继续要孩子时不能如愿。

不育会影响到男女双方。在不育夫妇中，约 50%发现了伴随精液参数异常的男方因素。如果只有单一的因素，配偶的生育力强可以弥补男性的生育力弱。然而，当夫妇双方都存在生育力下降时，通常就会导致不能生育。

一、影响因素

男性不育症流行病学与其他流行病学一样，是以人群为研究对象，从不育症在不同时间、地区、人群的分布出发，揭示其影响因素，从而指导如何加强人群保护及职业防护。

（一）时间分布

质量优秀的精子是受孕的必要条件。近年来多数流行病学研究表明，精液质量在近几十年有明显的下降趋势。丹麦的 Carlsen 等收集了 1938～1991 年间的 61 篇文献，涉及 23 个国家 14947 名男性，总结分析发现人类精子浓度在 50 年间下降了 40.6%。还有资料显示，精子浓度随着年代推移在各地区都有不同程度的降低，而且伴随着精子浓度的下降，出现精子活力下降以及畸形率增高。另有研究认为，近 20 年高加索白种人男性的精子浓度以平均每年 2.6%的速度下降，前向运动精子和正常形态精子的比例分别下降了 0.3%和 0.7%。我国一项涉及 9292 人的精液分析数据显示，1981～1996 年有生育力男性的精子浓度、活动率、正常形态率与年代呈负相关。大多数学者认为，精液质量的下降与全球性环境恶化、生活方式改变有关，这些因素可以导致男性生殖系统疾病发病率的升高，而精液质量的下降必然会引起男性不育率的上升。WHO 报道，工业化国家新婚夫妇不育症的发生率大约是过去 30 年的 3 倍以上。世界范围内，不育症患者高达 5000 万以上，而且以每年约 200 万对不育夫妇的速度增长。我国的男性不育率也逐渐上升，近几年来各地男性不育门诊的患者普遍增加。

（二）地理分布

虽然不育症的发病率呈全球性增高趋势，但各地区存在不同程度的差异。不同国家、地区和民族，不同的生活方式、饮食习惯、传统风俗，都可能成为引起不育的因素。发展中国家由于卫生条件差，疾病得不到很好的控制、预防和治疗，社会环境和工作环境差，工业毒物多，这些都会对男性的生殖系统带来损害。而发达国家虽然这些条件好，但生育年龄的增长必然会导致生育力降低；另外，不愿生育的人群逐渐增多，这个群体很可能被划分在不育的人群里，导致不育率的升高。WHO 分析了来自五大洲 89 个国家关于不育症发病率的 392 篇文献，根据地理位置、种族、数据来源、方法学的不同，估计不育症的发病率为 0.4%～66.6%，全球平均发病率为 16.7%。我国不育率的地理分布具有从东部向西部逐渐升高，呈同心半椭圆形分布，与经济、卫生状况有关，京津沪及东南沿海较低，西北部明显较高。

（三）年龄因素

当前越来越多的男性推迟生育，年龄因素的研究越来越重要。

1. 睾丸体积

男性睾丸体积在发育期后无明显变化，尽管随年龄增长可以出现血液供应障碍，但退行变化不明显，有研究报道男性睾丸体积至少在 64 岁前无明显萎缩。虽然在生育期睾丸体积不会出现明显萎缩，但睾丸质地有可能发生变化，随着年龄的增加，睾丸的坚韧度可能存在下降趋势。

2. 睾酮水平

普遍认为，随年龄增长，健康成年男性及不育患者血清睾酮浓度均以每年 0.4%的速度缓慢降低，其中游离 T 每年降低 1.2%，血清蛋白 T 每年降低 1.0%，性激素结合球蛋白 T 却以每年 1.2%的速度增加。

3. 精液指标

多数研究认为，老龄男性的精液质量与年轻男性相比，射精量、精子活力、正常形态比例均有一定程度的降低，但精子浓度未见明显减少。精子活力低、畸形率高可能与老年男性附睾功能下降或性生活间隔时间长有关；而射精量的减少似乎与精囊腺、前列腺分泌活力降低有关。

4. 生殖功能的改变

流行病学研究已经表明，随年龄增长，人类生殖潜能不断降低。但由于个体差异较大，这种降低也呈高度差异化。但也有人认为可能是配偶的年龄因素影响对男性生育能力的判断，男性生殖能力并不为年龄所限制。

5. 遗传危险性的增加

父亲年龄的增加一直被认为是常染色体突变的主要原因，可表现为子代的畸形和遗传异常。多数研究认为父亲的年龄可能对胚胎的质量产生一定的影响，父亲年龄＞45 岁与遗传危险的增加有关系。

总之，随着年龄的增加，男性的生殖能力逐渐减退，表现为生殖激素水平改变和精液质量下降。尽管男性生育能力仍然可能维持到较高年龄，但明显存在遗传风险，尤其近年来辅助生殖技术不断提高，很多严重的男性不育症可以得到治疗，但质量差或有遗传缺陷的精子可能获得受精和妊娠，必然增加新生儿的遗传风险。

（四）职业与男性不育

人们所处的职业环境受到物理、化学、生物三方面影响。物理因素如辐射、高温；化学因素如重金属元素、杀虫剂、有机溶剂；生物因素，如支原体、衣原体、细菌、病毒等都能对男性生殖系统产生毒性。一旦暴露于拥有这些因素的环境中，就可能出现生育障碍。这些因素可能不是单独作用，而是共同地从不同方面去影响男性生殖系统。

（五）不良行为与男性不育

不良生活习惯也是造成不育的重要原因，如吸烟、酗酒、吸毒等，这些行为有可能降低精液质量。其他一些不良行为，如穿紧身裤、长时间骑车、久坐、经常洗桑拿、长期温水坐浴、熬夜、精神紧张等都可以影响精液质量。

二、预后因素

影响不育的预后因素主要有：不育的持续时间、是原发性还是继发性不育、精液分析的结果、女方的年龄和生育能力。

1. 不育的持续时间

健康青年夫妻，每个月均有一定的自然怀孕概率，有报道为 20%～25%，但是这种概率会随着不育年龄的增加而逐渐降低，当未采取避孕措施而不能生育的时间超过 4 年，则每月的怀孕率仅约 1.5%。

2. 原发性还是继发性不育

在一方生育力正常的情况下，夫妇双方获得生育的机会主要取决于将有绝对或相对不育的一方治愈。那些从来没有使妻子怀孕或生育过的男性，其生育能力较差或存在严重问题的可能性较大；而那些曾经使妻子怀孕生育过的男性，其生育潜能往往保持较好。

3. 精液分析的结果

精液分析是评估男性生育力的重要依据，结果异常提示存在生育能力的减退，精液参数中与生育力关系最密切的是精子数目、活力及形态。

4. 女方的年龄和生育能力

许多职业女性都是直到完成学业开始工作后才考虑生育。女性生育力的增龄性衰退较为迅速，35 岁女性的生育力仅约 25 岁时的 50%，38 岁时则下降到 25%，而超过 40 岁时可能进一步下降到 5% 以下。在辅助生殖中，女性的年龄是影响成功率最为主要的因素，是辅助生殖成功与否的独立影响因素。

第二章　分类、诊断标准及治疗评估

一、分类

目前男性不育症的分类系统尚不统一，有多种分类方法。主要有按病因分类、诊断学分类、治疗学分类以及逻辑学分类等。

（一）病因分类

1. 影响男性生育环节的病因分类

男性生育的环节众多，包括精子发生、成熟、排放和获能等过程以及精子在女性生殖道内的一系列生理运动。当各种原因影响这些环节时，均可造成男性不育。

（1）内分泌因素：主要是下丘脑－垂体－睾丸生殖轴。这三个腺体本身的疾病或其他疾病因素干扰这些腺体，均可造成不育。

（2）睾丸因素：有局部因素和全身因素。

1）局部因素：①先天性无睾症、隐睾症、睾丸不发育或睾丸发育不全、克氏征等；②睾丸外伤；③睾丸炎，如腮腺炎引起的睾丸炎、睾丸结核、梅毒、麻风、非特异性睾丸炎等；④血管疾病造成的睾丸功能障碍，如精索静脉曲张、睾丸扭转等；⑤睾丸压迫性萎缩，如厚壁的鞘膜积液、巨大疝气等；⑥诊断、治疗或职业性射线接触；⑦阴囊温度增高，如穿紧身内裤、长期温水坐浴或桑拿等。

2）全身因素：①神经内分泌疾病；②营养障碍，如体重快速下降、维生素缺乏、食用棉籽油、严重肝肾功能不全等；③重金属污染；④药物治疗，如化疗药物、免疫抑制剂等；⑤发热疾病；⑥变态反应；⑦不良习惯或嗜好，如吸烟、酗酒、长期情绪紧张等。

（3）附睾因素：附睾是精子获得运动和受精能力的器官，包括附睾先天缺如、附睾炎症等。

（4）附属性腺因素：前列腺、精囊腺、尿道球腺的功能不全。

（5）射精过程障碍：不射精、逆向射精。

（6）精道梗阻：从睾丸网到射精管的机械性阻塞，如输精管结扎术等。

（7）性交因素：性生活过频会降低精液质量，性生活过少容易错过排卵期且精液质量也会下降，临床上以性交频度过低引起的不育较为常见。

（8）影响精子通过宫颈黏液：子宫颈的疾病，如先天性畸形、外伤手术造成的宫颈黏膜破坏、宫颈息肉、肌瘤、假性宫颈管炎、衣原体等微生物感染，以及宫颈黏液含有抗精子抗体等。

（9）干扰精子的获能与受精：主要因素有女性生殖内环境的改变，如性激素的波动、一些避孕药的使用等。

（10）免疫性因素：高滴度的抗精子抗体可能引起不育。

2. 造成男性不育症的疾病或因素分类

男性不育症是多种疾病或影响因素作用的结果。以下异常可能造成男性不育。

（1）先天性生殖器官发育异常：包括多个组织器官的发育异常。①阴茎先天性发育异常：严重隐匿阴茎或无阴茎、小阴茎、阴茎异位等，导致无勃起或无性交能力；②尿道先天性异常：主要有尿道上裂、尿道下裂、先天性尿道憩室或狭窄等，造成射精障碍而不育；③先天性睾丸异常：无睾丸、睾丸发育不全、隐睾、睾丸异位等，导致精子生成障碍；性腺功能不全者，同时伴有睾丸体积缩小、睾丸质地较软，可能有 FSH 增高，少精子或无精子。④输精管道先天发育异常：先天性输精管、附睾发育不全或缺如，造成输精管道梗阻；⑤附属性腺先天发育不全：精囊发育不全、缺如，前列腺发育不良、憩室等，引起附属性腺功能障碍而致不育。

（2）遗传性疾病：主要是染色体数目或结构的异常。

（3）内分泌疾病：睾丸内分泌功能异常：主要包括睾丸内分泌亢进或不足。亢进见于睾丸间质细胞瘤，睾酮分泌过量并转化为雌激素，患者表现为女性化、勃起功能障碍和不育。不足主要有：①原发性睾丸功能低下，表现为促性腺激素增高，如克氏征、射线或毒素引起的睾丸损害、肌营养不良等；②继发性睾丸功能低下，表现为促性腺激素水平低下，如 Kallmann 综合征及各种导致垂体功能低下的疾病；③靶器官对雄激素反应低下（雄激素受体缺乏或雄激素抵抗）。

1）垂体疾病：①垂体功能亢进，导致性功能障碍或影响精子生成；②垂体功能低下，如垂体肿瘤、炎症、手术、放化疗的影响，导致睾丸萎缩、精子生成受阻。垂体肿瘤可以引起泌乳素增高，干扰 LH 分泌从而影响精子生成。

2）甲状腺疾病：甲状腺功能低下，造成睾酮合成减少，精子生成抑制。甲状腺功能亢进，可以造成性欲低下、勃起功能障碍。

3）肾上腺疾病：如阿迪生病、库欣综合征、女性化肾上腺皮质肿瘤、先天性肾上腺增生症、醛固酮增多症等。

4）糖尿病：常伴性欲低下、勃起功能障碍、逆向射精等，继而可能影响生育。

（4）生殖道感染：生殖道的特异性和非特异性感染均可影响精子生成、精子活力和精子输出，抑制附属性腺的分泌功能从而导致不育。

（5）精索静脉曲张：精索静脉曲张占男性不育症病因的 15%，继发性不育症所占比例更高。

（6）性功能障碍：勃起功能障碍和射精功能障碍均由于不能正常在阴道里射精而导致不育。

（7）理化因素：环境中的各类污染、化学物品、电离辐射、烟酒、高温等都可能损害睾丸生精上皮导致不育。

（8）心理因素：心理状态异常可能造成神经内分泌紊乱而干扰生精过程，或引起勃起功能障碍、不射精，都可以造成不育症。

3. 按精液的特征分类

很多不育症男性只表现为精液质量异常，不能找到确切的病因，临床称为特发性不育，主要按精液检验结果分类。可分为少精子症、弱精子症、畸形精子症、精子存活率低、精液不液化、精液量少、精液酸碱度异常等。

（二）诊断学分类

1. 根据精液检验结果分类

（1）免疫不育（精子包裹抗体阳性）：MAR 试验或免疫珠试验≥50%活动精子有抗体包裹。

(2) 正常精液：具有正常精子和正常的精浆。正常精子应同时具备：①精子总数≥$39×10^6$（或精子浓度≥$15×10^6$/ml，取决于报告结果）；②精子活动力：前向运动精子百分率≥32%；③精子形态：正常形态精子百分率≥4%；④MAR/免疫珠试验：活动精子中有抗体包裹<50%；⑤无精子凝集。

正常精浆应同时具备：①精液量≥1.5ml；②外观和黏稠度都正常；③pH≥7.2；④精浆生化检查正常；⑤过氧化物酶阳性白细胞<$1×10^9$/L；⑥精液培养阴性或细菌计数<$1×10^6$/L。

(3) 精浆异常：精子符合上述正常标准而具备下列一项标准者：①精液量<1.5ml；②外观和黏稠度异常；③pH<7.2；④精浆生化检查异常；⑤过氧化物酶阳性白细胞≥$1×10^9$/L；⑥精液培养阳性，细菌计数≥$1×10^9$/L；⑦精子凝集。

(4) 无精液症：无精液（没有精液射出或逆行射精）。

(5) 无精子症：精液中无精子。

(6) 隐匿精子症：新鲜精液制备的玻片中没有精子，但在离心沉淀团中可观察到精子。

(7) 少精子症：精子总数<$39×10^6$（或精子浓度<$15×10^6$/ml，取决于报告结果）。

(8) 弱精子症：前向运动精子百分率<32%。

(9) 畸形精子症：正常形态精子百分率<4%。

(10) 少弱精子症：精子总数<$39×10^6$（或精子浓度<$15×10^6$/ml，取决于报告结果），且前向运动精子百分率<32%。

(11) 少畸形精子症：精子总数<$39×10^6$（或精子浓度<$15×10^6$/ml，取决于报告结果），且正常形态精子百分率<4%。

(12) 弱畸形精子症：前向运动精子百分率<32%，而且正常形态精子百分率<4%。

(13) 少弱畸形精子症：精子总数<$39×10^6$（或精子浓度<$15×10^6$/ml，取决于报告结果），前向运动精子百分率<32%，且正常形态精子百分率<4%。

2. 根据综合诊断分类

基于精液结果、完整病史和体格检查，以及男性生殖系统的辅助检查进行的男性不育分类。

(1) 性功能障碍：包括勃起功能障碍、性交频度过少或过多、不射精、严重早泄（包括因解剖异常，如尿道下裂而使精液不能排入阴道）、逆行射精（精液不排出体外而逆行排入膀胱，收集性交后的尿液可发现大量精子）。

(2) 根据精子和精浆检查来确定诊断：①免疫性不育：50%以上活动精子有精子抗体包裹。②不明原因不育：性功能正常，精子和精浆检查均正常。③单纯精浆异常：未发现附属性腺感染或其他病变。

(3) 具有肯定病因的男性不育：具有影响男性生殖系统的明确病因而精液检查又属无精子症或精子和（或）精浆异常者。

(4) 医源性因素：由于医药或手术的原因造成精子异常。

(5) 全身性病因：具有全身系统疾病、酗酒、吸毒、吸烟、环境因素，近期高热或纤毛不动综合征（精子活力极差，或伴有慢性上呼吸道疾病）等病史。

(6) 先天性异常：包括隐睾、细胞核型分析异常引起的精子异常，以及由于先天性精囊和（或）输精管发育不全引起的无精子症。

(7) 后天性睾丸损害：如腮腺炎引起的睾丸炎或其他引起睾丸损害因素，造成睾丸萎缩，同时出现精子异常。

(8) 精索静脉曲张：同时伴有精子或精浆异常造成的不育，如有精索静脉曲张而精液分析正常者则按不明原因不育分类。

(9) 男性附属性腺感染：如睾丸附睾炎、前列腺炎、精囊腺炎等。

(10) 内分泌原因：可能有性腺功能低下的体征，血清性激素检测卵泡刺激素(FSH)正常，而睾酮低或催乳素(PRL)反复增高。需要进一步检查，如颅内扫描、LHRH 和 TRH 检查等。

(11) 其他：没有上述病因，仅仅表现为精液检查结果异常，可按以下标准诊断。

①特发性少精子症：精子总数$<39 \times 10^6$(或精子浓度$<15 \times 10^6/ml$，取决于报告结果)。

②特发性弱精子症：前向运动精子百分率$<32\%$。

③特发性畸形精子症：正常形态精子百分率$<4\%$。

以上三类可同时存在，称为特发性少弱畸形精子症。

④梗阻性无精子症：精液检查无精子，而睾丸活检证明曲细精管有精子发生。

⑤特发性无精子症：没有查明原因而精液中无精子。

(三) 治疗学分类

男性不育可以根据治疗方式分类，这种分类方式不考虑病理因素而强调怎样治疗。按治疗效果好坏，可以分为以下五类。

(1) 可以有效治疗者：促性腺激素释放素分泌功能低下及 Kallmann 综合征、垂体功能衰竭、高泌乳素血症、梗阻性无精子症、逆向射精。

(2) 可以预防性治疗者：睾丸下降不全、感染、慢性系统疾病及肿瘤。

(3) 可以对症治疗者：此类患者最多，特发性少弱畸形精子症、顶体反应缺陷、尿道下裂、难以治愈的梗阻性无精子症、鞭毛轴丝缺陷及局灶性精子生成的无精子症。

(4) 可采用经验治疗者：很多不育都可采取经验性治疗，尤其是精索静脉曲张及免疫性不育。

(5) 治疗意义不大者：主要包括无睾症、严重性腺功能不全、雄激素受体缺乏、染色体轴缺失、克氏征、Y 染色体微缺失、唯支持细胞综合征、特发性无精子症。

(四) 逻辑学分类

该分类方法比较全面且有新意，既考虑到传统经验，又避免了仅以精液参数为依据的分类法过于笼统的缺点。

1. 睾丸前因素

(1) 内分泌：低促性腺激素性性功能减退症。

(2) 性交障碍：①勃起功能障碍：心理性或神经、血管、内分泌性；②射精失败：心理性、生殖泌尿系统手术后、神经性及药物相关性。

2. 睾丸因素

(1) 遗传性：克氏征、Y 染色体微缺失和纤毛不动综合征。

(2) 先天性：隐睾症、睾丸发育不全。

(3) 感染：睾丸炎。

(4) 抗精子发生因素：高温、化疗、药物、射线等。

(5) 血管性：睾丸扭转、精索静脉曲张。

(6) 其他：免疫性和特发性。

3. 睾丸后因素

(1) 梗阻性：①附睾：先天性和感染性；②输精管：遗传性(囊性纤维病)和获得性(输精管结扎)。

(2) 附睾抵抗：附睾死精子症。

(3) 附属性腺感染：特发性和免疫性。

(4) 输精管结扎术后。

二、诊断标准

一般认为，未采取避孕措施的育龄夫妇，每个月经周期有大概 25%的概率怀孕，50%应当在 3 个月内怀孕，72%应在 6 个月内怀孕，80%～85%应当在 1 年内怀孕。而不育症约影响到 15%的育龄夫妇，所以当 1 年以上有规律性生活又未采取避孕措施而未怀孕时，应当考虑不育症的可能。WHO 推荐，夫妇有规律性生活 1 年以上，未采用任何避孕措施，由于男方因素造成女方不孕者，称为男性不育症。

三、治疗效果评估

在评价男性不育症的治疗效果时应十分谨慎，因为男性的精神状况、身体情况、生理活动的变化都可以导致精液质量存在一定的波动性。已经发现了有效改善精液质量的一些方法，并能使一些患者的配偶成功怀孕，目前还在深入探索其疗效的机制及科学性，目前还缺乏大规模流行病学的随机对照研究、难以排除混淆因素、统计分析方法的不完善、疗效判断的指标选择不严谨、实验室误差等。基于此，评价男性不育症的治疗效果应该采用女方的妊娠情况作为金标准；而精液检验作为一种预测男性生育力的重要方法，其结果可以当成是疗效评价的一个参考，但为了尽可能地减少误差，精液检验应遵循以下原则。

1. 至少两次检查

个体的精液参数存在一定的波动性，如果精液检验结果正常，一次检查就足够了。如果结果异常，应该在 1 周左右至少复查一次，综合两次的检验结果来分析。而两次检查的禁欲时间应尽量一致，这样结果更有可比性。

2. 正确的取精方法

临床医生和检验人员应对受检者口头指导取精方法：①受检者应洗净双手和阴茎以避免污染。②尽量不用避孕套留取标本，应使用实验室提供的专用无菌杯(特殊情况下，可以使用专用避孕套获取精液标本)。③应把一次完全射出的精液全部射在容器内；④如在院外留取标本，应贴身放置(35℃左右)在 30 分钟内送到实验室，这样才能保证精液标本的合格。

3. 标准的检验方法

必需严格按照统一标准(2009 年的 WHO 第五版标准)进行检验，保证不同实验室之间结果的可比性。

4. 检验的时机

一个完整的精液生成和成熟周期是 72～90 天，所以应在连续治疗 2～3 个月后再进行精液检验。

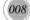

(王传航修订 赵永平审阅)

第三章 诊断与治疗

一、病史

采集男性不育症病史要全面了解患者家族史、婚育史、性生活史和其他对生育可能造成影响的因素，还要简要了解女方病史，记录患者个人信息。病史采集和病历书写应当客观、真实、准确、及时、完整，符合《病历书写基本规范》。对患者所提出的病名、治疗用药记录要冠以引号。不孕不育患者多数有心理压力，因此，询问病史时要有高度的同情心和责任感，态度必须和蔼、庄重、体贴耐心、言语通俗，这些有利于客观了解病情。

(一) 主诉

男性不育症主诉多数是：不避孕××月(继发)未育。

(二) 性生活史、婚育史

性生活史、婚育史是评估男性生育力的重要内容。通过性生活史(性生活频率、质量及能否在阴道内射精)、性心理(性教育、性伴侣间的感情、心理创伤和心理治疗)的咨询，可初步了解是否为性功能障碍导致的不育。

应详细了解患者的既往生育史。还要特别注意其是否有其他性伴侣以及她们的性生活史和生育史，这些问题以及精神病史、性病史等一定要在隐私的场合中探询并保守秘密，以得到真实的材料。尽管夫妇双方同时采集病史非常有益，但这些问题最好是单独询问。

要详细询问并记录既往因不育进行检查和治疗的详细情况尤其是精液的情况。不育症患者既往检查资料非常重要，因为这可能省去许多重复检查。应该注明以前的治疗方案如何、是否正确实施以及执行的结果等细节。

(三) 既往史

既往史主要包括生长发育史、过去疾病史、传染病史、用药史等。要重点询问与生育相关的疾病和因素，主要包括腮腺炎、发烧、附睾睾丸炎等泌尿生殖器官感染史、手术外伤史，内分泌病史等可能影响睾丸生精功能、性功能和附属性腺功能的疾病因素。还要了解用药史，对生育有影响的不良生活习惯、环境与职业因素等。高温环境作业、有电磁辐射与放射线接触史、长途驾驶等对生育有一定影响。

(1) 家族史、遗传性疾病史：主要包括父母身体状况、有无近亲结婚，有无遗传性疾病史，母亲生育情况及兄妹健康生育情况等。应充分了解有无影响优生优育的家族性遗传因素，并描绘出家族系图。

(2) 过敏史、手术外伤史：有药物、试剂等过敏史的患者，选择进一步治疗方案时要考虑。除了明确的泌尿生殖系统手术外伤史以处，还要注意有无骨盆外伤史等。

(3) 配偶病史：主要是了解年龄、月经史、生育史、避孕史(女方曾用宫内节育器的可能会增加不孕的可能)、妇科疾病和其他可能影响生育的疾病史和生活工作因素，可以参考妇科医生的检查和记录。通过了解双方的病史可初步判断不孕不育中男女的因素。

二、体格检查

对男性体检应在温暖的房间内进行，暴露良好并注意保护患者隐私。

（一）全身检查

应重点注意体型和第二性征发育是否存在异常。测量身高、体重及血压，可以提供一些全身疾病的相关信息。总体重超标（体重指数 $30kg/m^2$）与睾丸容积减低有关，提示睾丸生精功能受损可能。躯干肢体比例、第二性征、体毛分布等异常以及男性乳房女性化发育考虑可能存在内分泌疾病。

（二）生殖器官的检查

应注意有无生殖器官畸形，阴茎检查时应注意有无尿道下裂、手术或创伤瘢痕、硬化斑块、皮疹、溃疡、赘生物、肿块或其他病理改变。包皮过长时，应该翻起包皮检查，确认尿道口位置，有无尿道下裂及其他畸形。

检查睾丸时患者最好站立位。检查睾丸质地时，按压手法要轻柔，明确睾丸的位置、质地、体积，必须明确有无隐睾、回缩性睾丸和异位睾丸、睾丸肿瘤。

还要检查附睾和输精管有无结节、疼痛或缺如等情况，阴囊内有无精索静脉曲张、鞘膜积液等异常，不能明确时应行透光试验。嘱患者作 Valsalva 动作检查是否存在精索静脉曲张并予临床分度，对精索静脉曲张者还可作阴囊超声检查，如发现右侧精索静脉曲张还应行腹部盆腔超声检查以了解有无继发性精索静脉曲张。如发现输精管缺如应行泌尿系超声检查，有的患者可能合并有单侧肾脏缺如。

如果发现睾丸、附睾肿块的，则要进一步作阴囊超声或磁共振成像等检查，以明确其病变性质。

（三）直肠指诊

主要检查前列腺，精囊一般不易触及，如果可触及并压痛，或有其他异常发现的，可行直肠超声检查。年龄大于 50 岁，或大于 45 岁有家族性前列腺肿瘤病史的患者，应常规行前列腺特异抗原（PSA）检测，以筛查是否患有前列腺肿瘤。

（四）其他检查

射精功能障碍患者还可能需进行以下检查：球海绵体肌反射；肛门括约肌张力；阴囊、睾丸和会阴部的敏感性；提睾肌和腹壁浅反射；腿部跟腱和足底反射。盆腔手术或创伤、前列腺增生术后的患者或者长期服用坦索罗辛者，如膀胱颈功能受损易发生逆行射精。应特别注意血糖的检测，糖尿病患者常有性功能障碍及射精障碍，不易射精。

三、辅助检查

根据检查病史和体格检查等情况，选择以下辅助检查。

（一）常规项目

1. 精液分析

在对不育夫妇进行诊断时，至少必须进行一次精液分析。精液分析通常用来确定是否有男性不育因素的存在，它包括分析精子和精浆的特征与参数。有许多因素干扰精液分析的结果，根据精液分析结果，我们只能初步判断一位男性的生育力，仅通过一份精液标本的评估无法确定一位男性精液质量的特征。进行 2～3 次精液分析有助于获取基线数据。精液采集与分析的质量控制必须按照《WHO 人类精液检查与处理实验室手册》(第 5 版)标准化程序进行。计算机辅助精子分析(CASA)可以提供精子动力学的量化数据，但是要有严格的质量控制程序。由于精液分析的一些固有的局限性，医生解释结果时应该要小心。重要的是，男性不育评估必须远远超出单纯的精液分析，因为它必须辅之以适当的体检、全面的病史记录，以及相关的内分泌、遗传和其他检查。很明显，整个精液样本收集、分析过程很容易出错，精子浓度、活力和形态学的分析报告不能保证试验结果的可靠性和可重复性。为了得到最理想的精液分析的样本，应该强调精液采集时的禁欲时间(3～7 天)、收集和运输的注意事项。

如精液分析结果正常，先尝试怀孕 3 个月，如果仍没有怀孕，可以考虑重复进行精液分析。3 个月后再重复进行精液分析是因为精子发生周期大约为 3 个月。

无精子症精液检查要特别慎重，所有显微镜检查未见精子的精液标本都应离心确定沉渣中有无精子。推荐使用 3000g 离心 15 分钟后，倾倒精浆后将沉渣重悬，彻底检查后未发现精子才能做出无精子的诊断。至少要进行 3 次以上严格的精液采集和检查才能诊断无精子症。

已确诊双侧输精管缺如的则无需检查。如果精液中白细胞检测异常，应该进一步行微生物学检测和精浆生化检测。

精液中出现不成熟生精细胞提示精子发生的异常，用以判断睾丸曲细精管功能，可用 Bran-Leishman 染色法鉴别其不同类型。

精浆的生化检查，可用于判断附属性腺分泌功能。具体方法请参阅《WHO 人类精液检查与处理实验室手册》(第 5 版)，见表 2-1。

表 2-1　精液分析参考值范围(WHO 人类精液检查与处理实验室手册第 5 版)

项　　目	参考值
外观	均质、灰白色
量	≥1.5ml
pH	≥7.2
液化	<60 分钟(一般<15 分钟)
黏度	拉丝<2cm
精子浓度	$\geqslant 15 \times 10^6$/ml
精子总数	$\geqslant 39 \times 10^6$/一次射精
精子总活力(PR+NP)	≥40%
精子前向运动 PR	≥32%
精子存活率	≥58%
正常形态精子	≥4%
白细胞数	$< 1 \times 10^6$/ml
圆细胞数	$\leqslant 5 \times 10^6$/ml
免疫珠试验	附着珠上的活动精子少于 50%
MAR 试验	附着粒上的活动精子少于 50%
微生物培养	菌落数<1000/ml

项　目	参考值
精子低渗试验	尾部肿胀精子＞50%
精浆锌	≥2.4μmol/一次射精
精浆柠檬酸	≥2μmol/一次射精
精浆中性α－葡糖苷酶	≥20U/一次射精
精浆酸性磷酸酶	≥200U/一次射精
精浆果糖	≥13μmol/一次射精或者定性试验阳性

根据精液检查结果可以做出如下判断：无精液症、弱精子症、弱畸精子症、无精子症、隐匿精子症、血精症、白细胞精液症、死精子症、正常精子、少弱精子症、少弱畸精子症、少畸精子症、少精子症、畸形精子症。

2. 尿液、前列腺按摩液的常规检查及其微生物学检查

据报道，8%～35%不育症与男性生殖道感染性炎症有关，主要是因为生殖道感染会导致输精管道阻塞、抗精抗体形成、菌精症、精浆异常。依据 WHO《不育夫妇标准检查与诊断手册》的分类，尿道炎、前列腺炎、睾丸炎和附睾炎归入男性附属性腺感染范畴。

尿液、前列腺按摩液(EPS)常规检查及尿液、精液微生物学检查对病情诊断分析有重要参考价值；既往有泌尿生殖系统感染病史及配偶有泌尿生殖系统感染者更有必要进行相应检查。

支原体、衣原体检测：已有较多研究支持支原体、衣原体感染是导致精子浓度、活力及形态异常的原因之一。对精液参数异常患者，尤其是精液白细胞增多、合并尿道分泌物的患者应进行支原体和衣原体检测。

3. 生殖系统超声

根据患者体检及精液分析情况，考虑合并隐睾、精索静脉曲张、肿瘤、鞘膜积液、输精管道梗阻等情况时，可进行超声检测，包括阴囊超声及经直肠超声。阴囊超声主要检测双侧睾丸、附睾、精索静脉及近端输精管。通过测量睾丸上下径、左右径、前后径，并使用公式校正后计算睾丸容积(容积=睾丸上下径×左右径×前后径×0.7)。如发现无精子症患者有双侧附睾细网状改变，考虑存在附睾或输精管的梗阻。对于精索静脉曲张，超声可得到明确诊断。

经直肠超声主要检测前列腺、精囊、输精管和射精管，可发现的异常表现包括射精管囊肿、射精管扩张（宽度大于 2mm）、射精管结石或钙化、精囊扩张（前后径大于 15mm）以及精囊发育不良或不发育（前后径小于 7mm）、输精管缺如和前列腺钙化灶、不均质等等。

(二) 推荐项目

根据病史、患者生殖腺毒素接触情况、体格检查以及精液分析等检查结果，可选择下列有关实验室检查。

1. 抗精子抗体检测

尽管由于检测方法的不同，抗精子抗体(AsAb)的检出率有很大差异，但在不育不孕症

患者中 AsAb 的检出率仍明显高于生育人群。大量研究资料表明 10%～30% 的不育症患者血清或精浆中可检测到 AsAb。为排除免疫性因素，AsAb 检测已是男性不育症的重要检查项目之一。

（1）检测方法：目前 AsAb 的检测方法有：混合抗球蛋白试验（MAR test）、免疫珠试验（IB test）和酶联免疫吸附法（Enzyme linked immunosorbent assay，ELISA），还有明胶凝集试验（GAT）、浅盘凝集试验（TAT）、微量精子制动试验（SIT）、精子宫颈黏液接触试验（SCMC）、改进的 ELISA 法、流式细胞计数法（FCM）、间接荧光免疫法（IIF）、固相血凝法、Spermcheck 法、快速斑点免疫金渗滤法、精子细胞毒试验、固相放射免疫结合法（RIBA）、试管凝集试验（TAST）等。目前临床上常用的为 MAR test、IB test、ELISA 三种方法。MAR test 和 IB test 的样本为患者的新鲜精液，ELISA 可以取精浆或血清作为检测样本。

公认的理想的 AsAb 检测方法应该是既能确定免疫球蛋白类型，又可对抗体定量和判断抗体与精子的结合部位，且方法简便快捷、受检测者主观因素影响小、灵敏度好、特异性强、重复性好等特点。

国内许多男科、生殖医学实验室采用 ELISA 检测 AsAb。由于 ELISA 法带有严重的背景噪声、精子表面和内部有些抗原与机体其他组织有交叉反应，导致 ELISA 法的检测结果有假阳性等缺点，ELISA 法检测的结果与临床实际有偏差。

目前 WHO 推荐的 AsAb 检测方法为 IB test 和 MAR test。IB test 可以定性、定量、定位、敏感性好、特异性强，但是操作复杂，人为因素多，并且试剂价格比较贵。而 MAR test 操作简单、快速，可以和精液的常规化验同时进行，也可以定量、定位。

（2）AsAb 类型：WHO 认为，由于精液中的 AsAb 几乎全部属于 IgA、IgG 两种类型，而 IgM 由于分子量大、在精液中极为罕见，并且如果没有 IgG 的存在，IgA 几乎不可能存在。由于 IgG 存在的先决性，因此常规筛查 AsAb 只需要检测 IgG 已经足够。

2. 内分泌检查

生殖内分泌水平反映下丘脑–垂体–性腺轴功能，建议早晨抽血检测性激素。

（1）睾酮：雄激素是男子的特征性激素，雄激素水平的变化与男性的性功能、第二性征发育及不生育等均具有显著的关联，可以检测睾酮（包括总睾酮、游离睾酮）来判定，必要时可以同时检测卵泡刺激素（FSH）和黄体生成素（LH）。

（2）雌二醇：对于肥胖及男子乳房女性化不育症者，需检测雌二醇。

（3）泌乳素：泌乳素增高者，需要再次复查泌乳素，如持续增高，则考虑患者是否有垂体疾病、原发性甲状腺功能减退、肝功能不全、肾功能衰竭以及是否服用西米替丁、安定、舒必利及其他可能增加泌乳素水平的药物。泌乳素腺瘤是最常见的垂体腺瘤（约占 40%）。实际上，PRL 水平＞250ng/ml 高度提示泌乳素瘤的存在。相比之下，大多数垂体下丘脑轴功能障碍、药物性高泌乳素血症或全身性疾病的 PRL 水平＜100ng/ml，但是例外情况也并不罕见。

（4）抑制素 B：目前医学界认为抑制素 B 是睾丸能生成精子的一个独立的预测因子，甚至有学者认为抑制素 B 的预测价值要高于 FSH。血清抑制素 B 及 FSH 的联合检测可以提高患者生精功能评估的准确性。

（5）其他：有甲状腺、肾上腺疾病或其他内分泌病史者应做相关的内分泌检查。

3. 染色体等遗传学检查

对于有家族史、怀疑有染色体异常(如 Klinefelter's 综合征)或精液分析异常(特别是严重少、弱、畸精子症)患者,可进行染色体核型分析等遗传学检测。先天性双侧输精管缺如(CBAVD)和 CFTR 基因突变有关,如果患者先天性双侧输精管缺如,80%存在 CFTR 基因突变。输精管缺如容易漏诊,对所有无精症患者都要进行仔细检查,以排除 CBAVD;尤其是那些精液体积<1.5ml、pH<7.0 的患者。

(1) 克氏综合征:克氏综合征(47,XXY)是最常见的性染色体异常。成年男性克氏综合征患者睾丸小而硬,缺乏生殖细胞,表型可从正常男性到雄激素缺乏所致的毛发分布女性化、体毛减少以及骨骺闭合延迟所致的长臂、长腿等特征。克氏综合征患者 Leydig 细胞功能常常受损,FSH 水平升高,尽管睾酮水平低,性欲却常常正常。有的 Klinefelter 嵌合体(46,XY/47,XXY)患者可有生殖细胞及精子。

(2) 卡尔曼综合征:不育症患者中最常见的 X 连锁疾病是卡尔曼综合征(Kallmann 综合征),该病为 Xp22.3 上的 KALIG-1 基因突变。几个新鉴定的常染色体基因突变也能产生卡尔曼综合征。卡尔曼综合征患者有低促性腺激素性性腺功能减退和嗅觉丧失症,也可有其他临床特征,包括面部不对称、腭裂、色盲、耳聋、睾丸下降不全和单侧肾发育不良。

(3) 雄激素抵抗综合征:位于 X 染色体长臂的 AR 基因突变可导致轻至完全雄激素不敏感。完全雄激素抵抗综合征表型特征是女性外生殖器和阴毛缺乏(Morris 综合征)。部分雄激素抵抗综合征,可有不同的表型,从主要女性表型如性器官不明到主要男性表型如小阴茎、会阴型尿道下裂和隐睾症。后者表型也被称作 Reifenstein 综合征。轻度雄激素抵抗综合征患者以男性不育为首发症状甚至是唯一一症状。

(4) 常染色体核型异常:最常见的常染色体核型异常是 Robertson 易位、相互易位、臂内倒位和标记染色体。易位患者进行 IVF/ICSI,要进行 PGD 或羊水诊断。

(5) Y 染色体微缺失:对严重少弱精子症及无精子症患者建议同时进行 Y 染色体微缺失检测。有学者分析数十或数百个隐性基因以确定生殖风险,全基因组测序在技术和解释领域面临更大的挑战,还需要进一步的思考。

4. 精子 DNA 碎片分析

精子 DNA 碎片率(DFI)分析已经成为一种有价值的评估男性生育能力的工具。高 SDF 水平还与反复流产(RPL)和 ART 失败有关,可以通过 DFI 试验的结果来预测自然妊娠和辅助生殖技术(ART)。原因不明的不孕症,反复流产,辅助生殖技术(ART)反复失败以及有生活方式/环境暴露风险的患者被认为是 SDF 检测的候选人。

DFI 被认为是导致男性不育的原因。检测精液中的 DNA 碎片水平提供了有价值的关于父系染色质完整性的信息,可以指导男性不育的治疗。总体而言,87.9%的生育专家支持在临床上实施 DFI 检测,它不仅有助于提高生育率,更重要的是,能提高后代的优生率。

5. 精子-宫颈黏液体内试验

精子-宫颈黏液体内试验也称为性交后试验,其目的是测定宫颈黏液中的活动精子数目,以及评估性交几小时后精子的存活状态,同时也可以用于评估男性或配偶 AsAb 阳性的意义。特别当男方手淫取精困难,无法进行精液常规检查时,可以通过性交后试验来了解精液的状况。性交后 9～14 小时子宫颈内黏液中存在任何快速前向运动精子，可以排除宫颈因素，以及男方或女方的精子自身免疫因素导致不育的可能。当观察到非前向运动精子显示颤动现象，提示宫颈黏液中或者精子表面可能存在 AsAb。如第一次检测结果不正常，应重复检测。但也有观点认为，由于性交后试验与生育力关系不大；评判的参考值混乱；异常者也没有明确肯定的治疗方法；也可以用宫腔内人工授精的方法解决宫颈因素导致的不孕；因此也有观点认为，性交后试验临床意义不大。

6. 精子－宫颈黏液体外试验

取射精后 1 小时之内的新鲜精液和排卵期妇女的宫颈黏液(不用润滑剂)做检测。由于克罗米芬的抗雌激素作用可能对宫颈黏液有影响，因此不能取用克罗米芬诱发排卵的妇女的宫颈黏液作检测。毛细管试验法比较客观，但比较繁琐；简化后的玻片试验法比较方便，但常带有一定的主观性。通常在性交后试验为阴性结果后才进行精子－宫颈黏液体外试验，并且使用供者精液和供者宫颈黏液作为对照，进行交叉试验可以提供更多的信息。

7. 射精后尿离心检测

无精液或精液量少者，射精后取尿液检查是否有精子可以辅助诊断逆行射精或部分逆行射精。

8. 影像学检查

头颅摄片用以排除垂体肿瘤和颅内占位性病变，尤其在无法解释的泌乳素水平持续增高或者促性腺激素不足病例中更有必要，这些患者可能还需要行进一步的检查，如 GnRH 测定和其他的垂体激素功能检查测定。

以往为明确输精管道通畅性而进行的输精管精囊造影，现认为其操作本身及造影剂可能会导致输精管道的进一步梗阻，已不再使用。如果患者睾丸体积增大怀疑睾丸肿瘤应行睾丸及腹膜后淋巴结核磁检查。

9. 诊断性睾丸活检

无精子症患者因诊断和治疗需要，可考虑实施睾丸活检。常用的几种手术方法如下所述。

(1) 开放手术活检：切口选在任何一侧睾丸的中线，切开皮肤和被膜、暴露白膜，用刀锋将白膜切开，轻轻挤压睾丸后用小直剪切下组织，标本放入 Bouin 液中而不能使用甲醛。标准的睾丸活检方法应同时作涂片细胞学检查以了解精子存在情况。

(2) 经皮睾丸穿刺活检术：因该方法比睾丸开放活检要简单、方便。但这种方法获取的标本可能因太少而不够做组织学检查，同时还可能出现血肿、附睾的损伤或者因为获取的标本量少，可能无法进行病理组织学检查。

(3) 睾丸细针抽吸术：有些学者提倡在诊断性活检中使用睾丸细针抽吸术(TESA)，而另一些学者认为该技术不像开放活检那样得到有效的病理诊断，其他方法包括经皮附睾精子抽吸术(PESA)、显微外科附睾精子抽吸术(MESA)、显微外科睾丸切开取精术。

任何一种手术方法获得的精子均可考虑冷冻保存以备 ICSI 使用，如果这些精子尚活动，ICSI 后的受精率或种植率将更高。睾丸活检病理结果推荐使用 Johnsen 评分法(表 2－2)。

表 2-2　睾丸活检病理结果推荐使用 JOHNSEN 评分法

评分	组织学标准
10	生精功能正常
9	生精功能轻度改变，后期精子细胞较多，上皮细胞排列紊乱
8	每小管少于 5 条精子，后期精子细胞较少
7	无精子或后期精子细胞，初期精子细胞较多
6	无精子或后期精子细胞，初期精子细胞较少
5	无精子或精子细胞，精母细胞较多
4	无精子或精子细胞，精母细胞较少
3	只有精原细胞
2	无生精细胞，只有支持细胞
1	无生精上皮

需注意的是 20%的隐睾患者为无精子症，经睾丸活检，0.6%的隐睾患者可以检测到原位癌。

(三) 可选择项目

1. 阴囊红外线温度测定法

亚临床型或 I 度精索静脉曲张等患者，可以进行阴囊红外线温度测定。要注意的是，阴囊皮肤疾病或者皮下组织的炎症尤其是附睾炎，阴囊温度也可能会增高。假如检测发现阴囊皮肤温度正常，其精索静脉曲张的可能性很小。

2. 输精管道探查术

为了鉴别梗阻性无精子症或睾丸生精功能障碍无精子症，以及检查梗阻部位、范围及梗阻原因，可选用输精管探查术。该操作必须在同时准备进行输精管道再通手术的情况下实施。

3. 其他项目

精液活性氧物质(ROS)检测、人卵透明带结合试验、顶体反应、CASA 检测精子形态等检查方法尚处于探索阶段，主要用于科研，也可供临床选用。

(四) 一般检查

血常规、肝肾功能、血糖、血脂、甲状腺素等血液检查有助于发现某些可能对生育造成影响的全身疾病。如患者合并其他有关疾病，根据病情需要做相应检查分析判断可能对生育的影响。

四、诊断流程

根据患者的病史、生殖腺毒素接触情况、辅助检查结果，按照以下诊断流程可以得出初步诊断(图 1)。

男性不育症的病因简要分为以下四大类。

(一) 性功能障碍

勃起功能障碍请参阅《中华医学会男科学会勃起功能障碍诊疗指南》。射精功能障碍引起的不育症包括不射精、逆行射精、严重早泄。

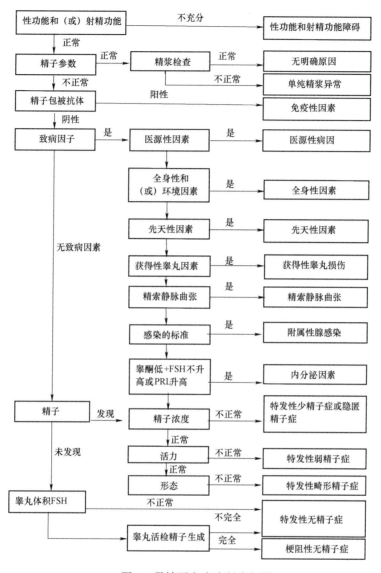

图 1　男性不育症诊断流程图

（二）精子和精浆检查异常与否

1. 男性免疫性不育

抗精子抗体(AsAb)可致不育不孕早已受到医学界的关注，并且得到了证实。大量研究资料表明 10%～30% 的不育者血清或精浆中可检到 AsAb。

2. 不明原因性不育

不明原因性不育是指病史、体检以及精子、精浆检查都无异常发现的男性不育患者。

3. 单纯性精浆异常

单纯性精浆异常是指男性不育患者精液分析的精子检测指标正常，但精浆检测异常。

（三）明确病因

这些诊断首先要求患者必须有正常的性功能和射精能力，精浆检查正常，但精子指标有异常，根据病史、体检和辅助检查可以得出明确原因。

1. 医源性因素

医源性因素是指由于药物、放疗或者手术因素(某些大手术、可能导致逆行射精手术或不射精、损伤输精管并造成部分或完全性输精管梗阻)导致的男性不育症。

2. 全身性疾病

消耗性疾病和生殖腺毒素接触导致精子质量异常、生育力降低。

3. 先天性异常

由于睾丸下降不全、先天性输精管缺如或其他先天生殖管道发育异常、染色体核型异常等遗传性病因会导致精子质量异常乃至无精子症。

4. 获得性睾丸损伤

腮腺炎、梅毒、结核引发睾丸炎会导致精子质量下降乃至无精子症。睾丸外伤、睾丸肿瘤也会降低生育力。

5. 精索精脉曲张

精索静脉曲张引起的不育症是指由于精索静脉曲张扩张、扭曲、瓣膜功能障碍,导致静脉血液回流障碍,影响到睾丸功能,出现精液参数和精子功能异常所引起的男性不育。

6. 附属性腺感染性不育

男性附属性腺感染是导致男性不育的原因之一。但要注意的是,男性附属性腺感染对生育力影响有待于进一步研究以获取更丰富的循证医学证据。

7. 内分泌异常

下丘脑-垂体-性腺轴系的任何一个环节的异常均可导致睾酮水平降低即性腺功能低下,有的会导致精液分析异常而降低生育力,有的会出现性功能障碍而导致男性不育症。

性腺功能低下主要包括继发性性腺功能低下和原发性性腺功能低下。继发性性腺功能低下(下丘脑-垂体性性腺功能低下)的原因有特发性促性腺功能低下(包括卡尔曼综合征)、垂体肿瘤、高泌乳素血症、药物/类固醇合成代谢障碍等。而原发性性腺功能低下(高促性腺激素性腺功能低下)包括无睾丸、先天性因素(睾丸发育不良)、后天因素(睾丸外伤、扭转、肿瘤、外科手术)、睾丸下降不全、克氏征(先天性曲细精管发育不全)、其他染色体改变、完全性和局灶生精细胞不发育(唯支持细胞综合征、隐睾、射线、细胞毒药物)、生精阻滞、睾丸炎、外源性因素(药物、毒物、射线、热)、系统性疾病(肝硬化、肾衰竭)、睾丸肿瘤、精索静脉曲张、手术损伤睾丸血管、特发性因素、靶器官雄激素抵抗、睾丸女性化、Reifenstein综合征等。

(四) 其他病因

1. 特发性少-弱-畸形精子症

很多男性不育症患者仅仅只有精液分析的异常,临床上就可以诊断为特发性少精子症、特发性弱精子症或特发性畸形精子症。有的还可以同时具备这三个诊断中的两个或三个。

2. 梗阻性无精子症

梗阻性无精子症是指由于双侧输精管道梗阻导致精液或(和)射精后的尿中未见精子和生精细胞。

3. 特发性无精子症

特发性无精子症临床上均表现为非梗阻性无精子症,其病因不明,诊断往往依靠排除法。

【不育症临床诊断的辩证思维】

每次受精妊娠是偶然事件;夫妻双方各方面综合的条件是基础,是为偶然事件发生的前提条件。

　　临床不育症的诊断是建立在全面了解和观察病情基础上推断出来的。诊断过程目的是寻找影响受孕及妊娠失败的可能原因，从夫妻双方有关条件分析入手。

　　事实上影响受孕及妊娠结局的因素很复杂，就男性来说，生育力也是处于动态的变化过程。诊断思维过程应以病情为基础，有关辅助检查为参考，采用辩证思维的方法进行临床诊断和治疗。新技术的发展不断丰富了临床检查的手段，但是任何先进的检查方法也有适应范围以及自身的局限性；因此系统的病史收集、仔细的体格检查及科学的临床辩证思维是不育症诊断的核心和根本。

（吴意光、马乐修订　贾玉森审阅）

五、治疗

　　目前药物仍然是治疗男性不育症的常用手段，最好在启动药物治疗前找到详细病因对症用药；然而，男性不育症的真正病因大多无法明确。总体而言，药物治疗主要分为特异性治疗、半特异性治疗、非特异性治疗(经验性治疗)和中医药治疗。

（一）特异性治疗

　　特异性治疗主要用于对已知病因的情况进行治疗，多数治疗效果良好，主要适用于以下疾病。

　　1. 内分泌紊乱的治疗

　　(1) 促性腺激素低下的性腺功能减退症：尽管这种情况在不育症男性中不到1%的比例，却是少数几种可以有效治疗的男性不育症之一。可以分为全垂体功能障碍、单纯促性腺激素功能不全、慢性疾病及生理性青春期发育延迟等，常见病因包括 Kallmann 综合征、Prader-Willi 综合征、放疗、垂体腺瘤和垂体梗死等。

　　主要治疗药物为人绒毛膜促性腺激素(hCG)、人绝经期促性腺激素(hMG)、促性腺激素释放素(GnRH)，适用于各种类型的促性腺激素低下的性腺功能减退症。在治疗前应常规行性激素检测，排除高泌乳素血症。hCG 一般剂量是 2000IU/次，肌内注射，2～3 次/周；如果效果欠佳，可以尝试 3000～5000IU。为了促进部分先天性的低促性腺激素性的性腺功能减退症(HH)患者的睾丸发育，可加用 hMG 或纯重组人 FSH，FSH 37.5～75 IU/次，肌内注射，3 次/周，3 个月为一个疗程，治疗直到精子浓度接近正常时停用 FSH。单独 LH 缺乏时，hCG 治疗可以提高睾丸内和血清的睾酮浓度。

　　单独 FSH 缺乏时，可用 hMG 或纯重组人 FSH 治疗，也可用克罗米芬治疗。hCG 和 hMG 治疗一般无明显副作用，但长期大剂量的应用并不能模拟 GnRH 脉冲式分泌后出现的 LH/FSH 生理性脉冲峰－谷现象，因而不能发挥最佳效果，而且长期使用可能导致垂体和睾丸上受体数目减少，变得对外源性促性腺激素不敏感。有报道皮下脉冲泵治疗技术，可以模拟人体生理节律的 GnRH 脉冲疗法。Kallmann 综合征和特发性 HH 患者，主要由于不能形成 GnRH 脉冲，最适合使用该法。

　　(2) 高泌乳素血症：高泌乳素血症的主要原因可以包括垂体肿瘤、甲状腺功能减退、肝脏疾病和药物(如抗抑郁药)。血清中的高水平泌乳素主要通过抑制下丘脑－垂体－睾丸生殖轴的功能来损害生育功能。除了抑制垂体功能外，还可以直接抑制中枢神经系统，从而减弱下丘脑释放的 GnRH 脉冲信号，使垂体分泌黄体生成素(LH)紊乱。治疗药物为多巴胺受体激动剂溴隐亭和长效多巴胺受体激动剂卡麦角林。溴隐亭 2.5～7.5mg/次，2～4 次/天，疗程 3 个月，并根据疗效来调整药物剂量和疗程。卡麦角林的服药次数和副反应较少。

(3) 甲状腺功能减退症：男性不育症中约 0.6%出现甲状腺功能减退，补充甲状腺素通常可以恢复生育能力，推荐口服甲状腺素片 20mg/d，或左甲状腺素钠片 25～200μg/d，连续 3～6 个月。

(4) 先天性肾上腺皮质增生症：继发于先天性肾上腺皮质增生的男性不育症可用糖皮质激素治疗，减少外周血 ACTH 和睾酮水平，进而促进促性腺激素释放、睾丸内睾酮合成，从而改善精子质量。

2. 性功能障碍

勃起功能障碍(ED)、重度早泄(未插入阴道便射精)、延迟射精甚至不射精和逆向射精等，导致不能完成正常性生活，或精液不能正常射入阴道，因而不能正常生育。ED 患者可以口服 PDE-5 抑制剂，勃起功能多可恢复，并能正常完成性生活进而自然生育。重度早泄患者可以口服 5-羟色胺再摄取抑制剂，如盐酸达帕西汀(按需使用)或盐酸舍曲林(每日使用)等，药物可以有效延长阴道内射精潜伏期(IELT)，从而能完成阴道内射精而生育。逆向射精临床属于难治性疾病，有报道使用拟交感神经药物可增强膀胱颈张力，但仅有部分患者可以在某种程度上恢复阴道内射精，从而解决生育问题。

(二) 半特异性治疗

很多引起不育症的疾病，其发病机制尚不明确，治疗效果还未被肯定，这些治疗方法称为半特异性治疗。

1. 附属性腺感染的治疗

对于明确的生殖道感染，如淋病、衣原体、支原体、明确培养出的病原体，可根据药敏结果或常规疗法进行抗生素治疗。而慢性前列腺炎、慢性附睾炎等慢性且易复发的疾病，除根据病原体检测结果尝试用抗生素外，还需采用综合治疗方法，在饮食制度、生活方式等方面进行改善。

2. 抗精子抗体的治疗

引起抗精子抗体(AsAb)的触发机制很多。生殖道梗阻引起的 AsAb 可以尝试相应外科治疗。感染引起的 AsAb 可以使用抗生素治疗。无梗阻或感染引起的 AsAb 可试用小剂量免疫抑制剂，如地塞米松、倍他米松等。

(三) 非特异性治疗

由于特发性男性不育症患者缺乏明确的病因，针对这部分患者往往采用经验性药物治疗。虽然无法证实这些药物的确切疗效，但经验性药物治疗在临床上广泛应用，而且对部分患者确实有一定的治疗作用。如果准备进行经验性药物治疗，则药物使用时间不应该少于 3～6 个月，这样可以覆盖一个完整的精子生成周期。目前临床常用的经验性治疗药物如下所述。

1. 抗雌激素类药物

抗雌激素类药物是治疗特发性少精子症最常用的药物之一。这类药物通过阻断雌激素的负反馈抑制效应而促进垂体分泌促性腺激素，从而刺激睾丸间质细胞产生睾酮、促进精子生成。临床常用抗雌激素药物为克罗米芬和他莫昔芬。克罗米芬常用剂量为 25～50mg/d，口服；他莫昔芬剂量范围为 10～30mg/d，口服。芳香化酶抑制剂通过抑制芳香化酶，抑制雄激素向雌激素转化，使雌激素水平下降，也具有减少外周雌激素对垂体的反馈性抑制作用，有助于促进激素的分泌和精子生成。常用药物为来曲唑，2.5mg/d，口服。

2. 抗氧化治疗

精液中过多的活性氧(ROS)可以通过氧化应激作用，导致脂质过氧化而损伤精子，精浆中的抗氧化剂具有清除 ROS 的作用。因此，口服抗氧化剂可以减少生殖系统的氧化应激损伤并改善生育能力。

3. 胰激肽释放酶

有研究认为，胰激肽释放酶(商品名：怡开)可以增加睾丸血供、刺激睾丸支持细胞功能、改善精子能量代谢等从而提高精子质量。常用剂量为 240 单位(2 粒)，每日 2～3 次，口服。

4. 左旋肉碱

左旋肉碱又称左卡尼汀，可以在附睾运送精子过程中增加能量，从而增加精子的活动力。也有一定的抗氧化能力，通过减少精子的氧化应激损伤而改善精子质量。目前左卡尼汀作为一种营养添加剂广泛应用于特发性不育。常用剂量为 1～2g/d，每日 2～3 次，口服。

5. 己酮可可碱

己酮可可碱作为一种非选择性磷酸二酯酶抑制剂，能阻断 cAMP 转换为 AMP，增加细胞糖酵解和 ATP 生成，可能通过改善睾丸微循环、促进精子能量代谢来改善精子质量，常用剂量：1200mg/d，口服。

6. 重组人生长激素

重组人生长激素可以增强睾丸间质细胞的功能，刺激胰岛素样生长因子 – 1(IGF – 1)，IGF – 1 可作为精子生成过程中的自分泌/旁分泌生长因子而发生作用。

7. α受体阻滞剂

α受体阻滞剂因为能产生抑制交感神经作用，可以使血脉壁平滑肌松弛，由此改善睾丸微循环，促进曲细精管内的管腔液流动性和内环境，进而改善精子质量。市场现存的α受体阻滞剂种类较多，药物的理化特性具有一定的差异，可以根据具体情况选择使用。

8. 其他药物

氨基酸、锌、硒、维生素 C、叶酸等都有可能改善精液质量，从而提高受孕率。

(四) 中医药治疗

中医的特色是四诊合参，辨证论治。中医很早就对男性不育症的病因病机、论治等有了系统的认识，到目前为止中医药治疗男性不育症取得了良好的疗效。主要从以下证型论治。

1. 肾精不足

(1) 主要症状：神疲肢倦，腰膝酸软，健忘恍惚，发槁齿摇，头晕耳鸣，须发早白，性欲淡漠。舌淡苔薄，脉细。

(2) 治法：补肾填精。

(3) 推荐方药：五子衍宗丸。

(4) 中成药：麒麟丸、龟龄集。

2. 肾阳不足

(1) 主要症状：畏寒肢冷，腰膝酸软，性欲减退，精液清冷，精神萎靡，夜尿频多，动则气促，下肢浮肿，舌淡苔薄白，脉沉细或沉迟无力。

(2) 治法：温补命门，滋肾助精。

(3) 推荐方药：右归丸。

(4) 中成药：复方玄驹胶囊、金匮肾气丸。

3. 肾阴亏虚

(1) 主要症状：腰膝酸痛，五心烦热，眩晕耳鸣，失眠健忘，潮热盗汗，咽燥口干，形体消瘦，早泄遗精，舌质红苔少而干，脉细数。

(2) 治法：滋阴降火益精。

(3) 推荐方药：大补阴丸、左归丸。

(4) 中成药：生精胶囊、仙鹿口服液。

4. 脾气不足

(1) 主要症状：食少纳呆，体倦乏力，大便异常(溏、烂、先硬后溏、时溏时硬)，神疲懒言，脘闷肠鸣，面色萎黄无华，形体消瘦，舌淡胖，边有齿印，苔薄白，脉细弱或濡。

(2) 治法：健脾和胃，益精通窍。

(3) 推荐方药：补中益气汤。

(4) 中成药：参苓白术散、归脾丸。

5. 气血亏虚

(1) 主要症状：神疲乏力，头晕眼花，面色苍白或萎黄，短气心悸，形体虚弱，唇甲淡白，少气懒言，舌淡苔薄白，脉细虚无力。

(2) 治法：益气养血。

(3) 推荐方药：十全大补汤。

(4) 中成药：人参养荣丸。

6. 湿热下注

(1) 主要症状：小便黄赤，尿频尿急，舌红苔黄腻，口干而苦，阴囊湿痒，脉滑数。

(2) 治法：清热利湿，通精开窍。

(3) 推荐方药：四妙丸。

(4) 中成药：萆薢分清饮、八正片。

7. 肝气郁结

(1) 主要症状：胁肋胀痛，脘痞腹胀，恶心嗳气，睾丸坠胀疼痛，精神抑郁，烦躁易怒，时时太息，舌淡红苔薄白，脉弦。

(2) 治法：疏肝理气。

(3) 推荐方药：柴胡疏肝散。

(4) 中成药：逍遥丸。

8. 瘀血阻滞

(1) 主要症状：会阴部、下腹部或耻骨上区坠胀或疼痛，面色晦暗，肌肤甲错，肢体麻木，烦躁善忘，舌质黯有瘀斑、瘀点，脉涩或弦涩。

(2) 治法：活血化瘀、通络疏精。

(3) 推荐方药：少腹逐瘀汤。

(4) 中成药：瘀血痹胶囊。

然而，临床实际中的证型多种多样，患者常出现兼证，此时需多方结合、灵活加减用药。而且很多患者除精液质量异常外，无明显症状故无证可辨，这种情况下可以辨精论治。精子数量少，可认为肾精不足、生化无权，治疗以补肾益精为主；精子活力差，多认为肾阳不足、温煦无力，治疗以补肾温阳为主；而精子畸形率高多认为是湿热毒邪、损害精室，治疗以清热、利湿、祛毒为主。

（杨洋修订　刘保兴审阅）

（五）常规外科治疗

男性不育症的外科治疗是指通过外科手术的方法去除造成男性不育的病因或者通过外科手术联合辅助生殖的技术使患者达到拥有后代的目的。按照男性不育的病因，外科治疗的方法也可以分为以下三类。①针对睾丸前因素：垂体腺瘤、甲状腺功能亢进等疾病，干扰了下丘脑－垂体－性腺轴，导致睾丸生精异常，可采用垂体腺瘤外科手术、甲状腺次全切除术等治疗方法。②针对睾丸因素：精索静脉曲张手术可以改善睾丸的生精功能。早期进行隐睾下降固定术，可以避免睾丸生殖潜能的损害。睾丸活检可以明确睾丸生精情况，显微镜下睾丸切开取精术可以取到精子也归为此类。③针对睾丸后因素：梗阻性无精子症的输精管道复通手术可以打通输精管道；纠正勃起功能障碍的外科手术、重度尿道下裂矫形术等，可以纠正男性精子不能进入女性生殖道的病因。

以下介绍的为常规外科治疗方法，部分显微外科治疗技术将在第三节中予以介绍。

1. 睾丸活检术

睾丸活检术是有创性的睾丸组织病理检查方法，可用于明确睾丸的生精状况，鉴别诊断梗阻性或非梗阻性无精子症，同时也是获取精子的一种治疗方法。所以，睾丸活检术是一种具有诊断和治疗双重功能的临床技术，对男性不育症的诊断、分类、治疗和预后判断均有重要价值。目前临床上通常采用睾丸穿刺活检技术。

（1）手术适应证

①睾丸大小尚可、内分泌指标接近正常的无精子症患者，需进一步明确诊断。

②梗阻性无精子症患者欲行睾丸取精，进而行卵胞浆内单精子注射(ICSI)的。

③已经通过内分泌检测等无创方法疑诊为非梗阻性无精子症患者，计划采用显微睾丸取精术的术前准备。

④隐睾术后患者进行活检的目的是寻找局灶性的生精灶并获取精子；或怀疑睾丸肿瘤者。

⑤重度少精子症患者，药物治疗效果不佳者，睾丸活检可明确曲细精管的生精状况。

（2）手术方法

①开放性睾丸活检术。

②睾丸细针穿刺抽吸活检术。

③睾丸活检组织枪穿刺活检术。

后两种手术方法的创伤性小于开放式手术，在诊断性睾丸活检中接受度越来越广。

（3）术后并发症　睾丸活检可造成阴囊皮肤出血、睾丸血管损伤、感染、睾丸组织纤维化、抗精子抗体生成等不利影响，一定严格掌握适应证，慎重选择。

（4）术后注意事项

①睾丸组织标本固定必须使用专用的固定液(如含有苦味酸的 Zenker 固定液、Bouin 固定液)。

②睾丸活检术后的标本，可以制备病理切片，也可粉碎、吹打后，显微镜下直接观察有无精子。

③活检术中，注意"非接触技术"，避免手术器械挤压对曲细精管显微结构的损伤，影响病理切片的观察与诊断。

④正常睾丸组织生精具有不均质性特点，睾丸生精功能障碍情况下，这种不均一性的特点更加明显。睾丸活检包括开放手术、针吸活检等不同方法，但取到的组织一般不会超过睾丸总体积的1%，因此用少量睾丸组织活检的结果来评估整个睾丸的生精情况，其代表性较差。由于ICSI技术的广泛开展，睾丸活检在一定程度上已经从一种诊断方法逐渐变成了一种以治疗为目的医疗手段。

2. 经尿道射精管切开及精囊镜探查术

射精管梗阻是导致梗阻性无精子症的原因之一。闭塞的原因有先天性发育异常与后天性的炎症、损伤或前列腺囊肿压迫射精管口。经尿道射精管切开及精囊镜探查技术，能够解决部分射精管梗阻造成的无精子症。

(1) 手术适应证

①射精管梗阻所致的无精子症有生育要求者。

②顽固性血精常规治疗无效者。

③部分严重的弱精子症合并射精管部分梗阻患者。

射精管梗阻所致的无精子症，其精液常规具有显著的"三少一无"特征：精液中无精子，精液量少于0.8ml，pH<7.0，果糖减少或阴性；对于不完全梗阻患者，可表现为重度少精。精浆生化检查果糖、α糖苷酶两者同时显著降低，且精液量少，pH值低，提示精囊或射精管部位梗阻；仅α糖苷酶降低，提示精囊以下部位梗阻。

影像学检查如经直肠超声可观察前列腺、射精管、精囊和输精管壶腹。膀胱排空后测得的精囊横断面直径大于1.5cm，射精管增宽，前列腺部位可见苗勒氏管囊肿或射精管囊肿，都提示精囊镜探查及经尿道射精管切开。MRI能够提供较超声更明确的诊断图像，对手术的指导意义优于超声检测。

(2) 手术方法

①麻醉后截石位，精囊镜进入尿道后，以精阜头为解剖标志进入前列腺小囊或者是由精阜两侧的射精管口直接进入精囊。

②在前列腺小囊侧壁，可以破坏射精管的侧壁，进入射精管及精囊，抽取精囊液送检明确有无精子；寻找困难时，可在前列腺小囊内锐性切开侧壁黏膜；必要时行输精管穿刺，美兰溶液注射，观察射精管走形。

③观察精囊内结构及射精管开口位置，如有精液淤积或者血精，予以生理盐水反复冲洗，如有精囊结石可予以钬激光碎石术或者套石篮取石术。

④对于寻找开口困难的可考虑采用经尿道射精管切开术，注意勿损伤尿道外括约肌。

⑤术毕，留置尿管。

(3) 术后并发症及注意事项

①术后可出现血尿、尿频、尿急、尿痛等尿路刺激症状，极少数发生精道逆行感染，引起附睾睾丸炎，术后口服消炎药，术中注意调节冲洗压力。

②术中可能会出现膀胱内压力过高，定时排水，防止膀胱内压过高。

③术后少部分患者精液量提升后再次下降，建议患者术后定期排精，如果精液量提升后再次下降，则考虑射精管开口再次阻塞，必要时二次精囊镜探查。

④经尿道射精管切开术有尿道括约肌损伤、尿失禁、尿液反流导致逆行性前列腺炎、附睾炎可能。

⑤术后避免剧烈活动，避免饮酒、辛辣食物，保持大便通畅。

（赵勇修订　赵连明审阅）

（六）显微外科治疗

显微外科技术在生殖医学领域扮演了重要的角色，多数无精子症患者可通过显微外科手术得到有效治疗。显微外科手术治疗男性不育症主要应用于以下几个方面：显微镜下输精管–输精管吻合术、显微镜下输精管附睾吻合术、显微镜下精索静脉结扎术和显微镜下睾丸切开取精术，用于治疗男性梗阻性无精子症、非梗阻性无精子症及精索静脉曲张。

1. 显微镜下输精管吻合术

（1）手术适应证

①输精管结扎术后要求再育者，或因长期非手术治疗不能治愈的附睾淤积症、输精管绝育术所致的久治无效的精神性性功能障碍或神经症。

②外伤或医源性输精管损伤需要复通者。

③生殖系统感染导致输精管节段性闭塞需要复通者。

④先天性输精管节段性闭塞或缺如。

（2）手术方法

①输精管结扎患者采用阴囊切口，腹股沟输精管梗阻可采用腹股沟切口。寻找输精管病变部位(如：瘢痕或肉芽肿)，分离输精管和周围瘢痕组织，直至显露病变部位上、下端正常的输精管组织，分离时注意保留和保护输精管血管，避免输精管骨骼化。

②在病变部位两端分别垂直切断输精管，腹侧输精管断面尽量远离瘢痕/肉芽肿，保证切面组织新鲜，睾丸侧输精管管腔尽量靠近输精管中央。切断输精管时快速一刀完成，避免锯断输精管造成断面不整齐。在睾丸侧输精管螺旋处切断输精管时选择拱形部切断，既要完整切除病变段，又要尽可能保留正常输精管。瘢痕/肉芽肿可以切除或者保留，以是否影响手术吻合为准。

③检查腹侧输精管的通畅：腹侧输精管断端管腔插入套管针，推注亚甲蓝稀释液，尿液蓝染，表示腹侧输精管通畅。

④检查睾丸侧输精管的通畅：取睾丸侧输精管断端液体于无菌载玻片上在显微镜下观察精子情况，镜下可见精子表示睾丸侧输精管管腔通畅，准备吻合。

⑤显微标记笔精确标记黏膜层吻合位置，一般均匀标记6点，保证黏膜的准确对位。

⑥采用专用的输精管固定夹拉拢输精管断端，在无张力条件下吻合。采用多层吻合：黏膜层、肌层和被膜层。避免强力扩张输精管管腔，造成黏膜撕裂。

（3）术后并发症及注意事项

①术后可引起感染、出血、血肿的发生，术中严格止血，术后加压托起阴囊。

②术后可有吻合口瘘、精子肉芽肿的形成可能，术中注意精确对位、无张力吻合。

③术后嘱患者穿弹力内裤、减少剧烈活动，禁欲4周。

④4 周后可以开始定期检查精液常规，复通成功者随访至配偶怀孕；精液检查未见精子者至少随访 1 年。

⑤高位输精管损伤如内环口位置损伤的患者需要联合腹腔镜，游离盆腔输精管后再吻合。

⑥一次复通不成功或者后期失败者可以考虑二次复通手术。

2. 显微镜下输精管附睾吻合术

(1) 手术适应证

①附睾梗阻。

②输精管复通手术时睾丸侧输精管液中无精子，没有附睾液，或者呈稠厚牙膏状，提示附睾梗阻者。

(2) 手术方法

①阴囊切口，游离输精管，行输精管通液，证实腹侧输精管通畅，在靠近附睾端切断输精管，尽量不在输精管螺旋段切断。

②在手术显微镜下寻找扩张的附睾管，剪开附睾被膜，游离、显露膨大的附睾管，用 10 - 0 或者 11 - 0 双臂双针平行附睾管径线缝过选定的附睾管，在两针之间切开附睾管，吸取或者蘸取附睾液涂片检查附睾液内精子情况。如果发现精子，则可进行输精管附睾吻合术。单针吻合法与双针法顺序稍有不同。

③将输精管拖至附睾开窗处，输精管壁与附睾被膜固定 2～3 针。在输精管断面分别标记 4 点，双针分别缝过输精管管壁，两两打结。

④输精管壁与附睾被膜缝合 1 周，包埋吻合口。

(3) 术后并发症及注意事项

①术后可引起感染、出血、血肿的发生，注意止血彻底。

②术后有吻合口瘘、精子肉芽肿的形成可能，术中注意吻合时无张力，包埋严密。

③术后嘱患者穿弹力内裤、减少剧烈活动；禁欲 4 周。

④4 周后可以开始定期检查精液常规，对于复通手术治疗成功者，应该随访至配偶怀孕；精液检查未见精子者至少随访 1 年。

3. 显微镜下精索静脉结扎术

(1) 手术适应证

①轻、中度精索静脉曲张伴有精液质量异常致男性不育。

②重度精索静脉曲张。

③青少年静脉曲张伴睾丸体积较对侧缩小超过 20%。

④阴囊坠胀症状明显的精索静脉曲张患者。

⑤特殊职业要求，如征兵体检等。

(2) 手术方法

①手术入路分为腹股沟入路和腹股沟下入路，中重度曲张可挤出睾丸处理引带静脉和精索外静脉分支。

②切开精索各层被膜，分离保护输精管及其脉管。辨别保护精索内动脉和淋巴管，彻底结扎所有精索内静脉。外环口下入路多数可以找到至少两支动脉。在未分辨清血管时不建议进行集束结扎。

③检查无漏扎后关闭切口。

（3）术后并发症及注意事项

①术后可能并发出血、血肿、水肿、感染，术中无菌操作，结扎仔细，严格止血。

②术后注意伤口加压包扎，减轻水肿。

③术后 3 个月内避免剧烈体育活动和重体力劳动。

④对于有生育要求者，术后 3 个月复查精液常规。

4. 显微镜下睾丸切开取精术

（1）手术适应证：各种原因导致的非梗阻性无精子症，如隐睾、Y 染色体微缺失（AZFc 缺失）、克氏症、腮腺炎后睾丸萎缩、化疗后等。

（2）手术方法

①取阴囊切口，挤出睾丸，沿睾丸赤道平面横行切开白膜，勿切入睾丸实质，注意保护白膜下血管。

②显微镜下寻找饱满的曲细精管，从表面开始往深部寻找，分睾丸小叶依次寻找，直到找到含有精子的生精小管即可停止。术中使用双极电凝止血，保证术野清晰。胚胎实验室人员配合在手术台下分离寻找精子。将精子置入含有培养液的容器内备用或冷藏。

③间断缝合睾丸白膜。

（3）术后并发症及注意事项

①术后伤口出血、阴囊血肿、睾丸血肿、睾丸疼痛、睾丸纤维化、睾丸萎缩的可能。

②术中睾丸组织尽量少取。

③术后常规应用抗生素，阴囊抬高，避免剧烈活动。

④术后 3 个月复查睾酮水平。

（彭靖修订　高强审阅）

（七）辅助生殖技术

辅助生殖技术（ART），指临床医师和实验室技术人员运用各种医疗措施和实验室手段，采用非性交手段受孕的方式，使不孕不育夫妇受孕的方法的统称。ART 包括人工授精、体外受精–胚胎移植（IVF–ET）以及 IVF–ET 衍生的卵胞浆内单精子注射（ICSI）和植入前遗传学诊断（PGD）技术。

1. 分类

（1）人工授精：人工授精是指男方通过体外排精，待精子液化加入培养液采用上游法或密度梯度离心法处理后注入女方的体内，使精子和卵母细胞结合促使妊娠的一种治疗措施。人工授精技术根据精子来源不同分为夫精人工授精（AIH）和供精人工授精（AID）；根据处理后精液注入女方体内的部位不同分为宫颈周围或宫颈管内人工受精（ICI）和宫腔内人工授精（IUI）。

（2）体外受精–胚胎移植：IVF–ET 技术是将女方的卵细胞取出，在体外与男方精子形成受精卵，形成胚胎而后移植入女方的子宫腔内，主要阶段有超促排卵、取卵、受精和胚胎移植。

IVF–ET 衍生的技术主要有 ICSI 和 PGD 技术。ICSI 技术是将一个精子通过透明带及卵细胞膜，注入到形态正常并成熟的卵细胞的胞浆内。PGD 是指从体外受精形成的胚胎取部分细胞进行基因检测，排除携带致病基因的胚胎后才进行移植，可以预防相关遗传病的发生。此外，还有胚胎移植前遗传学筛查（PGS）。PGD 和 PGS 可以统称为胚胎植入前遗传学检测（PGT）。

2. 适应证

正常性生活时射入阴道内的精子数以亿计，然后通过宫颈管、子宫和输卵管，只有活力最好的精子才能到达输卵管壶腹部接近卵细胞，在人类有数十个到 200 个，最后只有 1 个精子才能与卵母细胞结合，这个过程就是自然选择。因此，在男性不育治疗策略选择时，应遵循"降级原则"，即首先选择药物治疗等措施，其次才考虑手术治疗或者辅助生育技术；进入辅助生育阶段，也是先考虑创伤小的技术，如 IUI，其次才选择 IVF－ET，甚至 ICSI 或 PGD/PGS 等风险大、费用高的技术。

采用 ART 治疗少弱精子症患者，应该在客观评估男性生育能力的基础上进行，当前，评估男性生育能力，最主要的方法是精液常规分析，虽然精液常规分析技术本身存在主观性强、波动性大等缺点，但是由于目前还没有其他公认的更加客观、准确的技术，所以实际工作中还只能以精液常规分析结果为依据，采用不同的 ART 方法，制定最佳治疗方案（详见表 3－1、3－2 和 3－3）。

表 3－1　少精子症的分类及 ART 治疗方案

	精子浓度	治疗
轻度少精子症	≥ 10，$< 15 \times 10^6$/ml	IUI
中度少精子症	≥ 5，$< 10 \times 10^6$/ml	IUI 或 IVF
严重少精子症	≥ 1，$< 5 \times 10^6$/ml	IUI 或 ICSI
极度少精子症	$< 1 \times 10^6$/ml	ICSI

表 3－2　弱精子症的分类和 ART 治疗方案

	前向运动精子百分率	治疗
轻度弱精子症	$\geq 20\%$，$< 32\%$	IUI
中度弱精子症	$\geq 10\%$，$< 20\%$	IUI 或 IVF
严重弱精子症	$\geq 1\%$，$< 10\%$	IUI 或 ICSI
极度弱精子症	$< 1\%$	ICSI

表 3－3　畸形精子症的分类和 ART 治疗方案

	精子正常形态率	治疗
轻度畸形精子症	$\geq 3\%$，$< 4\%$	IUI
中度畸形精子症	$\geq 2\%$，$< 3\%$	IUI/IVF
严重畸形精子症	$\geq 1\%$，$< 2\%$	IVF/ICSI
极度畸形精子症	$< 1\%$	ICSI

除了精液常规，选择 ART 治疗方案还要结合女方因素综合考虑，尤其是女性年龄偏大或有明确不孕病史的女性，建议尽快接受 ART，以提高成功妊娠的概率，如≥ 40岁妇女建议接受 ART；女方有子宫内膜异位症、输卵管缺如或明确输卵管阻塞建议直接 IVF－ET 等。

3. 有效性和安全性

ART 的有效性已经得到公认，IUI 连续 3 个周期累计成功率约 20%，IVF/ICSI 成功率约 40%。ART 成功率取决于很多因素，但女性年龄依然是影响试管成功率最为主要的因素之一。有统计数据表明，对于小于 35 岁的女性，每个 IVF 治疗周期的活产率为 33.1%，35～37 岁的女性为 26.1%，38～40 岁的女性为 16.9%，41～42 岁的女性为 8.3%，43～44 岁的女性为 3.2%，≥44 岁的女性仅为 0.8%。另有数据表明，对于进行辅助生殖的≥35 岁的高龄女性，年龄每增加 1～2 岁，其 IVF 胎儿活产率降低约 10%、IVF 胎儿流产率增加约 10%，累积妊娠率降低约 10%。

ART 是采用非性交手段受孕，在一定程度上绕过了自然选择过程，而且配子和胚胎在体外培养中容易受到外界因素的干扰，可能对胚胎和胎儿的发育造成危害。因此，当男性不育患者需要采用 ART 治疗时，男科医生必须对所用技术的安全性做出评估，并根据伦理学原则告知不育夫妇，真正做到知情同意。

（1）IUI 的安全性问题：体外处理精液后进行 IUI，有可能造成女方宫腔内感染、异位妊娠和痉挛性下腹部疼痛等并发症。

（2）IVF‒ET 的安全性问题：IVF 有以下风险：卵巢过度刺激综合征；取卵、胚胎移植中发生出血、感染等并发症；受精完全失败，体外培养过程中胚胎发育异常甚至死亡；胚胎不着床、生化妊娠或妊娠丢失；异位妊娠或多胎妊娠；后代携带先天性遗传缺陷。

（3）ICSI 的安全性问题：ICSI 有以下风险：卵巢过度刺激综合征；取卵和胚胎移植中发生出血、感染等并发症；受精完全失败，胚胎发育异常甚至死亡；胚胎不着床、生化妊娠或妊娠丢失；异位妊娠或多胎妊娠；显微授精操作对卵母细胞的细胞结构造成机械或化学损伤；后代可能携带先天性遗传缺陷，特别是 Y 染色体微缺失的患者，遗传缺陷可通过 ICSI 传递，造成男性后代不育等。

（唐文豪修订　张水文审阅）

第二篇　男性性功能障碍

性行为是人类最基本的生物学特征之一，它是一个复杂的社会、心理、生理行为。性欲是一种正常的生理需求，在马斯洛的需求层次理论中，它处于最底层。人类的性活动不仅仅是为了繁衍，更有享乐的功能。男性性功能障碍是指任何原因影响正常的性功能，不能进行正常的性行为，或在性行为过程中不能获得满足。男性性功能包括性欲、阴茎勃起、性交、性高潮和射精等，任何一个环节出现异常均可表现为性功能障碍。男性性功能障碍分为：性欲期障碍，表现为性欲亢进、性欲低下和性厌恶；性兴奋期障碍，表现为勃起功能障碍；性高潮期障碍，表现为早泄、射精迟缓、逆行射精和射精痛等。

第四章　性　欲　障　碍

性欲是人类的一种本能欲望，是指机体产生性兴奋，进而产生泄欲，渴望与另一个体发生性关系或肉体接触的愿望。性欲是一种本能，是性活动的启动因素。性欲障碍又被称作性动力障碍和性驱力障碍，常常是由于精神障碍而引起的。性欲障碍包括无性欲、性欲低下、性欲亢进等。

男性性欲障碍大体可分为心理性因素和器质性疾病两大类。

诊断和治疗性欲异常(或性欲障碍)，必须明确何为正常性欲。通常将同一历史阶段，相同社会环境，同一人种中，同一年龄阶段，大多数人所具有和认可的性欲范围定义为正常，而超出此范围定义为异常。在临床工作中诊断性欲异常时必须充分考虑超出正常范围的性欲变异所持续的时间和造成的后果，同时性伴侣的个体差异也必须考虑在内。在病史采集中应注意性生活经历、性欲、阴茎勃起、性交、射精等情况，以及性生活频度、性交持续时间等。

影响性欲的因素很多，主要包括如下。

(1) 生理性因素：种族、遗传、年龄、内分泌因素等。

(2) 心理因素：精神情感因素、对性知识的认知程度以及宗教文化和社会环境等因素。

(3) 直接影响性兴奋和性兴趣的因素：如性欲带因素，性敏感度及满意度因素。

(4) 病理因素：躯体疾病，尤其是各种肿瘤、糖尿病和心血管系统疾病。

(5) 某些食物、药物因素：抗雄激素类药，抗抑郁药等；某些食品可增加性欲如鹿鞭、羊鞭等。

(6) 其他因素：工作压力、性伴配合程度等。

第一节　男性性欲亢进

男性性欲亢进是指男性对性生活要求过于强烈，超过正常性交欲望，出现频繁的性兴奋现象的一种病症，表现为对性行为要求异常迫切、性交频度增加、性交时间延长等。患者往往不考虑条件和场合寻求性接触，严重时影响患者的生活、工作、社交，有的甚至发生犯罪行为。性欲亢进多伴有器质性问题，多继发于各类疾病引起的神经内分泌失调，所以应该进行全面体检特别是性激素等的检查才能确诊。性欲亢进程度表现为一种强迫的需求，亢进的性欲影响了个人的健康以及人际关系。

（一）诊断标准

1. 临床表现

（1）性兴奋性增强，性要求强烈，性要求与年龄不相符，难以满足性欲望。

（2）性要求不考虑条件和场合，违背女方意愿，盲目、随意选择性伴，不顾法律、道德的约束，甚至犯罪。

（3）患者因性欲亢进导致精神痛苦，影响生活、社交、工作和身心健康。

上述表现持续 3 个月以上者可以诊断为性欲亢进。

2. 分类

性欲亢进可细分为：①性兴趣亢进：表现为对性生活有超常的兴趣，频繁出现性幻想和性交欲望；②性兴奋亢进：频繁出现性兴奋和性冲动，内源性刺激或稍有一点外界刺激，阴茎便会勃起，有迫切的性交和宣泄的欲望。

性欲亢进不同于性欲旺盛，性欲旺盛是中性甚至是褒义词，性欲亢进是病态，患者有强迫性，难以用理智控制，难以抑制，即使有性高潮也不能满足。

3. 辅助检查

性激素检查对诊断垂体前叶促性腺激素或雄性激素分泌过多有帮助，也有助于睾丸间质细胞瘤的诊断。头颅 CT、磁共振等影像学检查，排除垂体肿瘤及其他颅内肿瘤等。必要时可选择染色体检查。

（二）治疗原则

性欲亢进的治疗原则是缓解症状，控制病情，注重病因治疗，预防疾病的复发。应该针对不同病情提出个性化治疗方案。

1. 心理性因素

解除患者思想上的种种焦虑，树立健康的人生观和道德观，建立高尚情操，减少色情事物的刺激。控制手淫，鼓励患者参加文娱、体育活动，转移其注意力。

2. 治疗原发疾病

原发病的治疗：如躁狂症、精神分裂症的药物治疗；垂体肿瘤、睾丸间质细胞瘤的综合治疗，可以选择手术切除肿瘤，或 γ 刀、质子刀治疗。

3. 对症治疗

对内分泌失调、睾酮明显增高者，可以采用雌激素或抗雄治疗，如己烯雌酚；也可加服镇静剂、抗焦虑药物等治疗，如地西泮、艾司唑仑、帕罗西汀等。避免服用那些可以引起促性腺激素、睾酮升高的药物。对性欲亢进患者的"疏导"治疗，明显优于"禁锢"和

"对抗"，尤其是通过家属或配偶的沟通，增进相互了解和理解，认识到自己的病情，配合医生的治疗。

第二节　男性性欲低下

男性性欲低下是指成年男性反复或持续对性生活不感兴趣（无性兴趣），表现为与自身年龄不相符的性欲望和性兴趣淡漠，缺乏参与性活动的要求，性行为表达水平降低，性活动能力减弱，甚至完全丧失。

患者常常感到自卑、耻辱，甚至引起抑郁等心理障碍，造成"性欲低下→抑郁→性欲低下加重→更加抑郁"的恶性循环，严重影响患者的生活质量及社会交往。一般认为两周内没有一次性活动要求者，可考虑为性欲低下。境遇性性欲低下只是在某一特定环境或某一特定性伴侣的情况下发生。性欲低下并不排除在被动接受性生活时达到性唤起和获得性快感的可能性。性冷淡也叫性淡漠，是指性欲缺乏，通俗地说就是对性生活无兴趣，也有的学者认为是性欲减退。

（一）病因

男性性欲低下可以是独立的性障碍，也可以继发于其他性障碍。性欲低下病因多以心理性为主。造成性欲低下的病因包括以下三个方面。

1. 性心理障碍和功能性因素

心理因素是影响性欲最为常见的因素，心理障碍又称为性变态，这类患者除了表现出非常规的性行为之外，常常无其他方面的人格缺陷。

2. 器质性因素

几乎所有严重的全身性急、慢性疾病都可导致男性性欲低下，如慢性活动性肝炎、肝硬化、慢性肾功能衰竭、充血性心力衰竭等。性腺功能低下，如小睾丸、小阴茎、睾酮水平低下等，与性行为有关神经系统病变或损伤，如中枢或会阴神经的病变或损伤，听、视、嗅觉的下降或缺失有关，这些都可以降低性兴奋性，从而降低性兴趣。

3. 药物等因素

镇静药物，降压药物，抗过敏药物，抗肿瘤药物，长期大量饮酒等。

（二）诊断标准

1. 临床表现

表现出与自身年龄不相符合的性欲淡漠，性幻想明显减少，通过性交获得的乐趣明显下降，主动性生活减少。对各种性刺激、爱抚反应低下，不能在性活动中维持足够兴奋度，难以完成性交。性行为表达水平降低，性活动能力减弱，性活动频度减少。大多数青壮年性欲低下的患者每月仅一次或不足一次性生活。男性性欲低下同样可以分为：①性兴趣低下，表现为对性生活的兴趣淡漠，性幻想减少明显，通过性生活获得的乐趣明显下降。②性兴奋低下，表现为难以产生性兴奋和性冲动，对各种性刺激、爱抚反应低下，甚至表现为勃起功能障碍。

2. 辅助检查

辅助检查主要是性激素水平检查，神经内分泌实验室检查，下丘脑、垂体的影像学检查和睾丸的检查。

（三）治疗原则

性欲低下的治疗原则是缓解症状、控制病情、注重病因治疗，预防复发。

治疗方法包括：心理疏导、行为治疗、药物治疗等。

功能性性欲低下患者，主要采取心理治疗，解除心理障碍，增加自信心，通过视、听、性生活回忆等刺激引起大脑中枢性兴奋。心理压力过大者或有抑郁症等心理障碍者应该首先解除心理障碍。配偶的支持和主动参与极为重要。部分患者可接受磷酸二酯酶抑制剂治疗。积极锻炼身体，树立良好的人生观，正确的性观念也很重要。

器质性性欲低下患者，首先针对全身器质性病变治疗，待全身功能改善后，根据个人情况选择治疗方法；睾丸功能减退、雄激素分泌减少患者给予雄激素治疗；促性腺激素分泌不足，可给予 HCG 皮下注射，激素替代治疗应严格控制剂量，根据化验结果及时调整剂量和适时停药。

药物等化学因素导致的性欲低下，应减少、更换或停用。

常用的中成药有复方玄驹胶囊、补肾益脑丸、五子衍宗丸、龟龄集、男宝、雄狮丸、乌灵胶囊等。慎用"壮阳药""春药"。抽烟、大量饮酒、芹菜及含大量脂肪的肉食对性欲和性功能都不利。

第三节　男性性厌恶

性厌恶是患者对性活动或性活动思想的一种憎恶反应，对性伴的生殖器接触有持续的或反复的极度不适，甚至回避，从而限制个体性功能的行使。性接触时，甚至在想象发生性接触时，会产生强烈的消极情绪，极度紧张或焦虑，有时伴有强烈的躯体反应，极力回避一切性接触，还可出现惊恐反应。性厌恶可分为完全性和境遇性两种。性厌恶可无任何性功能障碍，也可以与性功能障碍同时存在。性厌恶的反应强度存在较大的个体差别。当性厌恶严重时会引起恐惧、焦虑，甚至抑郁。在部分同性恋人群中可有性厌恶表现（厌恶异性）。性厌恶症并非性功能障碍，这是一种少见的病态反应。性厌恶和性欲低下应该鉴别：性厌恶的特点是畏惧和回避，对性生活有明显的抵触情绪，而勃起功能及射精功能往往正常；性欲低下表现为对性交及正常性刺激反应迟钝，没有性交欲望，阴茎往往不易勃起，缺乏主动性也可产生抑郁。

（一）诊断标准

临床表现为丧失了正常性生活起始阶段的性冲动，拒绝接受性刺激。轻者表现为性活动次数减少或缺乏兴趣，重者对接吻、拥抱、抚摸都表现出焦虑，有的迅速中断性活动或逃离。除回避性生活外，有的对自己的或异性的生殖器，女性的乳房，其他人的性活动也产生厌恶感。①对性生活及性要求有憎恨、恐惧、厌恶。患者可表现出心慌、心悸、周身出汗、恶心、呕吐、腹泻等。②发育多正常，体检多无异常。③实验室检查一般无异常。

（二）治疗原则

1. 行为学、心理学治疗

治疗心理因素引起的性问题，主要依靠心理治疗。消除性厌恶的心理因素，男性应认识到性生活是夫妻感情的纽带，女性应积极配合和给予充分的爱抚。在解除心理因素后，可采取性感集中训练：先禁欲→试探性爱抚→身体非敏感部位→性器官→性接触。在性感集中训练时期，夫妻间要经常对某些性欲改善情况进行鼓励，不能相互埋怨，要经常开展语言上的交流，使夫妻关系融洽亲密。经过一段时间的"性感集中训练"便可以开始尝试性生活。

2. 药物治疗

药物治疗主要是用抗抑郁药，如三环类抗恐惧药：丙咪嗪、阿米替林等。米氮平可以改善焦虑，改善性功能，促进睡眠。中医中药治疗：心肾阳虚，金匮肾气丸；心脾气虚，人参归脾丸；心血不足，天王补心丹。针灸穴位有肾腧、神门、三阴交、中极等。

（王莹修订　侯建平审阅）

第五章　勃起功能障碍

第一节　概　　述

勃起功能障碍（ED）是男性常见的性功能障碍之一，定义为"阴茎持续或反复不能达到或维持足以进行满意性交的勃起"。表现为阴茎不能勃起或勃起不坚或坚而不久，不能完成正常性生活，或阴茎根本无法插入阴道进行性交。

ED 是常见的男性疾病，ED 的发病率随年龄的增长而增加，全球约 1.5 亿男性受 ED 的困扰，预计到 2025 年全球 ED 患者将超过 3.2 亿。1987～1989 年，1995～1997 年，美国 MMAS 研究发现，ED 总的发病率为 52%，轻度 ED 发病率为 17.2%，中度为 25.2%，重度完全性为 9.6%。40 岁和 70 岁年龄段相比较，严重 ED 的发病率从 5.1% 增加到 15%，中度 ED 的发病率从 17% 增加到 34%，而轻度 ED 发病率相似，约为 17%。除了年龄因素之外，与 ED 有关的危险因素有总体身体健康状况、糖尿病、高血压、心脑血管疾病、并发其他泌尿生殖系统疾病、心理障碍、慢性疾病和经济状况。吸烟、某些药物也是 ED 危险因素。2017 年，我国学者发表了基于社区居民的大样本 ED 患病率和危险因素的研究结果，组织了大陆多中心（来自于 30 个省与直辖市）研究，调查了 5210 例 40 岁以上男性，根据 IIEF-5 问卷调查结果确定 ED 的患病率为 40.56%，并随着年龄的增加而增加，主要危险因素包括大量（每天超过 30 支）吸烟、肥胖（体重指数（BMI）≥30kg/m²）、性伴侣关系不和睦或离异、糖尿病、具有下尿路症状（LUTS）的良性前列腺增生（BPH）。

第二节　病　　因

ED 的常见病因包括有血管性、神经性、解剖性、内分泌性、药物诱导性、心理性等（表5-1）。根据不同的病因，ED 常被分为器质性、心理性和混合性三种，大多数是混合性。

表 5-1　勃起功能障碍的病因

血管性

　－心血管疾病（高血压、冠状动脉病、周围血管疾病等）

　－糖尿病

　－高脂血症

　－吸烟

　－大手术（前列腺癌根治术）或放疗（骨盆或者腹膜后）

神经性

　中枢神经

　－退行性变（多发性硬化、帕金森病、多发性萎缩等）

　－脊柱创伤或疾病

－卒中

－中枢神经系统肿瘤

周围神经

－1型或2型糖尿病

－慢性肾衰竭

－多发性神经病变

－手术(骨盆或者腹膜后大手术、前列腺癌根治术、结直肠手术等)

－尿道手术(尿道狭窄成形术等)

解剖或结构性

－尿道下裂、上裂

－小阴茎

－阴茎硬结症

内分泌性

－性腺功能减退症

－高泌乳血症

－甲状腺功能亢进或减退

－肾上腺皮质功能亢进或减退(库欣综合征等)

－全垂体功能减退、多发性内分泌功能障碍

药物诱导性

－抗高血压药(噻嗪利尿剂等)

－抗抑郁药(选择性5－羟色胺再摄取抑制剂、三环类抗抑郁药)

－抗精神病药(安定等)

－抗雄激素药(GnRH类似物或拮抗剂)

－消遣性药物(酒精饮料、海洛因、可卡因、大麻、美沙酮及合成药物，合成类固醇等)

心理性

－普通型(例如，性唤起能力的缺失和性亲密紊乱)

－境遇型(例如，性伴侣相关的，性表现相关问题或情绪低落)

－精神疾病(精神分裂症等)

创伤性

－阴茎折断

－骨盆外伤

第三节 诊 断

勃起功能障碍一般情况下依据下列症状即可诊断：①阴茎不能勃起、勃起不坚或坚而不久；②阴茎根本无法插入阴道或插入后不能完成正常性生活。但对勃起功能障碍的诊断应进一步明确病因和客观定量分析。

一、病史

详细了解性生活史、心理状况和日常生活及工作情况；了解外伤史、手术史；了解用药史和相关疾病史，区别心理性还是器质性ED。了解ED发病时间、持续时间、严重程度。合并其他性功能障碍的情况，如性欲、射精和性高潮等。必要时患者和性伴一起评估，以便更准确地了解性生活情况。

二、体格检查

（1）一般检查：对男性第二性征发育情况的检查，包括皮肤、体型、肌肉发育状况，喉结、胡须和体毛分布，有无男性乳腺发育等。

（2）泌尿生殖系统：睾丸大小、硬度，阴茎发育情况等。

（3）其他检查：怀疑神经ED，应检查生殖器、会阴部的感觉、提睾反射及阴茎海绵体反射等。

三、实验室检查

（1）一般检查：空腹血糖、糖化血红蛋白、血脂测定，尿常规分析。

（2）性腺激素检查：检查项目包括睾酮、雌二醇、泌乳素、FSH和LH。

（3）甲状腺功能测定：包括T3、T4、TSH等。

勃起功能评价最常用的问卷是15项的国际勃起功能指数(IIEF)，从IIEF选出5个项目，其中4个是关于勃起功能方面的，就构成了IIEF-5量表（表5-2）。根据IIEF-5评分，ED被分为5度：重度ED(5~7分)，中度ED(8~11分)，轻中度ED(12~16分)，轻度ED(17~21分)，正常勃起功能(22~25分)。

表5-2 男性勃起功能问卷 IIEF-5

问题	得分					
	0	1	2	3	4	5
1. 您对获得勃起和维持勃起的自信程度如何？		很低	低	中等	高	很高
2. 您受到性刺激而有阴茎勃起时，有多少次能够插入？	无性活动	几乎没有或完全没有	少数几次（远少于一半时候）	有时（约一半时候）	大多数时候（远多于一半时候）	几乎总是或总是
3. 您性交时，阴茎插入后，有多少次能够维持勃起状态？	没有尝试性交	几乎没有或完全没有	少数几次（远少于一半时候）	有时（约一半时候）	大多数时候（远多于一半时候）	几乎总是或总是
4. 您性交时，维持阴茎勃起直至性交完成，有多大困难？	没有尝试性交	困难极大	困难很大	困难	有点困难	不困难
5. 当您尝试性交时，有多少次感到满足？	没有尝试性交	几乎没有或完全没有	少数几次（远少于一半时候）	有时（约一半时候）	大多数时候（远多于一半时候）	几乎总是或总是

心理性ED是指持久的不能达到和保持满意的勃起以成功地进行性行为，其主要是由于精神性或伴侣间关系等因素所造成。如果病史提示合并有器质性和心理性危险因素，则

应诊断为混合型 ED。心理性 ED 的临床亚型包括：①广泛的还是特定环境下的；②终生的（原发性）还是获得性的（继发的，包括物质滥用或精神疾病）。心理性 ED 深层次原因包括未解决的父母亲归属、性特征、性创伤和文化宗教禁忌。心理性 ED 患者可能伴有焦虑、恐惧、精神紧张、负罪感等。三组心理测量工具可用于评价心理性 ED：①人格问卷；②抑郁量表；③性功能障碍和关联因素问卷。

四、特殊检查

（一）阴茎勃起监测

1. 夜间勃起功能检测

夜间勃起功能检测（NPTR）是鉴别心理性和器质性 ED 的方法之一，其判断标准为：在两个晚上检测中，单次阴茎头部勃起硬度超过 60% 的时间 ≥10 分钟，即认为是正常勃起。

2. 视听刺激勃起检测

视听刺激勃起检测（AVSS）是一种清醒状态下、结合视听刺激进行的无创性功能检查方式，其判定可参考 NPTR 的标准。AVSS 仅适合初步筛查，如出现不正常结果，应进一步行夜间勃起功能检测。

（二）阴茎海绵体血管功能检测

1. 阴茎海绵体注射血管活性药物试验

阴茎海绵体注射血管活性药物试验（ICI）用于评估阴茎血管功能，一般为前列腺素 E1 10~20μg，或罂粟碱 15~60mg（或加酚妥拉明 1~2mg），临床上常用 27-29 号注射针在阴茎海绵体内注射。注药后 10 分钟之内测量阴茎长度、周径以及勃起阴茎硬度，阳性反应判定为注射药物后 10 分钟内出现Ⅲ级以上勃起，持续时间超过 30 分钟。反应阳性提示正常的动脉充血和静脉闭塞功能。ICI 评估血管状态的作用有限，作为诊断也并非结论性的，如反应异常则提示需要进一步行阴茎彩超检查。

2. 阴茎彩色多普勒超声检查

阴茎彩色多普勒超声检查（CDDU）用于诊断血管性 ED。评价阴茎内血管功能的常用参数有：海绵体动脉直径、收缩期峰值流速（PSV），舒张末期流速（EDV）和阻力指数（RI）。一般认为，PSV≥30cm/s，EDV≤5cm/s，RI≥0.8 为正常。PSV<30cm/s，提示动脉供血不足；EDV>5cm/s，RI<0.8，提示阴茎静脉闭塞功能不全。

（三）海绵体血管造影检查

1. 阴茎海绵体造影

阴茎海绵体动态灌注测压与海绵体造影术简称为阴茎海绵体造影，主要用于静脉性 ED 的鉴别诊断。适应证：①患者病史长，久治不愈，NPT 检查勃起不佳或不能勃起；②海绵体血管活性物质注射，多次勃起角度不满意，提示有阴茎静脉回流异常者；③多普勒探查阴茎动脉血流正常、疑存在静脉瘘者；④其他临床非创伤性检查未能发现原因者。

2. 选择性阴部内动脉造影

选择性阴部内动脉造影主要适用于考虑行血管重建手术的动脉性 ED 患者。

（四）早期血管功能评估

目前用于 ED 早期血管功能评估的方法主要包括肱动脉血流介导的舒张反应（FMD）、微循环血管内皮功能（Endo-PAT）和阴茎血管一氧化氮释放试验（PNORT），其原理都是通过袖带充气阻断动脉血流后采集数据，用于反应血管内皮功能。FMD 及 PNORT 的计算方式均为：(动脉反应性充血后内径 - 管径基础值)/管径基础值。Endo - PAT 则由软件直接计算反应性充血指数(RHI)。

(五) 神经检查

ED 患者的神经检查主要包括阴茎感觉阈值测定、球海绵体反射潜伏时间、阴茎海绵体肌电图、躯体感觉诱发电位及括约肌肌电图等。球海绵体反射潜伏时间(BCR)超过 45ms 提示有神经性病变的可能。阴茎躯体感觉诱发电位(SEP)也在探索中。阴茎海绵体肌电图(CC - EMG)可以直接检测阴茎自主神经功能和海绵体平滑肌功能，但关于 CC - EMG 对于 ED 的诊断价值目前仍缺乏定论。阴茎感觉阈值目前仍缺乏统一的标准。

第四节 治 疗

ED 治疗的基本原则是：纠正病因、消除相关因素、改善或恢复阴茎的勃起功能，使患者获得满意的性生活。

一、一般治疗

1. 生活方式的改变

(1) 减少热量摄入、锻炼身体、减轻肥胖、运动强身。

(2) 减少吸烟、忌酗酒、健康饮食。

(3) 治疗相关疾病如血管硬化、糖尿病、代谢综合征(血脂异常、高血压、中心性肥胖、高胰岛素血症)等。

(4) 改变性行为方式、姿势，培养与性伴的感情或更换性伴，以建立信心、达到良性循环。

2. 用药的改变

当患者使用某种药物出现性功能障碍时，如性欲减退、勃起功能障碍、射精加快或延迟则应改变用药方案，必要时停药。如抗高血压药物、噻嗪类利尿剂、5α还原酶抑制剂、非特异性α受体阻滞剂、抗抑郁药物等。

3. 性心理治疗

主要适用于由精神因素导致 ED 的患者，主要手段包括：感知行为的纠正以改变不适应的感觉，行为疗法(脱敏治疗和建立自信心)，发掘出患者过去的不良行为，以便进行系统治疗，以及配偶的共同治疗。

二、一线治疗

(一) 口服药物治疗

1. 5 型磷酸二酯酶抑制剂

这类药物有西地那非、伐地那非和他达拉非，疗效较好，使用安全、方便，目前是治疗 ED 的首选药物，每种药物的药代动力学特点有所不同(表 5-3 和表 5-4)。

(1) 作用机制：性刺激使阴茎神经末梢和血管内皮细胞释放一氧化氮(NO)，NO 作用于血管和海绵体平滑肌细胞，激活鸟苷酸环化酶，使 cGMP 水平升高，导致细胞膜超极化，降低 Ca²⁺内流，导致平滑肌细胞松弛，阴茎勃起。PDE－5 抑制剂通过竞争抑制 PDE－5 的活性，减少 cGMP 的降解，改善阴茎勃起。没有性刺激造成一氧化氮的释放，抑制剂不能产生效应。所以，对于性神经双侧都破坏的盆腔手术，PDE－5 抑制剂无效。

表 5－3　PDE－5 抑制剂药物代谢动力学

参数	西地那非 100mg	他达拉非 20mg	伐地那非 20mg
Cmax	560μg/L	378μg/L	18.7μg/L
Tmax	0.8～1h	2h	0.9h
$T_{1/2}$	2.6～3.7h	17.5h	3.9h
AUC	1685μg.h/L	8066μg.h/L	56.8μg.h/L
protein binding	96%	94%	94%
bioavailability	41%	NA	15%

C_{max}：最大浓度，T_{max}：最大血浆浓度达峰时间，$T_{1/2}$：半衰期，AUC：药时曲线下面积

protein binding：蛋白结合率，bioavailability：生物利用度

表 5－4　PDE－5 抑制剂的常见不良反应

不良反应	西地那非	他达拉非	伐地那非
头痛	12.8%	14.5%	16%
面部潮红	10.4%	4.1%	12%
消化不良	4.6%	12.3%	4%
鼻塞	1.1%	4.3%	10%
头晕	1.2%	2.3%	2%
视觉异常	1.9%	－	<2%
背痛	－	6.5%	－
肌痛	－	5.7%	－

(2) 注意事项和药物的相互作用

①因为可能导致致命的低血压，PED－5 抑制剂禁忌与硝酸酯类药物合用。

②严重的冠心病、左心室输出道梗阻、临床研究没有入选的遗传性视网膜退行性变疾病和阴茎异常勃起风险较高的患者(如白血病、镰状红细胞贫血等)禁止使用 PDE－5 抑制剂。

③不稳定型心绞痛、心力衰竭、新发心梗、未控制或严重的心律失常、血压过低或过高(血压低于 90/50mmHg 或高于 170/(100～110)mmHg)不推荐使用或慎用。

④一些药物如酮康唑、伊曲康唑、蛋白酶抑制剂(如利托那韦)等通过阻断 CYP3A4 通路，减少 PDE－5 抑制剂的降解，应减少 PDE－5 抑制剂的用量。另一些药物如利福平，能够诱导 CYP3A4 表达，增加 PDE－5 抑制剂的降解，需要适当增加 PDE－5 抑制剂的用量。

⑤年龄超过 65 岁，肝功能受损、严重肾功能不全，PDE－5 抑制剂降解减慢，血液浓度升高，应减少药物用量。

⑥α受体阻滞剂与 PDE－5 抑制剂也能相互作用，导致血管过度扩张和低血压，应慎用。坦索罗辛选择性地与 α_{1A}－受体结合，对血压影响小，可与 PDE－5 抑制剂联合使用。

(3) PDE-5 抑制剂对于难治性 ED 的治疗

ED 合并糖尿病患者的治疗，通过调整 PDE-5 抑制剂的药物种类和剂量，还可以联合使用不同的 PDE-5 抑制剂，仍然可以使部分难治性的 ED 患者明显改善其勃起功能；前列腺癌患者无论是放射治疗还是手术治疗，ED 都是不可避免的并发症，这些患者对 PDE-5 抑制剂的治疗仍然有效；PED-5 抑制剂对脊髓损伤后 ED 的康复也具有良好的疗效。

2. 激素类药物治疗

由内分泌医师评估与 ED 相关的甲状腺、肾上腺、神经垂体和下丘脑的功能障碍；男科医师更关注性腺分泌障碍和高泌乳素血症相关的 ED。

(1) 补充雄激素：对 5 型磷酸二酯酶(PDE-5)抑制剂治疗反应较差的患者，如果伴有性腺功能低下，可补充雄激素治疗。能保持药物活性且安全的口服制剂是十一酸睾丸酮；用于注射的睾酮制剂有环戊丙酸盐睾酮和庚酸睾酮；皮肤贴剂有睾酮透皮吸收贴，可贴于阴囊、手臂、后背和臀部；睾酮凝胶制剂可每天早上涂擦于肩部、上臂或腹部。雄激素补充的疗效评价主要看临床效果而不是血中睾酮的浓度。原发性或继发性性腺功能减退症往往合并勃起功能障碍，此类患者雄激素治疗可以增强性欲和勃起功能。睾酮水平较低的 ED 患者，补充睾酮治疗能改善初次对 PDE-5 抑制剂无反应患者的勃起功能，与 PDE-5 抑制剂联合服用具有协同作用。PSA 较高患者应慎用(因可能恶化潜在的前列腺癌)，确诊前列腺癌患者禁用，肝功能不全患者慎用或禁用。前列腺正常者，补充雄激素不会诱发前列腺癌，但是可能恶化潜在的前列腺癌，已确诊的乳腺癌和前列腺癌是雄激素补充的绝对禁忌证。

(2) 抗泌乳素治疗：高泌乳素血症伴或不伴性腺功能低下，可用溴隐亭治疗，降低泌乳素和恢复睾酮水平。如果垂体瘤较大视神经受压出现视觉障碍时可考虑手术。

3. 其他口服药物

(1) 阿朴吗啡：是多巴胺能 D_2 受体激动剂，其机制是刺激脑室旁核的多巴胺受体，从而激活下丘脑-海马-催产素能通道，经脊髓传入阴茎，使阴茎的动脉扩张，血流量增加而勃起。Heaton 等发现阿朴吗啡通过颊黏膜吸收，能使 67%的心理性勃起功能障碍患者获得改善。阿朴吗啡起效迅速，使用后阴茎勃起的平均时间为 12 分钟，50 分钟内达到最大血药浓度，用药后的 2 小时内患者可以进行性生活。

(2) 育亨宾：能选择性地阻断突触前的α_2受体，促进去甲肾上腺素的释放。它使海绵体神经末梢释放较多的去甲肾上腺素，减少阴茎静脉回流，利于充血勃起。在 PDE-5 抑制剂应用治疗 ED 之前，曾经被广泛应用于治疗 ED，但其有效性及安全性尚未得到充分的评估。

(3) 曲唑酮：是 5 羟色胺 2 C 受体(5-HT2C)的激动剂，也是 5-HT1A 受体的阻滞剂。该药除作用于中枢神经系统外，还能阻断α_2受体。其发挥作用的机制可能是阻断α_2受体，松弛血管及海绵体平滑肌，从而使阴茎海绵体内的血供增加导致勃起。虽然有临床上报道曲唑酮治疗 ED 有效，但 Meta 分析结果提示与安慰剂差异无统计学意义。

(二)真空勃起装置

真空勃起装置的原理是通过负压装置(VED)产生的负压增加海绵体内的血流量，从而使阴茎产生勃起。采用缩窄环环扎在阴茎根部，阻断阴茎的静脉回流延长勃起时间。对严重静脉瘘、动脉关闭不全、海绵体纤维化患者疗效欠佳。并发症包括阴茎疼痛和麻木、射精困难、瘀点和瘀斑。应用阿司匹林和抗凝药者应格外慎用。

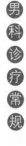

（三）经尿道内给药

前列地尔是前列腺素E1(PGE1)的合成形式，PGE1则是内源性的化合物，前列地尔是FDA唯一核准用于海绵体内注射和经尿道给药治疗ED的药物。尿道内给药后，经尿道吸收进入海绵体，刺激腺苷酸环化酶，使细胞内Ca^{2+}水平降低，血管扩张，平滑肌松弛，引起阴茎勃起。经尿道给药勃起治疗系统(MUSE)是通过专门的给药器将一颗非常小的半固体药丸(3mm×1mm)注入尿道远端(3cm)，尿道吸收迅速，66%的患者勃起功能获得改善，约10%患者的性伴在男方射精后出现阴道不适，阴茎疼痛是前列地尔经尿道给药的副作用，与给药剂量有明确的相关性。

（四）体外低能量冲击波治疗

近年来，体外低能量冲击波治疗(LI-ESWT)正成为一种治疗ED的新疗法。在最初的一项随机双盲对照研究中，对那些使用PED5抑制剂治疗有效的ED患者，LI-ESWT不论在短期临床效果还是生理影响方面都有积极的作用。LI-ESWT可增强患者对PED-5抑制剂的效果，LI-ESWT还可以提高一些难治性ED如糖尿病性ED、血管性ED的治疗效果。鉴于目前研究数据有限，尚无法给出LI-ESWT的明确治疗方案。

三、二线治疗

二线治疗主要是阴茎海绵体内注射治疗。

1. 罂粟碱

罂粟碱是罂粟花分离出来的一种生物碱，能非特异性地抑制PDE的活性，引起勃起组织中的c-AMP和c-GMP增加，阻滞电压依赖Ca^{2+}通道，减少Ca^{2+}内流，减少钙激活-钾和氯的电流使血管扩张，海绵体平滑肌松弛，导致勃起。单次剂量15～60mg。副作用有：阴茎异常勃起(约6%)、海绵体纤维化(6%～30%)。全身副作用包括面色苍白、出冷汗等，可能由血管迷走反射引起。

2. 甲磺酸酚妥拉明

甲磺酸酚妥拉明(regitine，利其丁)是一种对α_1和α_2肾上腺素能受体具有同样亲和力的竞争性α肾上腺素能受体阻滞剂，海绵体内注射时，能增加血流，但海绵体内压升高不明显。常见的副反应有：低血压、反射性心动过速、鼻腔充血和胃肠道不适，常用作联合用药。

3. 前列地尔

前列地尔(前列腺素E1)在海绵体内注射后，可升高细胞内c-AMP水平，使平滑肌松弛，血管扩张，并抑制血小板聚集，引起勃起。常见的副反应有：注射时烧灼感、注射部位疼痛或勃起时疼痛、血肿或瘀斑、海绵体纤维化、阴茎异常勃起。

4. 联合用药

对于难治性的ED，由于单一的药物治疗方法疗效有限，也可以采用两联或者三联药物注射治疗来提高疗效，联合药物的注射治疗还可以减少每种药物的用量，减少副作用和并发症的发生率，例如注射局部的疼痛不适、阴茎异常勃起等。二联治疗方案包括罂粟碱(30mg/ml)和酚妥拉明(1mg/ml)。三联治疗方案包括罂粟碱(30mg/ml)、酚妥拉明(1mg/ml)和前列地尔(10μg/ml)。

四、三线治疗

(一) 阴茎假体植入手术

阴茎假体植入是治疗 ED 的有效方法。

1. 适应证

口服药物治疗无效，或药物及其他治疗失败，拒绝或不接受上述治疗，或希望较永久获得治疗 ED 的患者。

2. 禁忌证

全身、阴茎及会阴部皮肤感染，尿道感染患者。阴茎假体通常可分为两种类型，非膨胀性(malleable)和可膨胀性(inflatable，二件套和三件套)。可膨胀性假体由圆柱体、泵和储水囊构成，目前有两件套和三件套装置，其中的三件套装置可能达到较为满意的阴茎疲软和勃起功能。

3. 围手术期用药

为了减少假体感染概率，在围手术期需预防性使用抗生素。通常于术前 0.5～1 小时预防性使用，并维持到术后 24～48 小时，国内部分中心维持抗生素达一周。较常用的抗生素包括氨基糖苷类、万古霉素、头孢菌素类和喹诺酮类，抗菌谱应该包括革兰阳性菌和革兰阴性菌。术中使用抗生素盐水冲洗海绵体腔和假体部件。

4. 假体植入路径

阴茎假体植入路径通常有三种：冠状沟下、耻骨下和阴茎阴囊交界部，路径的选择通常由假体类型、患者解剖条件、手术史和术者的习惯决定。

5. 常见并发症

尽管假体植入手术的满意度超过 85%，仍有并发症的发生，常见的阴茎假体手术的并发症包括：感染、机械故障、侵蚀穿入尿道或者穿出阴茎头、阴囊皮肤，还包括假体自发性充盈、龟头膨胀感差、阴茎长度和粗度变小、液泵体或储液囊移位等，其中最主要的并发症为感染和机械故障。

(1)感染：是阴茎假体植入手术破坏性较大的并发症之一。术中精细操作联合使用合适抗生素预防革兰阴性菌和阳性菌感染，可使感染率降到 2%～3%。抗菌涂层技术和亲水涂层技术的应用，感染率可降至 1%。糖尿病是感染的高危因素。在脊髓损伤患者中，假体感染和糜烂发生率可达 9%。使用革兰阴性和阳性细菌都适用的广谱抗生素，可有效延长植入物的使用期。对于非抗生素涂层的假体结构，应该在拆除封袋后保存在抗生素生理盐水中，术中抗生素盐水的伤口和植入物冲洗对预防术后感染也至关重要。感染一旦发生，应该取出所有阴茎假体部件并使用抗生素，减少阴茎长度损失和海绵体扩张，应于感染控制后 2～3 个月内再次行假体植入。

(2)机械故障：随着设计的不断改进，最常用的三件套阴茎假体 5 年机械故障率低于 5%。某些产品增加了关闭阀门，以防止自发性充盈。相关研究发现，改进型假体自发膨胀发生率为 1.3%，而无关闭阀门假体的自发膨胀率为 11%。

(二) ED 的血管手术

1. 阴茎动脉重建术

适合于盆腔或会阴部损伤导致的动脉闭塞，选择性阴部内动脉造影发现不连续性点状病变。患者无高脂血症、糖尿病、高血压导致的全身动脉病变，无海绵体缺血引起的海绵体肌肌源性损伤。阴茎动脉重建常用方法是腹壁下动脉和阴茎背动脉的吻合手术。

2. 阴茎静脉手术

静脉闭塞功能障碍(静脉瘘)性 ED 的血流动力学基本明确，但是较难鉴别功能性异常(平滑肌功能障碍)和解剖结构缺陷(白膜异常)。目前，对于静脉闭塞功能障碍性 ED，没有明确的标准化诊断程序，随机对照的临床研究结果并不充分，其手术的有效性尚待验证，尽管国内仍有学者继续施行静脉瘘性 ED 的手术，美国泌尿外科协会(AUA)对该方法仅做略述但不予推荐，而欧洲泌尿外科协会(EAU)的指南已经不予任何描述。

手术适应于单纯静脉瘘，海绵体平滑肌及白膜结构及功能正常，阴茎海绵体动脉供血正常。手术方式有：①阴茎背浅静脉结扎术和(或)阴茎背深静脉结扎术；②阴茎背深静脉白膜下包埋术；③阴茎脚捆扎术；④阴茎脚白膜折叠+静脉结扎术；⑤阴茎背深静脉动脉化手术；⑥阴茎海绵体静脉动脉化；⑦尿道海绵体松解术；⑧选择性静脉栓塞术；⑨上述术式的组合；⑩腹腔镜下腹膜外阴茎静脉结扎术。有可能出现阴茎头麻木、皮肤坏死、伤口感染、阴茎弯曲、阴茎短缩、腹股沟疝、阴茎水肿及栓塞后静脉性疼痛等。

（彭靖、张志超修订　林浩成审阅）

第六章 射 精 障 碍

第一节 早　泄

早泄是男性性功能障碍的一种，又称之为过早射精、过快射精或过快高潮。

早泄的定义包括以下几个方面：①射精总是或者几乎总是发生在阴茎插入阴道 1 分钟以内；②不能在阴茎全部或者几乎全部进入阴道后延迟射精；③消极的个人心理因素，比如苦恼、忧虑、挫折感或逃避性活动等。

早泄分为四种类型：原发性早泄、继发性早泄、自然变异性早泄和早泄样射精功能障碍。

一、病因

早泄的病因和病理生理学至今不清，很少的证据支持生物学和心理学的假设，包括阴茎头敏感度高、射精中枢兴奋性增高、中枢性 5-羟色胺受体的易感性、焦虑、不良性经历、甲状腺功能失调、前列腺炎、遗传倾向等。

根据《精神疾病诊断和统计手册》(第四版)(DSM-IV)对早泄的定义进行的流行病学调查发现，早泄是常见的男性性功能障碍，发生率为 20%～30%。

早泄的男性常常报告具有较低的性生活的水平和满意度，并且常常感觉个人的苦恼和夫妻间交流的困难；其伴侣的性生活满意度也随着早泄的严重程度而降低。

二、诊断

早泄的诊断是依据患者的医学和性生活的历史。

在研究早泄时，研究和临床实践中最常使用的指标是阴道内射精潜伏时间(IELT，也称 IVELT)，IELT 指从插入阴道开始至射精和性高潮的时间；IELT 可以通过自我评估和秒表的方法测定，单独使用 IELT 并不足以去确定早泄。几个相应的问卷用于更加客观的评价早泄，早泄诊断工具(PEDT)和早泄的阿拉伯指数(AIPE)用于早泄和无早泄的鉴别。一个更加适合中国人的早泄评估工具——中国早泄患者性功能评价表(CIPE)用于评价早泄的严重程度。

三、治疗

原发性早泄推荐使用选择性 5-羟色胺再摄取抑制剂(SSRIs)；继发性早泄患者常合并其他疾病，比如勃起功能障碍、慢性前列腺炎、抑郁症等。患者需要治疗生理或心理性疾病，同时推荐 SSRI、局部麻醉剂治疗。自然变异性早泄和早泄样射精功能障碍首先推荐心理治疗，提供性健康教育和心理咨询，让患者及性伴侣对性生活有正确认识，消除性活动中紧张、焦虑情绪，如这些措施无效或效果不佳，可辅助使用延迟射精药物。

(一) 行为治疗

行为治疗包括动-停技术和挤捏技术(squeeze technique)等，这种非药物治疗需要时间和早泄患者与伴侣的密切配合，往往难以完成和坚持；并且着眼于分散和降低兴奋度或刺激度，因此也可能会降低性满意度。尽管行为疗法有 45%～65% 的成功率，但效果持续时间短，患者经常复发。

（二）药物治疗

1. 选择性 5–羟色胺再摄取阻滞剂

越来越多的证据表明早泄存在显著的病理生理机制。精神药理学研究表明，早泄与血清素神经传递降低有关，或部分有关；因而，药物可用于调节 5–HT 受体系统。临床中应用选择性 5–羟色胺再摄取阻滞剂 (SSRIs) 治疗抑郁。其广泛报道的副作用之一就是射精延迟，这恰好支持了关于早泄的神经生理学发现。

用于早泄治疗的 SSRIs 包括帕罗西汀、氟西汀和舍曲林。在比较研究和最近的一项荟萃分析中，帕罗西汀被证明比其他 SSRIs 能更有效地延长 IELT。三环抗抑郁药氯米帕明也在小规模试验中用于治疗早泄。抗抑郁药经常按照每日服用和按需服用。然而，有证据表明，先每日服用一段时间，然后按需服用比单独按需服用效果更好。达泊西汀是一种短效 SSRIs，一般按需口服用于治疗早泄，有 59 个国家已经批准达泊西汀用于治疗 18～64 岁的男性早泄问题，其推荐起始用量为按需每次 30mg。但如果治疗效果不明显且患者能很好地耐受 30mg 服用量，也可以加到按需每次 60mg。

抗抑郁药治疗早泄的不良反应并未被仔细研究，但其副作用的次数和类型应与治疗抑郁时相似。恶心、口干、嗜睡、不射精、无高潮，性欲减退目前已在研究中广泛报道。抗抑郁药应用于早泄的治疗中，对于不同的患者，其有效剂量和不良反应的发生率和类型也不同，应遵循个体化的给药原则，并做好医患沟通，以增加患者的顺应性。

2. 局部麻醉剂

局部麻醉剂也被用于治疗早泄，通过降低阴茎刺激以延迟射精时间。男性在性交前 20～30 分钟，将利多卡因 2.5%/丙胺卡因 2.5%软膏(EMLA、阿斯利康)涂抹到阴茎皮肤表面，并戴上避孕套，能延迟射精。局部麻醉剂的副作用包括射精延迟、阴茎敏感度降低、阴茎刺激、阴道敏感度降低，对于早泄男性和他们的伴侣并不是一个愉快的选择。

3. 其他药物

尚未有充足的证据支持 PDE–5 抑制剂用于早泄的治疗中，除非患者为早泄合并勃起功能障碍。曲马多对于早泄的治疗是一个有效的选择，由于具有成瘾的风险和副作用，仅仅在其他药物治疗失败的情况下考虑使用。由于与其他的 SSRIs 抗抑郁药物合并使用可导致致命性的血清素综合征，所以二者不可合并使用。

第二节　不射精症、逆行射精、性快感缺失

影响精液输送的疾病可以分为性快感缺失或精液不能顺行射出。精液不能顺行射出可由逆行射精或不射精引起；性快感缺失，指性活动时不能达到高潮；逆行射精，指不能顺行射精但是射精后尿液中可检出精子；不射精症是指尽管有高潮但不能射出精液。

一、病因

1. 药物因素

药物是造成性高潮和射精异常的最常见因素。任何影响多巴胺能、5–羟色胺能、肾上

腺素能或 γ – 氨基丁酸(GABA)信号的药物都会破坏性欲、选择性 5–羟色胺再摄取抑制剂(SSRIs)，5–羟色胺–去甲肾上腺素再摄取抑制剂(SNRIs)是最主要的影响药物。安定类药物主要影响多巴胺能信号，能够破坏 70%患者的性唤醒和性高潮。α1–肾上腺素能受体阻滞剂阻断膀胱颈的收缩，通过干扰射精的排出阶段导致逆向射精；而这些药物也可以通过周围或中枢作用影响释放导致不射精。抗癫痫药物和神经调节药物包括加巴喷丁，也与射精和性高潮障碍有关。

2. 神经源性因素

多数脊髓损伤的男性，如果不接受治疗干预将不能射精。腹膜后淋巴结清扫是睾丸癌综合治疗的一部分，也是神经源性射精障碍的常见原因之一。糖尿病是造成周围神经和自主神经病变的常见因素，也可能影响性高潮和射精。

3. 机械性因素

膀胱颈和前列腺手术所造成的机械性损害也是另一项导致射精障碍的因素。经尿道前列腺手术后 30%～40%的患者报告存在逆向射精。

临床评估应该集中到病史的某一部分。最初的重点应该是通过直接询问患者在性生活中是否有愉悦的性高潮体验来区分缺乏顺行性射精的性冷淡。这可能在一些缺乏性意识或性经验的患者中很难区分，重要的是要确定缺乏顺行射精是一个先天性还是继发性的问题，必须仔细询问有无糖尿病、神经系统疾病、创伤、泌尿生殖道感染、既往手术和服药史，特别要关注排尿和射精的特征(夜间是否遗精，在特定环境下的射精能力，原发性和获得性功能障碍，病情进展)以及性心理特征(教育，情感特征，已经存在的精神创伤，既往的心理治疗史)。

二、体格检查

集中体检应包括阴茎、阴囊、尿道口位置、阴茎发育、睾丸大小、输精管走行、完整的神经系统检查。体型、男性乳腺发育和(或)甲状腺功能异常可能表明内分泌失调的存在，并应引起注意。

辅助检查应该是针对发现的病史和体格检查进行的，应该用低阈值血清试验筛选糖尿病(糖化血红蛋白含量)、性腺功能减退症(凌晨总睾酮含量)或甲状腺功能减退症(甲状腺素和促甲状腺激素含量)患者。对能够达到性高潮患者的性高潮后尿液进行分析，应该能区分是正常射精还是逆行性射精。性高潮后尿液分析必须经过至少 2 天的禁欲才能进行。

三、治疗

1. 停用干扰射精药物

医学处理的第一步是停止或者调整那些能够影响射精药物的使用。对于那些无法停止使用α受体阻滞剂治疗的患者，可以使用高选择性制剂如阿夫唑嗪，可能对患者有益。

2. 拟交感神经药物治疗

在一些患者中，口服拟交感神经类药物可以改善射精过程中膀胱颈的挛缩，从而将逆行性射精转变为顺行性射精。在某些情况下，拟交感神经药物对于射精障碍、诱导顺行性射精以及逆行性射精是有效的。常用的拟交感神经药物包括三环类抗抑郁药丙咪嗪(25～75mg/d)、盐酸伪麻黄碱(60 毫克，每日四次)和米多君(甲氧安福林)(7.5～30mg/d)。

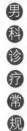

3. 收集性高潮后尿液中的精子

收集性高潮后尿液中的精液，其中所含的精子可考虑作为辅助生殖技术中获得性精子。

4. 辅助射精过程

辅助射精程序适用于辅助生殖系统。可以使用两种辅助射精程序，即通过震动刺激阴茎采精程序和电刺激采精程序。通过手术从精囊、附睾或睾丸中提取精子是另一种可以考虑的方法。

（王彬修订　王春杨审阅）

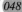

第三篇　前列腺与精囊疾病

第七章　前 列 腺 炎

第一节　概　　述

前列腺炎是以会阴、骨盆区域反复疼痛或不适，尿不尽、排尿不畅、尿痛等症状和体征为特征的疾病。前列腺炎并不直接威胁生命，但影响患者的生活质量。

前列腺炎分为急性前列腺炎和慢性前列腺炎。急性前列腺炎是一种定位于前列腺的急性感染性疾病，有明显的下尿路感染症状，部分患者可伴随畏寒、发热、肌痛等全身症状。尿液、前列腺液中白细胞数量升高甚至出现脓细胞。

临床上前列腺炎以慢性多见，占 95%以上。慢性前列腺炎是泌尿外科很常见的疾病。与急性前列腺炎不同的是，慢性前列腺炎的病因和发病机制未被完全阐明，因此在治疗效果上存在很多不确定性。目前认为，慢性前列腺炎并非由单一的病因引起，是由一组疾病所组成的临床综合征。正是由于病因多而复杂，因此前列腺炎的症状具有多样性。

传统观点认为微生物感染是前列腺炎的主要病因，为了对微生物进行定位诊断，采用了 Meares–Stamey 的"四杯法"，从而可以确定前列腺炎是细菌性还是无菌性的，并以此为依据将前列腺炎分为以下四种类型：急性细菌性前列腺炎（ABP）、慢性细菌性前列腺炎（CBP）、慢性非细菌性前列腺炎（CNP）、前列腺痛（PD）。

随着对前列腺炎研究的深入，目前认为细菌感染并非前列腺炎的主要病因。美国国立卫生研究院（NIH）在 1995 年制定了分类方法，将前列腺炎共分为四型：其中 I 型相当于传统分类方法中的急性细菌性前列腺炎，II 型相当于传统分类方法中的慢性细菌性前列腺炎，III 型即慢性前列腺炎/慢性骨盆疼痛综合征（CPPS），相当于传统分类中的慢性非细菌性前列腺炎和前列腺痛；IV 型为无症状性的前列腺炎，即无不适症状。IV 型是在涉及前列腺的相关检查（如前列腺液或者精液常规化验，前列腺组织活检及前列腺切除标本的病理检查）时发现有炎症存在的证据。

第二节　流 行 病 学

前列腺炎是男性的常见疾病，占泌尿外科门诊的 20%左右。有资料显示约有 50%的男性在其一生中的某个时期会受到前列腺炎的影响。

前列腺炎的患病率较高。由于流行病学调查方法和被调查的人群不同，因此各地报道的前列腺炎患病率有较大差异。在美洲，20～79 岁男性前列腺炎患病率为 2.2%～16%；在欧洲，20～59 岁男性前列腺炎患病率为 14.2%；在亚洲不同国家和地区，20～79 岁男性中前列腺炎患病率为 2.67%～8.7%。国内学者有关前列腺炎的流行病学调查也较多，例如梁朝朝报道我国 15～60 岁男性社区人群前列腺炎样症状的患病率为 8.4%。另外国内有学者报道组织学前列腺炎的发生率更高，夏同礼等报道尸检前列腺标本中前列腺炎的发生率为 24.3%；而谢辉等报道青年猝死者组织学前列腺炎占 32.9%。

前列腺炎的危险因素包括年龄、季节、饮食、性活动、职业、心理因素、泌尿生殖道感染、良性前列腺增生，以及社会经济状况等。

1. 年龄因素

前列腺的好发年龄为 20～70 岁。急性前列腺炎高发于 30 岁左右处于性活跃期的青壮年男性。国内夏同礼报道，我国慢性前列腺炎发病率存在两个高峰，即 30～39 岁为第 1 个发病高峰，发病率为 34.4%；60～69 岁为第 2 个发病高峰，发病率为 36.4%。梁朝朝的调查发现，绝大多数慢性前列腺炎患者小于 40 岁。

2. 气候因素

季节和气候对慢性前列腺炎的患病有一定的影响，环境温度较低是诱发慢性前列腺炎的危险因素。因此，秋冬寒冷的季节是前列腺炎高发季节，前列腺炎的症状也会加重。例如，居住在芬兰北部的慢性前列腺炎发生率高于世界其他地方；国内学者也有类似发现，在寒冷的季节和气候条件下，慢性前列腺炎发病率会增高。其原因可能与气候寒冷区相对缺氧、寒冷刺激诱发平滑肌痉挛、慢性应激及户外活动减少等有关。

3. 职业因素与生活方式

职业因素和生活方式对前列腺炎的发病和预后有明显的影响。前列腺炎的高发人群包括职业司机、办公室工作职员、煤矿井下工人（患病率为 21%）和在校大学生（患病率为 21.55%）等。不良饮食习惯和生活方式，如辛辣食物、咖啡和酗酒、吸烟、长时间久坐、反复长时间骑跨动作和憋尿习惯等因素是前列腺炎的重要诱发因素。在临床上，因饮酒或食用辛辣食物而发生急性前列腺炎或慢性前列腺炎症状加重的病例并不少见。

4. 疾病因素

前列腺炎可与其他疾病共患或由其他疾病诱发，例如尿道炎可诱发或伴随前列腺炎，急性前列腺炎患者发病前患有"感冒"或"呼吸道感染"的也并不罕见。近年来，心理因素日益受到重视，有偏执心理的男性更容易主诉前列腺炎样症状。心理焦虑对生活质量的影响往往会超过前列腺炎疾病的本身，这一点应该引起足够的重视。作者曾以问卷调查门诊就诊的前列腺炎患者，发现患有焦虑和抑郁症状的患者高达 62.3% 和 6.5%。

容易引起前列腺炎的其他疾病包括：良性前列腺增生、前列腺结石、尿道狭窄、慢性便秘和性传播疾病等。

5. 其他因素

（1）性功能障碍　有文献报道慢性前列腺炎患者的阴茎勃起功能障碍（ED）和早泄（PE）的患病率较正常人群高，且同时伴有 ED 和（或）PE 者其前列腺炎的症状较重。需要引起重视的是，ED 和 PE 有时是引起患者困扰的主要症状。

（2）性生活频率　关于性生活频率是否影响前列腺炎的患病率，相关性文献报道有冲突。土耳其的一篇文献报道，联合国维和士兵因长期禁欲而前列腺炎的患病率较高，在鼓励自慰后患病率显著下降。国内文献则报道，离婚或独身的男性慢性前列腺炎的发病率明显低于已婚男性，认为可能与其性刺激较少有关。也有文献报道，频繁手淫是慢性前列腺炎发生的相关危险因素之一。

（3）文化教育、经济条件　文化教育、经济条件等对前列腺炎的发病有一定的影响，慢性前列腺炎的患病率与文化教育程度呈负相关。

第三节　病因与发病机制

前列腺炎的病因十分复杂，且急性前列腺炎与慢性前列腺炎的病因也不完全相同。急性前列腺炎的主要病因是细菌感染；对慢性前列腺炎而言，细菌性病因只占其中较少一部分（5%~10%），大部分慢性前列腺炎是无菌的且病因不明，下面予以分别阐明。

（一）Ⅰ型前列腺炎

病原体感染为主要致病因素。发病前患者往往有辛辣食物或饮酒史，或有呼吸道感染等其他病史，由于机体抵抗力下降，毒力较强的细菌或其他病原体感染前列腺并迅速大量生长繁殖而引起，多为血行感染和经尿道逆行感染。病原体主要为大肠埃希菌，其次为金黄色葡萄球菌、肺炎克雷伯杆菌、变形杆菌、假单胞菌属等，绝大多数为单一病原菌感染。

（二）Ⅱ型前列腺炎

致病因素主要为病原体感染，但机体抵抗力较强和(或)病原体毒力较弱，以逆行感染为主，病原体主要为葡萄球菌属，其次为大肠埃希菌、棒状杆菌属及肠球菌属等。前列腺结石、各种原因引起的下尿路梗阻和尿液反流、侵入性尿路检查可能是病原体持续存在和感染复发的重要原因。

（三）Ⅲ型前列腺炎

病因和发病机制未明，目前认为与病原体感染、心理因素、免疫性因素、炎症和异常的盆底神经肌肉活动等有关。Ⅲ型前列腺炎不是由单一病因所致的一个独立的疾病，而是由多种病因同时起作用所引起的综合性疾病或综合征，其中一种或几种病因起关键作用。不同的病因会形成不同的临床特点和结局，因此有学者建议使用前列腺炎综合征。Ⅲ型前列腺炎的症状易反复，甚至其原发病因引起的疾病已经治愈，而它所造成的损害与病理改变仍然持续独立起作用。

1. 病原体感染

虽然常规细菌检查未能分离出病原体，但是，Ⅲ型前列腺炎仍有可能与细菌、真菌、沙眼衣原体、支原体等病原体感染有关。临床上也有许多患者曾经有过泌尿系感染史。有文献报道"无菌性"前列腺炎其局部原核生物 DNA 检出率可高达 77%。临床某些以慢性炎症为主、反复发作或加重的"无菌性"前列腺炎，可能与厌氧菌或抗菌治疗后细菌变异为 L型有关。

2. 免疫反应异常

有学者认为前列腺炎可能是一种过敏性炎症反应或自身免疫性疾病。前列腺来源的某些精浆蛋白抗原如 PSA 等可以作为自身抗原性物质；细菌等病原微生物的抗原可启动前列腺的炎症过程，诱发前列腺的免疫反应，造成抗原抗体复合物沉积，后转变为自我维持状态，在临床上可以不具有任何明显的感染征兆。

3. 氧化应激学说

正常情况下，机体氧自由基的产生、利用、清除处于动态平衡，前列腺炎患者氧自由基的产生过多和(或)自由基的清除体系作用的相对降低，使其抗氧化应激作用的反应能力降低、氧化应激作用产物和(或)副产物增加，可能为发病机制之一。

4. 排尿功能失调

某些致病因素可引起尿道括约肌频繁过度收缩，导致后尿道压力增加，膀胱出口梗阻和残余尿形成，尿液因此反流进入前列腺，不仅可将病原体带入前列腺，也可直接刺激前列腺，诱发"化学性前列腺炎"，引起排尿异常和骨盆区域疼痛。临床上尿流动力学可以发现部分前列腺炎患者可有多种尿动力学改变，如尿流率降低、功能性尿路梗阻、逼尿肌-括约肌协同失调等。尿道括约肌功能异常可能是患者产生排尿异常的重要原因。

5. 心理因素

大部分经久不愈的前列腺炎患者存在显著的心理因素和人格特征改变，如焦虑、压抑、疑病症、癔病，甚至自杀倾向。这些心理因素的变化可引起自主神经功能紊乱，造成后尿道神经肌肉功能失调，导致骨盆区域疼痛及排尿功能失调。消除精神紧张可使症状缓解或痊愈。但是，目前还没有阐明，心理因素是慢性前列腺炎的原因，还是继发表现。

6. 神经内分泌因素

前列腺炎患者的疼痛具有内脏器官疼痛的特点。前列腺、尿道的局部病理刺激，通过前列腺的传入神经触发脊髓反射，腰、骶髓的星形胶质细胞活化，神经冲动通过生殖股神经和髂腹股沟神经传出，交感神经末梢释放的去甲肾上腺素、前列腺素、降钙素基因相关肽、P 物质等，引起膀胱尿道功能紊乱，并导致会阴、盆底肌肉异常收缩，在前列腺以外的相应区域出现牵涉痛。

7. 盆腔相关疾病因素

部分前列腺炎患者常伴有前列腺外周带静脉丛扩张、痔疮、精索静脉曲张等，或存在久坐、不适当的性活动等引起的慢性盆腔充血，提示部分慢性前列腺炎患者的症状可能与盆腔静脉充血相关，可能是造成久治不愈的原因之一。某些临床诊断为前列腺炎的患者，其表现可能是间质性膀胱炎所致。

(四) Ⅳ型前列腺炎

因无临床症状，常因其他相关疾病检查时被发现，所以缺乏发病机制的相关研究资料。

第四节 诊 断

前列腺炎的诊断主要依据患者所提供的病史，结合体格检查以及辅助检查来诊断。

一、临床症状

Ⅰ型前列腺炎起病急，以尿路刺激症状为主，如尿频、尿急、尿痛、尿灼热和排尿困难，尿道口滴白或尿道分泌物；或伴有会阴部、下腹部、阴茎阴囊隐痛不适。部分患者会有全身症状，如发热、乏力或食欲减退等。Ⅱ和Ⅲ型前列腺炎临床症状类似，多有疼痛和排尿异常等。Ⅱ型可表现为反复发作的下尿路感染和尿滴白，或伴有会阴、耻骨区和外生殖器疼痛。Ⅲ型主要表现为骨盆区域疼痛，部分伴有下尿路症状，例如尿急、尿频、尿痛、夜尿增多等，由于症状反复发作不愈，患者生活质量下降，并可能有性功能障碍、焦虑、抑郁、失眠、记忆力下降等。大部分Ⅱ和Ⅲ型患者的前列腺并无肿大和压痛。Ⅳ型是在检查中发现的前列腺炎，并无明显临床症状。

慢性前列腺炎症状指数(CPSI)是目前国际上通用的，对慢性前列腺炎的症状进行量化评估的工具。量表的内容包括疼痛(部位、严重性和频度)、排尿异常(排尿刺激症状和阻塞症状)和对生活质量的影响，一共有9个问题，量表具有简单、方便、快速为患者接受等特点，及稳定性、可重复性、高度的辨别性和一定的心理测试性质，提供给医生在科研和临床工作中参考，并为绝大多数专家所接受，临床实践证实CPSI是量化慢性前列腺炎症状的好方法，患者也可以通过量表自我比对临床症状评分的变化(7-1)。

表7-1 慢性前列腺炎症状评分表(NIH-CPSI)

疼痛或不适症状评分

Ⅰ. 最近一周，你在以下区域出现过疼痛或不适吗？

Ⅰa. 睾丸与肛门之间区域(会阴部)

有(1)　无(0)

Ⅰb. 睾丸

有(1)　无(0)

Ⅰc. 阴茎头部(与排尿无关)

有(1)　无(0)

Ⅰd. 腰部以下、耻骨以上或膀胱区域

有(1)　无(0)

Ⅱ. 最近一周，你有以下症状吗？

Ⅱa. 排尿时疼痛或烧灼感？

有(1)　无(0)

Ⅱb. 性高潮(射精)时或以后出现疼痛或不适？

有(1)　无(0)

Ⅲ. 最近一周，你在上述这些区域是否经常疼痛或不适？

无(0)　很少(1)　有时(2)　经常(3)　频繁(4)　几乎总是(5)

Ⅳ. 请你描述最近一周中平均疼痛或不适感觉的程度。

□　□　□　□　□　□　□　□　□　□　□

0　1　2　3　4　5　6　7　8　9　10分

(0为不疼，10分为最严重的疼痛)

排尿症状评分

Ⅴ. 最近一周，你是否经常出现排尿不尽感？

无(0)

5次中少于1次(1)

少于一半时间(2)

大约一半时间(3)

多于一半时间(4)

几乎每次都有(5)

Ⅵ. 最近一周，你在两小时以内排尿的频度有多少？

5次中少于1次(1)

少于一半时间(2)

大约一半时间(3)

多于一半时间(4)

几乎每次都有(5)

症状的影响

Ⅶ. 最近一周，你是否因为临床症状而妨碍了你做事情？

无(0)　仅有一点(1)　有时候(2)　很多(3)

Ⅷ. 最近一周，你是否经常想起自己的症状？

无(0)　仅有一点(1)　有时候(2)　很多(3)

生活质量

Ⅸ. 如果你的余生将会伴随着最近一周同样的临床症状，你会感觉如何？

非常高兴(0)

愉快(1)

比较满意(2)

一般(3)

不太满意(4)

不愉快(5)

非常恐惧(6)

NIH－CPSI 得分计算方法

- 疼痛或不适症状评分：Ⅰ(a+b+c+d)＋Ⅱ(a+b)＋Ⅲ＋Ⅳ=0～21
- 排尿症状评分：Ⅴ＋Ⅵ=0～10
- 生活质量评分：Ⅶ＋Ⅷ＋Ⅸ＋Ⅹ=0～12
- 症状严重程度的评估(疼痛+排尿症状)：Ⅰ＋Ⅱ＋Ⅲ＋Ⅳ＋Ⅴ＋Ⅵ=

－轻度　0～9 分

－中度　10～18 分

－重度　18～31 分

- 总评分评估：Ⅰ＋Ⅱ＋Ⅲ＋Ⅳ＋Ⅴ＋Ⅵ＋Ⅶ＋Ⅷ＋Ⅸ=

－轻度　1～14

－中度　15～29

－重度　30～43

二、体格检查

全面体格检查有助于前列腺炎的诊断。急性前列腺炎一般可触及肿大、温度升高且有触痛的前列腺，但是急性期禁忌做前列腺按摩。体检的重点是泌尿生殖系统，如有无包皮过长、包茎、包皮龟头炎以及尿道狭窄等，上述病变是前列腺慢性炎症和感染的诱发因素。体检对慢性前列腺炎的诊断和鉴别诊断尤为重要；直肠指检对前列腺炎的诊断非常重要，可了解前列腺大小、质地、有无结节、有无压痛及其范围与程度，盆底肌肉的紧张度、盆壁有无压痛，有助于鉴别会阴、直肠、神经病变或前列腺其他疾病，同时通过前列腺按摩获得前列腺液。阴囊触诊发现有精索静脉曲张或附睾病变，以便排除由此而引起的盆腔疼痛。直肠指检前，建议留取尿液进行常规分析或选择进行尿液细菌培养。

三、实验室检查

1. 尿液分析

尿常规分析及尿沉渣检查是排除尿路感染和诊断前列腺炎的辅助方法。Ⅰ型前列腺炎应进行中段尿细菌培养与药敏试验，高热者需要做血培养与药敏试验。尽量在抗生素使用以前留取标本送检。

2. 前列腺液常规检查(EPS)

正常的 EPS 中白细胞<10 个/HP，卵磷脂小体均匀分布于整个视野，pH 为 6.3～6.5，红细胞和上皮细胞不存在或偶见。当白细胞>10 个/HP，卵磷脂小体数量减少，有诊断意义。胞质内含有吞噬的卵磷脂小体或细胞碎片等成分的巨噬细胞，也是前列腺炎的特有表现。当前列腺有细菌、真菌及滴虫等病原体感染时，可在 EPS 中检测出这些病原体。如前列腺按摩后收集不到 EPS，不宜多次重复按摩，可让患者留取前列腺按摩后尿液进行分析。

3. 微生物学检查

前列腺液细菌培养是诊断细菌性和非细菌性前列腺炎的基本方法，为了对细菌感染的部位进行定位诊断，可采用"两杯法"和"四杯法"。

"四杯法"是由 Meares 和 Stamey 于 1968 年提出，采用依次收集患者的分段尿液和 EPS 分别进行分离培养的方法(简称"四杯法")，区分男性尿道、膀胱和前列腺感染。由于"四杯法"操作复杂、耗时、费用高，实际临床工作中的可操作性不高，故在实际临床工作中通常推荐"两杯法"。"两杯法"是通过获取前列腺按摩前、后的尿液，进行显微镜检查和细菌培养。

对部分患者有必要排除其他病原体感染，例如沙眼衣原体、支原体和真菌感染等。

4. 器械检查

(1) B 超：B 超可以较准确地了解肾脏、膀胱以及残余尿等情况，对于除外尿路器质性病变有一定帮助。经直肠 B 超对于鉴别前列腺、精囊和射精管病变以及诊断和引流前列腺脓肿有价值。

(2) 尿动力学：尿流率和侵入性尿流动力学检查有助于前列腺炎与排尿障碍相关疾病进行鉴别，侵入性尿流动力学检查可以发现膀胱出口梗阻、尿道功能性梗阻、膀胱逼尿肌收缩减退或逼尿肌无反射、逼尿肌不稳定等膀胱尿道功能障碍。

(3) 膀胱尿道镜：怀疑有膀胱尿道肿瘤、结石等病变时可选择膀胱尿道镜检查以明确诊断。

(4) CT 和 MRI：对鉴别精囊、射精管等盆腔器官病变有潜在应用价值。

四、鉴别诊断

Ⅲ型前列腺炎缺乏客观的、特异性的诊断依据，临床诊断时应与可能导致骨盆区域疼痛和排尿异常的疾病进行鉴别诊断，以排尿异常为主的患者应明确有无膀胱出口梗阻和膀胱功能异常。需要鉴别的疾病包括：良性前列腺增生、睾丸附睾和精索疾病、膀胱过度活动症、神经源性膀胱、间质性膀胱炎、腺性膀胱炎、性传播疾病、膀胱肿瘤、前列腺癌、肛门直肠疾病、腰椎疾病、中枢和外周神经病变等。

第五节　治　疗

前列腺炎应采取综合治疗和个性化治疗相结合的原则。对于急性细菌性前列腺炎(Ⅰ型)和慢性细菌性前列腺炎(Ⅱ型)的治疗，目前已达成共识：以足量有效的抗生素治疗为主，辅助植物制剂、非甾体抗炎镇痛药等对症治疗。Ⅲ型前列腺炎以改善症状为主要目的。

（一）Ⅰ型前列腺炎

一般根据症状和体征诊断并不困难，在细菌培养结果出来以前，可以经验性地立即使用抗生素。根据感染的严重程度，可口服或经静脉应用抗生素，如头孢菌素、氟喹诺酮和氨基糖苷类等。一般在患者症状改善后，需要继续口服药物，疗程至少 4 周。

急性细菌性前列腺炎伴尿潴留者避免经尿道导尿引流，应用耻骨上膀胱穿刺造瘘引流尿液。伴脓肿形成者可采取经直肠超声引导下细针穿刺引流、经尿道切开前列腺脓肿引流或经会阴穿刺引流。

（二）Ⅱ型和Ⅲ型前列腺炎

1. 一般治疗

慢性前列腺炎患者应戒酒，忌辛辣刺激食物；避免憋尿、久坐，注意保暖，加强体育锻炼。热水坐浴有助于缓解疼痛症状。

治疗Ⅱ型和Ⅲ型前列腺炎的药物包括抗生素、α-受体阻滞剂、非甾体抗炎镇痛药和植物制剂等。

2. 药物治疗

（1）抗生素：虽然临床上只有 5%左右的慢性前列腺炎确定与细菌感染有关，但是，抗生素仍然是治疗慢性前列腺炎的常用药物。对于Ⅱ型前列腺炎患者，常用的抗生素包括喹诺酮类和大环内酯类等，推荐疗程为 4～6 周，磺胺类药物的推荐疗程为 12 周；疗效不满意者，可改用其他敏感抗生素。对于慢性前列腺炎（ⅢA 型）患者，可短期（建议 2～4 周）试用抗生素治疗，若无效则不必继续使用。对于慢性前列腺炎（ⅢB 型）则不建议使用抗生素。

（2）α受体阻滞剂：α受体阻滞剂是临床上治疗前列腺炎最常用的药物，能松弛前列腺、尿道和膀胱颈等部位的平滑肌而改善下尿路症状和疼痛。α受体阻滞剂也是治疗Ⅱ型/Ⅲ型前列腺炎的基本药物，对患者的排尿症状、疼痛及生活质量指数等有不同程度的改善。由于引起慢性前列腺炎的机制复杂，对于新诊断的病例，文献报道仅 50%左右的患者服用α受体阻滞剂治疗有效果。

建议α受体阻滞剂的疗程至少应在 12 周以上。ⅢA 型前列腺炎单一使用抗生素或α受体阻滞剂疗效不佳时，可二者联合使用。

（3）植物制剂：植物制剂主要指花粉类制剂与植物提取物，在慢性前列腺炎中的治疗作用日益受到重视，植物制剂的作用机制尚未被完全阐明，可能与其非特异性抗炎、抗水肿、促进膀胱逼尿肌收缩与尿道平滑肌松弛等作用有关。

（4）M受体阻滞剂：对伴有膀胱过度活动症（OAB）表现如尿急、尿频和夜尿但无尿路梗阻的前列腺炎患者，可以使用非选择性 M 受体阻滞剂治疗。

（5）抗抑郁药及抗焦虑药：对合并抑郁、焦虑的慢性前列腺炎患者，根据病情，在治疗前列腺炎的同时，可选择使用抗抑郁药及抗焦虑药。这些药物既可以明显改善患者情绪障碍症状，还可明显改善身体的不适与疼痛。临床应用时必须重视这些药物的不良反应。可选择的抗抑郁药及抗焦虑药主要有三环类抗抑郁剂、选择性 5-羟色胺再摄取抑制剂和苯二氮䓬类药物等。

（6）中医中药：前列腺炎的中医中药治疗，推荐按照中医药学会或中西医结合学会有关规范进行，采取辨证论治予以清热利湿、活血化瘀和排尿通淋等方法。根据患者的辨证分型选择汤剂或中成药等。

(7) 其他药物：对于一些症状反复发作和前列腺体积较大的患者，可以联合 5α-还原酶抑制剂、别嘌呤醇、肌肉松弛剂、非甾体类抗炎药（如消炎痛、西乐葆等）等治疗。

3. 其他治疗方法

(1) 物理治疗：有研究显示电磁治疗、生物反馈治疗、微波热疗、体外冲击波治疗、电针刺治疗、胫后神经刺激和肌筋膜物理治疗对于慢性前列腺炎具有一定疗效，但部分结论仍需要被进一步证实。

(2) 手术治疗：中老年良性前列腺增生伴有慢性前列腺炎的患者，有明确手术指证时，可以选择手术治疗（包括经尿道膀胱颈切开术、经尿道前列腺电切术）。

（三）Ⅳ型前列腺炎

目前缺乏有关Ⅳ型前列腺炎治疗的相关研究。一般而言，Ⅳ型前列腺炎患者在面对生育困难和前列腺特异抗原（PSA）增高（需要排查前列腺癌）的情况下，可能有一定的意义。由于本型前列腺炎的病因、发病机制以及对患者的影响不明确，且临床上缺乏客观的疗效判断标准；因此，对Ⅳ型前列腺炎应该遵循个性化治疗的原则，充分分析治疗的必要性和治疗的依据。对本型前列腺炎而言，旨在消除患者焦虑心理的患者教育有时比治疗本身更有意义。

（张国喜修订　郭岩杰审阅）

第八章　良性前列腺增生

第一节　概　　述

良性前列腺增生（BPH）又称良性前列腺肥大，为老年男性常见病。BPH 在组织学上主要表现为前列腺间质和腺体成分的增生，在解剖学上主要表现为前列腺增大，临床主要表现为下尿路症状（LUTS）和尿动力学上的膀胱出口梗阻（BOO）。前列腺大小与临床症状的严重程度并不成比例。

第二节　流 行 病 学

对于健康男性而言，组织学上的前列腺增生是不可逆转的趋势。BPH 的发病率与年龄呈正相关。通常最初发生在 40 岁后，到 60 岁时大约有 1/3 的男性会发生中重度前列腺增生症状，到 80 岁时则发病率可达到一半以上。根据多数学者的资料，组织学前列腺增生的流行病学，种族和地区差异并不明显。

第三节　病因与发病机制

良性前列腺增生的确切病因并不完全清楚，为多因素，并由内分泌调控。年龄增长及有功能的睾丸存在是良性前列腺增生的两个重要条件。去势能够使已形成的良性前列腺增生退化和症状改善。与正常前列腺组织相比，前列腺增生组织中双氢睾酮含量并不增高，但是随着年龄增长，外周血中睾酮水平逐渐下降，而前列腺中双氢睾酮及雄激素受体依然保持较高水平。

进一步研究发现游离睾酮和雌激素与前列腺体积呈正相关，这提示老龄时雌激素增高，诱导雄激素受体，从而使前列腺对游离睾酮敏感。有学者研究表明，人的前列腺间质中存在雌激素受体，虽然浓度不高，但具有足够的生物活性。雌激素是前列腺纤维基质生长的刺激因子。雌激素与性激素结合蛋白（SHBG）形成复合体后才能进入前列腺间质细胞，经核膜雌激素受体识别后进入细胞核，促进基因转录与表达。雌激素与雄激素竞争性结合 SHBG，老年男性雄激素水平下降，雌激素与 SHBG 结合增加，从而发挥刺激前列腺间质细胞增殖的作用。

近年来的研究表明，前列腺增生的病因学机制还有前列腺间质－腺上皮细胞的相互作用、细胞凋亡、生长因子、炎症细胞、代谢及遗传因素等。

第四节　诊　　断

50 岁以上的男性，以下尿路症状为主诉者，首先考虑良性前列腺增生可能。

（一）临床表现

贮尿期膀胱刺激症状和排尿期梗阻症状，为良性前列腺增生的主要临床表现。

1. 膀胱刺激症状

尿频、尿急、夜尿，随着病情进展，可伴有尿急，甚至出现急迫性尿失禁。逼尿肌不稳定是 BPH 患者出现膀胱刺激症状的主要原因。

2. 梗阻症状

排尿等待、尿线变细而无力、排尿时间延长、排尿中断、排尿不尽感、终末余沥。梗阻加重，出现膀胱残余尿量增多，逼尿肌功能受损，出现尿潴留以及充溢性尿失禁。

机械梗阻及膀胱逼尿肌功能受损是产生排尿期症状的主要原因。

3. 良性前列腺增生并发结石

此时的症状加重，并可出现血尿。良性前列腺增生也可能出现无痛性肉眼血尿或镜下血尿，尤其见于前列腺体积明显增大，黏膜出血。合并感染时，出现尿频、急、痛等膀胱炎症状。未改善的尿潴留将导致肾积水及慢性肾功能不全症状。

4. 其他伴发疾病

有些良性前列腺增生患者因长期腹压排尿，可并发腹股沟疝、痔、脱肛等。

5. 临床体征

直肠指检提示前列腺增大饱满，中央沟变浅或消失，表面光滑，质地韧，肛门括约肌张力正常。

（二）辅助检查

1. 推荐的检查

（1）国际前列腺症状评分（I-PSS）：是目前公认的判断良性前列腺增生患者症状严重程度的最佳方式。I-PSS 与最大尿流率、残余尿量及前列腺体积无明显相关性，是患者下尿路症状的主观反应。≤7 分，症状轻度；8～19 分，症状中度；20～35 分，症状重度。

（2）超声检查：经腹部 B 超可以观察前列腺的大小、型态、结构，并发现可能存在的低回声前列腺癌。B 超可以简便地测出膀胱残余尿。B 超还可发现膀胱小梁形成、膀胱结石，并了解有无肾积水。经直肠超声可以更加准确地测定前列腺总体积及移行区体积，并能对可疑部位引导穿刺活检。

（3）血清前列腺特异抗原（PSA）检测：可以作为前列腺癌筛选检查。

（4）尿常规检查：明确是否合并泌尿系，必要时尿培养。

（5）尿流率检查：尿流率中最大尿流率比平均尿流率重要，但不能区分膀胱出口梗阻和逼尿肌收缩力减退，必要时尿动力学检查。尿量在 150ml 以上时检查更为可信。

2. 可选择的检查

（1）排尿日记：对夜尿多的患者尤其重要，可以鉴别夜间多尿或饮水后多尿。

（2）血生化检查：血肌酐、尿素氮。

（3）尿流动力学检查：可以进行尿流率测定以及膀胱和尿道功能测定等，是区分膀胱出口梗阻与膀胱逼尿肌无力的有效方法。对除外不稳定膀胱、神经源性膀胱功能障碍、逼尿肌-括约肌功能失调等引起的排尿障碍，有相当重要的作用。

（4）利尿肾动态：可以了解双侧肾小球滤过功能及上尿路是否存在梗阻。

（5）MRI：用于鉴别前列腺癌的辅助诊断。

(6) 膀胱尿道镜检查：对血尿患者尤其重要，可以明确尿道、前列腺、膀胱颈及膀胱内的情况。

(7) 其他检查：泌尿系 CT 及静脉肾盂造影等检查可以根据病情和鉴别诊断需要选择进行。

（三）鉴别诊断

良性前列腺增生患者，主要注意与前列腺癌鉴别，PSA 可以作为筛选检查，MRI 及经直肠超声有助于鉴别诊断，必要时穿刺活检。

对良性前列腺增生引起的血尿患者，注意排除是否存在尿路上皮肿瘤。

对良性前列腺增生引起的下尿路梗阻症状患者，注意鉴别有无尿道狭窄、膀胱颈挛缩、膀胱结石等。注意明确有无尿道炎、尿道器械检查或创伤病史，以排除尿道狭窄或膀胱颈挛缩；血尿与疼痛常提示膀胱结石。同时应注意明确有无其他导致膀胱功能性受损的疾病存在。

第五节 治 疗

下尿路症状及其对生活质量的影响，是患者就医的主要目的。因此良性前列腺增生的治疗应围绕减轻梗阻、改善症状、防止长期并发症进行。

良性前列腺增生主要影响男性老年患者的生活质量，但很少危及患者生命，且前列腺增生的临床表现并不都是呈进展性，因而在选择治疗方案时应充分了解患者的意愿，与患者共同探讨不同治疗方案的优缺点。

（一）观察等待

观察等待是一种非手术、非药物的治疗措施。BPH 作为组织学上的良性增生过程，其发展过程因患者个体差异很大，尿潴留、膀胱结石、肾功能不全等并发症，仅发生在少数患者中。对于那些 I-PSS≤7 分或者 I-PSS≥8 分，但生活质量还未受到明显下尿路症状影响的患者，观察等待是一比较合适的处理方式。着重患者教育、生活方式指导、随访。教育指导患者适当减少液体入量，餐后、睡前限制液体摄入，避免刺激性饮料。随访内容主要是 I-PSS 评分、直肠指检、尿流率检测、血 PSA、B 超检查等。

（二）药物治疗

减轻下尿路症状、改善生活质量、预防并发症是 BPH 患者药物治疗的目标。在进行药物治疗时应考虑患者的症状、治疗反应及进展风险等因素，进行个体化治疗。目前治疗良性前列腺增生的药物主要有α受体阻滞剂、5α-还原酶抑制剂、植物制剂及中成药或汤剂。

1. 肾上腺素能α受体阻滞剂(α-AR)

依据选择性不同分为非选择性α-AR 阻滞剂和选择性α₁-AR 阻滞剂。非选择性α-AR 阻滞剂，如酚苄明，对心血管及中枢神经系统有副作用，还可以导致逆行射精，目前临床很少用；另一类尿路选择性α₁-AR 阻滞剂，如特拉唑嗪、多沙唑嗪、阿夫唑嗪、坦索罗辛等。临床所用的α₁-AR 阻滞剂，对减轻良性前列腺增生引起的膀胱颈梗阻疗效是相同的，其疗效有剂量依赖性，各自有不同的药理特性。

(1) 特拉唑嗪(高特灵、马沙尼)：是治疗 BPH 应用最多的α₁-AR 阻滞剂，达峰浓度时间为 1 小时，半衰期为 12 小时，推荐服药时间为睡前。2mg 以上剂量，部分患者有体位性低血压发生。

(2) 多沙唑嗪(可多华)：有效性与安全性与特拉唑嗪相似，达峰浓度时间为 8～9 小时，半衰期为 22 小时，由于同时对 α_1D-AR 的阻断作用及半衰期较长，可多华可同时改善膀胱刺激症状，尤其是夜尿明显的患者，推荐服药时间为晚餐或晚餐后，多沙唑嗪控释片的外壳由消化道排出，因而食管、胃、肠腔狭窄的患者禁用。

(3) 坦索罗辛(哈乐、齐索)：是 α_1A-AR 的高选择阻滞剂，优点是剂量小，对血压影响小，一般不出现首剂效应。坦索罗辛 0.2～0.4mg，与多沙唑嗪 4～8mg 疗效相当。坦索罗辛达峰浓度时间为 6.8 小时，半衰期为 10 小时，推荐服药时间为晚餐后，其副作用为头痛、眩晕、逆行射精。中重度肾功能不全者慎用。

(4) 阿夫唑嗪(桑塔)：阿夫唑嗪缓释剂的达峰时间为 9 小时，半衰期为 9.1 小时，进食增加药物生物利用度，推荐服药时间为晚餐后整片吞服。主要通过肝脏代谢，因而肝功能不全者慎用。

(5) 萘哌地尔(那妥)：萘哌地尔的 α_1D-AR 阻断作用大于 α_1A-AR 阻断作用。萘哌地尔的达峰时间为 0.45 小时，半衰期为 15.2 小时，食物对萘哌地尔的吸收影响不大，推荐睡前服用。肝功能不全者慎用。

上述常用 α_1-AR 阻滞剂对改善 BPH 梗阻症状疗效相似，但各有其不良反应，如果患者不能耐受某种 α_1-AR 阻滞剂副作用，可以考虑更换其他 α_1-AR 阻滞剂；如果减轻 BPH 梗阻症状不明显，可以考虑增加剂量，但更换其他类型 α_1-AR 阻滞剂患者并不能受益。

2. 5α-还原酶抑制剂

人体内至少有两种基因编码的 5α-还原酶，即 Ⅰ 型 5α-还原酶，主要位于皮肤、肝脏；Ⅱ 型 5α-还原酶主要存在于前列腺、精囊、附睾、肝。前列腺中的双氢睾酮(DHT)由 Ⅱ 型 5α-还原酶催化转变而来。5α-还原酶抑制剂通过这一机制抑制体内睾酮向双氢睾酮转化，降低前列腺内双氢睾酮含量，达到缩小前列腺体积、改善排尿困难的目的。目前上市应用的是非那雄胺(保列治，Ⅱ 型 5α-还原酶抑制剂)和度他雄胺(Ⅰ 型和 Ⅱ 型 5α-还原酶抑制剂)。对于前列腺体积大于 30ml 的 BPH 患者，推荐使用保列治，其临床改善患者症状评分、提高尿流率确切，并能降低急性尿潴留及手术干预风险。一般服用 3 个月左右见效，6 个月后获得最大疗效。长期服用为其缺点，最常见副作用有男性勃起功能障碍(ED)、性欲减退、射精异常及男性乳房增生。服用 5α-还原酶抑制剂可使 PSA 水平降低一半，在用 PSA 筛查前列腺癌时应注意这一点。

3. 植物制剂或中药

植物制剂或中药等适用于良性前列腺增生及相关下尿路症状的治疗，但其具体作用机制复杂。中医汤药应辨证论治。

(三) 外科治疗

1. 外科治疗的适应证

前列腺增生在出现严重下尿路梗阻症状时多需要外科治疗，尤其是药物治疗效果不佳或拒绝接受药物治疗的患者。

BPH 有以下并发症时，建议外科治疗：①反复尿潴留；②血尿，5α-还原酶抑制治疗无效；③膀胱结石；④继发上尿路积水；⑤反复泌尿系感染；⑥膀胱大憩室。

BPH 合并腹股沟疝、痔或脱肛，不解除下尿路梗阻难以达到治疗效果者，也应该考虑外科治疗。

2. 外科治疗方式

外科治疗方式的选择应综合考虑患者的意愿、医生的个人经验、前列腺体积及患者的全身状况。

(1) 经尿道前列腺电切（TURP）：仍是 BPH 治疗的"金标准"，主要适用于前列腺体积在 80ml 以下的患者，技术成熟者可以放宽对前列腺体积的限制，经尿道电切综合征发生率约为 2%，术中静脉窦开放出血多、手术时间延长、前列腺体积大等是其发生的危险因素。

(2) 经尿道前列腺剜除术（CTUERP）：是 TURP 技术的延伸，结合了经尿道手术和开放前列腺切除术的特点，手术媒介可以选择等离子或激光。CTUERP 可以彻底切除外科包膜内前列腺部增生组织，减少前列腺再次增生的可能性，术野相对清晰，配合组织粉碎器，可以极大缩短手术时间。

(3) 激光前列腺手术：激光作为媒介可以进行前列腺切除或剜除，目前临床应用比较多的是钬激光、红激光或选择性绿激光。

(4) 开放前列腺摘除术：该术式常采用耻骨上入路或耻骨后入路。对前列腺体积过大的患者，尤其是合并膀胱大结石或膀胱憩室需要一并手术者，可优先考虑开放性手术。

(5) 其他腔内治疗方法：对那些不能接受外科治疗的高危患者，可以考虑选择如下介入方式。

①记忆合金网状支架：通过内镜放置在前列腺部尿道，作为导尿的一种替代治疗方法。常见并发症为持续的尿路刺激症状，上皮增生再次梗阻。

②高能聚焦超声（HIFU）：基本原理是使用 B 超定位和治疗功能的双功能直肠超声探头，利用压电晶体或声透镜将超声能量聚焦在选定区域内，产生局部高温，造成该区域内的组织产生凝固性坏死。5 年再治疗率高。

③经尿道前列腺针消融（TUNA）：基本原理是针状电极直接刺入前列腺组织内，使局部高温，组织凝固坏死，继而脱落、吸收达到治疗目的。手术时间短，不破坏尿道黏膜，术后需留置导尿管；需要更多的临床疗效观察。

④柱状水囊前列腺扩开术：近期疗效可以，远期疗效目前尚缺乏文献报道。

（张道新、吉正国修订　邵强审阅）

第九章 前列腺癌

第一节 概　　述

前列腺癌(PCa)是泌尿男性生殖系统常见的恶性肿瘤，好发于 60 岁以上的老年男性。在欧美等发达国家，前列腺癌发病率位居男性恶性肿瘤之首，因而受到广泛关注。随着人口老龄化以及前列腺特异抗原(PSA)筛查的广泛应用，我国前列腺癌病例逐年增加，已成为影响男性健康的严重问题。

早期前列腺癌很少出现特异性的临床症状，通常依靠 PSA 和直肠指诊进行筛查，前列腺穿刺活检病理诊断是确诊的唯一方法。前列腺癌的治疗包括观察等待、前列腺癌根治术、内分泌治疗、放疗和化疗等综合治疗，总体预后较好。

前列腺癌的发病率具有明显的地域和种族差异，北美和斯堪的纳维亚地区最高(249/10 万)，而亚洲和北非等国家最低；在死亡率方面，加勒比海地区最高(28/10 万)，北非、东南亚和中国最低(<5/10 万)。在北欧、西欧等高发区，前列腺癌发病率超过 200/10 万。2010 年的一项研究发现，英国前列腺癌新发病例约占当年男性恶性肿瘤总数的 26%，死亡率达 23.8/10 万。

亚洲国家前列腺癌发病率相对较低，但近年来呈明显上升趋势。1988～1992 年我国前列腺癌发病率为 1.96/10 万，1993～1997 年为 3.09/10 万，1998～2002 年为 4.36/10 万。据《前列腺癌诊疗规范（2018 年版）》报道，国家癌症中心数据显示，自 2008 年起前列腺癌成为男性泌尿系统中发病率最高的肿瘤，2014 年的发病率达到 9.8/10 万，在男性恶性肿瘤发病率排名中排第 6 位；死亡率达到 4.22/10 万，在所有男性恶性肿瘤中排第 9 位。我国前列腺癌发病率在城乡之间存在较大差异，2014 年前列腺癌城市和农村的发病率分别为 13.57/10 万和 5.35/10 万，大城市的发病率更高。

前列腺癌的病因尚未完全明确，目前已知的致癌因素是复杂和多样的，年龄、种族和遗传是比较明确的危险因素，发病年龄<50 岁的患者仅占 2%，中位确诊年龄为 68 岁，65 岁以后发病的患者约占 63%。Meta 分析表明，前列腺癌的发病风险与家族中患前列腺癌的人数、亲缘程度以及发病年龄相关，如果有 1 名一级亲属患有前列腺癌，其本人患癌的风险至少增加 1 倍，如果有超过 1 个以上的一级亲属患前列腺癌，其相对风险则增加 5～11 倍，但真正的遗传性前列腺癌仅占 9%，其余均为散发病例。此外，研究还发现少数几个候补易感基因，如 RNaseL、ELAC2 和 MSR1 与前列腺癌的发病相关，相信随着基因研究的进展，还将会发现更多的易感基因。

如前所述，人类前列腺癌的发病与不同种族有显著的差异，但尸检结果发现在不同人群中偶发性前列腺癌检出率大致相当，显示外源性因素在临床型前列腺癌的发展中起着重要作用。日本出生的男性前往美国生活后，其患前列腺癌的风险明显增加，接近于美国本土人群的发病率。高动物蛋白、脂肪和酒精的摄入，吸烟，紫外线暴露，输精管结扎术和肥胖均会增加罹患前列腺癌的风险。现有的研究证明增加维生素 E、硒和蕃茄红素的摄入不能降低前列腺癌的风险。此外，前列腺的慢性炎症、频繁的性行为以及性传播疾病，可能对前列腺癌的发生具有一定的促进作用。

雄激素特别是双氢睾酮，对前列腺癌的发生和发展起到了重要作用，但血清雄激素水平与前列腺癌的风险并无直接的相关性，目前尚不清楚雄激素发挥致癌作用所需要的累积量以及效应时间。雄激素受体突变、扩增以及失去配体的特异性可能是进展为去势抵抗性前列腺癌的关键因素。

总之，遗传是临床型前列腺癌发生的决定性因素，而外源性条件又是重要的影响因素，目前缺乏有力的证据证明改变生活方式可以降低前列腺癌的发病率，还需要继续进行深入的研究，从而实现预防前列腺癌的最终目的。

第二节 诊 断

一、临床表现

早期前列腺癌很少出现特异性症状，患者可因前列腺增大引发的下尿路症状就诊，如尿频、尿急、夜尿增多或排尿不畅等。前列腺癌局部进展后可引起排尿困难、尿潴留和肉眼血尿，甚至导致输尿管梗阻、上尿路积水和肾功能不全，还可以出现血精和射精量减少，极少数情况下可导致勃起功能障碍(ED)。远处转移时可出现骨痛、病理性骨折、脊髓压迫、贫血和下肢水肿等症状。晚期患者可出现恶液质，少数患者因肿瘤侵犯直肠导致排便不畅而就诊。

二、PSA 检测

PSA 是一种激肽释放酶样的血清蛋白酶，几乎全部来源于前列腺上皮组织，但不是前列腺癌的特异性标志物，前列腺增生和前列腺炎、前列腺按摩、射精、经尿道操作以及前列腺手术同样可以引起 PSA 升高，因此，PSA 检测应在射精后 24 小时，膀胱镜检查、导尿等操作后 48 小时，直肠指诊后 1 周，前列腺穿刺后 1 个月进行，抽血检测时应无急性前列腺炎和急性尿潴留等疾病。长期服用 5α 还原酶抑制剂会导致 PSA 降低，在服药 12 个月后检测值需乘以 2，服药 2 年后需乘以 2.3，7 年后乘以 2.5 进行校正。

我国《前列腺癌诊断治疗指南》的专家共识推荐，对 50 岁以上有下尿路症状的男性常规进行 PSA 和经直肠前列腺指检(DRE)检查，对于有前列腺癌家族史的人群，需提前至 45 岁。对指诊异常、影像学异常或临床表现可疑的男性应进行 PSA 检测。PSA 正常值为 0～4ng/ml，PSA 值越高，患前列腺癌的风险就越大。欧美国家的资料表明，当 PSA 为 4～10ng/ml 时，前列腺癌的可能性为 25%；而国内的一组数据显示血清总 PSA 为 4～10ng/ml 时，前列腺穿刺的阳性率为 15.9%，这就构成了前列腺癌诊断的"灰区"，还需要参考以下指标，如游离 PSA、PSA 速率和 PSA 倍增时间、PSA 密度等。

1. 游离 PSA

血清中总 PSA(tPSA)由结合型和游离型 PSA(fPSA)两部分组成，癌细胞所产生的 PSA 绝大部分是结合型，通过计算 fPSA 所占的比值(f/t)，可以显著提高前列腺癌的检出率，避免不必要的穿刺活检。若 tPSA 为 4～10ng/ml，当 f/t<0.10 时，前列腺癌的穿刺阳性率可达 56%，而当 f/t>0.25 时，阳性率仅为 8%。国内推荐 f/tPSA>0.16 作为正常参考值。

2. PSA 速率和 PSA 倍增时间

PSA 速率(PSAV)和 PSA 倍增时间(PSADT)都是检测 PSA 随时间变化的情况。PSAV

定义为每年血清 PSA 增长的绝对值，其正常值为 0.75ng/ml，如果 PSAV＞0.75ng/ml 应怀疑前列腺癌的可能，当 PSA＜4ng/ml 时 PSAV 可能依然有参考价值。PSADT 是指 PSA 增长一倍所需要的时间，通常用于治疗随访。

3. PSA 密度

PSA 密度（PSAD）是指单位前列腺体积所对应的 tPSA 值，正常值＜0.15。有研究表明 PSAD 有助于区分前列腺增生和前列腺癌所引起的 PSA 升高，当 PSA 为 4～10ng/ml 时，若 PSAD＞0.15，则推荐进行穿刺活检。

4. 年龄相关性 PSA 参考范围

血清 PSA 水平受年龄影响较大。国外的数据显示年龄特异性 tPSA 值分别为：40～49 岁为 0～2.15ng/ml，50～59 岁为 0～3.20ng/ml，60～69 岁为 0～4.1ng/ml，70～79 岁为 0～5.37ng/ml。我国前列腺增生患者年龄特异性 tPSA 值分别为：40～49 岁为 0～1.5ng/ml，50～59 岁为 0～3.0ng/ml，60～69 岁为 0～4.5ng/ml，70～79 岁为 0～5.5ng/ml，80 岁为 0～8.0ng/ml。据报告使用年龄相关性 PSA 参考值可以降低前列腺癌的阴性穿刺结果，但可能导致漏诊或延迟诊断前列腺癌。

三、直肠指诊

在 PSA 检测出现之前，仅能通过经直肠指诊（DRE）来诊断前列腺癌，绝大多数的前列腺癌位于外周带，DRE 可以发现体积大于 0.2ml 的外周带肿瘤，因此推荐联合使用 PSA 和 DRE 筛查前列腺癌，其阳性率高于单独使用 PSA 或 DRE。

四、影像学检查

1. 经直肠超声检查

前列腺癌典型的经直肠超声检查（TRUS）表现是位于外周带的低回声结节，但 TRUS 用于诊断前列腺癌的敏感性和特异性均不如核磁，因此 TRUS 更多的用于前列腺活检或前列腺放射性粒子植入治疗。

2. 前列腺磁共振成像

前列腺的磁共振成像（MRI）特别是多参数 MRI 对前列腺癌的诊断具有较高的敏感性和特异性，能够较好地显示肿瘤和前列腺包膜的关系，是前列腺癌早期诊断和分期的重要参考，临床可疑前列腺癌患者可在穿刺前进行 MRI 检查。

3. 盆腔 CT 检查

CT 对前列腺癌诊断和分期的敏感性和特异性明显低于 MRI，可以帮助了解前列腺癌局部侵犯和盆腔淋巴结转移的情况。

4. 全身骨扫描

前列腺癌最常见的远处转移部位是骨骼，全身骨扫描可以帮助临床分期和随访观察，敏感性较高，但特异性较差。

5. PET－CT

目前认为 68Ga－PSMA（前列腺膜抗原）比 PET/CT 在治疗前分期或复发检测中对疾病的诊断更加准确，特别是它能检测到 PSA 低于 1ng/ml 的前列腺癌生化复发患者的病变。

五、前列腺穿刺活检

前列腺穿刺活检进行病理学检查是目前确诊前列腺癌的唯一方法。穿刺活检可在超声引导下经直肠或经会阴进行，两种方法的检出率没有明显差别，目前认为基于多参数核磁的靶向穿刺更容易通过更少的针数诊断更多有临床意义的前列腺癌。系统穿刺推荐 10 针以上可提高穿刺阳性率。血精、血尿和直肠出血是最常见的并发症，轻症者通常无需特殊处理，重症者需要局部压迫止血甚至手术治疗。其他少见的并发症包括发热＞38.5℃、前列腺炎、附睾炎、超过 2 天的直肠出血和急性尿潴留的发生率均小于 1%，但是严重的感染可能导致生命危险，推荐在穿刺前预防性口服抗生素 3 天，并清洁肠道。饱和穿刺（＞20 针）提高前列腺癌检出率，但同时有超过 10%的患者术后发生尿潴留。

（一）前列腺穿刺活检的指证

(1) PSA＞10ng/ml，初次发现 PSA 异常需进行复查。

(2) PSA 为 4～10ng/ml，f/t＜0.16，或 PSAD＞0.15。

(3) 直肠指诊发现前列腺质地坚硬或触及结节。

(4) TRUS、MRI 或 CT 检查提示前列腺癌可能。

（二）随访与复检

1. 复检指征

初次活检阴性的患者，需进行严密随访，复查 PSA、DRE 和影像学检查，若存在以下情况，推荐进行重复活检。

(1) 初次活检病理发现非典型增生或高级别的 PIN。

(2) PSA 持续超过 10ng/ml，任何的 f/tPSA 或 PSAD 值。

(3) PSA 4～10ng/ml，复查 f/tPSA、PSAD、DRE 或影像学检查任意一项出现异常。

(4) PSA 4～10ng/ml，复查 f/tPSA、PSAD、DRE 或影像学检查均正常。应严密随访，每 3 个月复查 PSA，若 PSA 连续两次大于 10ng/ml，或 PSAV＞0.75，推荐重复穿刺。

2. 重复活检的时机

重复活检通常在初次活检后 1～3 个月内进行。对于 2 次活检阴性的患者，若以上指标持续异常，推荐进行第 3 次活检，通过 MRI/TRUS 融合活检可以提高阳性率。不推荐进行 3 次以上的活检，若患者存在明显的前列腺增生引起的下尿路症状，可通过经尿道前列腺电切将切除组织进行病理检查。

六、病理诊断

前列腺癌的病理分级推荐使用 Gleason 评分系统。该系统将前列腺癌组织按照恶性程度分为 1～5 级，再根据不同评分的癌组织所占的体积分为主要分级区和次要分级区，最终的 Gleason 评分由主要分级区和次要分级区的分数相加产生，最低 2 分，最高 10 分。例如主要分级区为 4 分，次要分级区为 3 分，则 Gleason 评分为 7(4+3)分。

【前列腺癌的分期】

推荐采用 2016 年 AJCC 第 8 版 TNM 分期，见表 9-1。

T 为原发肿瘤的局部情况，N 为淋巴结转移情况，M 为远处转移情况。

表 9-1　前列腺癌的 TNM 分期

原发肿瘤 T		区域淋巴结(N)		远处转移(M)
临床	病理	临床	病理	远处转移(M)
Tx：原发肿瘤不能评价 T0：无原发肿瘤证据 T1：不能被扪及和影像学难以发现的临床隐匿肿瘤 T1a：偶发肿瘤，体积＜所切除组织体积的5% T1b：偶发肿瘤，体积＞所切除组织体积的5% T1c：穿刺活检发现的肿瘤(临床无法扪及或影像学不能发现) T2：可触及的局限于前列腺内的肿瘤 T2a：肿瘤局限于单叶的 1/2 T2b：肿瘤超过单叶的 1/2 但局限于该单叶 T2c：肿瘤侵犯两侧叶 T3：肿瘤突破前列腺包膜 T3a：肿瘤侵犯包膜外 T3b：肿瘤侵犯精囊 T4：肿瘤固定或侵犯除精囊外的其他临近组织结构，如膀胱颈、尿道外括约肌、直肠、肛提肌和(或)盆壁	pT2：局限于前列腺 pT2a：肿瘤限于单叶的 1/2 pT2b：肿瘤超过单叶的 1/2 但限于该单叶 pT2c：肿瘤侵犯两侧叶 pT3：肿瘤突破前列腺 pT3a：肿瘤突破前列腺包膜或镜下浸润膀胱颈部 pT3b：侵犯精囊 pT4：侵犯膀胱和直肠	Nx：区域淋巴结不能评价 N0：无区域淋巴结转移 N1：区域淋巴结转移	pNx：无区域淋巴结取材标本 pN0：无区域淋巴结转移 pN1：区域淋巴结转移	Mx：远处转移无法评估 M0：无远处转移 M1：有远处转移 M1a：有区域淋巴结以外的淋巴结转移 M1b：骨转移 M1c：其他组织器官的转移

根据前列腺癌患者的 PSA 水平、Gleason 评分和临床分期，可将前列腺癌分为低、中、高三个危险等级。

(1) 低危：PSA＜10ng/ml，Gleason 评分≤6，临床分期≤T2a。

(2) 中危：PSA 为 10～20ng/ml，Gleason 评分=7，临床分期=T2b。

(3) 高危：PSA＞20ng/ml，Gleason 评分≥8，临床分期≥T2c。

第三节　治　疗

前列腺癌的治疗应根据患者的年龄、一般健康状况、预期寿命、临床分期和危险度分级综合考虑。

前列腺癌的发病率和死亡率之间有很大差异，只有 15%～20%的前列腺癌获得临床诊断，而仅有 3%的前列腺癌危及生命。对于预期寿命短、一般情况较差的患者，即刻接受治疗可能并不延长患者的寿命，反而影响患者的生活质量和增加治疗的相关并发症。对于这类患者，在确诊前列腺癌后建议观察等待(WW)，通过密切观察、随诊，直到出现局部或全身症状，再采取一些姑息性的治疗方法，适用于不愿意或体弱不适合接受治疗的前列腺癌患者。

观察等待的指证如下所述。

(1) 晚期(M1)前列腺癌患者，不愿接受治疗所带来的副作用。

(2) 预期寿命小于 5 年的患者，充分告知但拒绝接受积极治疗所带来的副作用。

(3) 临床 T1b～T2b，分化良好(Gleason 2～4)，预期寿命＞10 年，经充分告知但拒绝接受积极治疗。

主动监测(AS)适用于有治愈性治疗适应证的前列腺癌患者，这些患者因担心生活质量和手术风险等因素，不愿意即刻接受根治性治疗而选择严密随访，待疾病进展至预先设定的阈值后再接受治疗，前两年每 3 个月复查 PSA 和 DRE，两年后可每 6 个月检查一次。确诊前列腺癌的 12 个月内重复穿刺一次，以发现漏诊的高级别肿瘤，此后根据具体情况每 3～5 年复查穿刺一次。

主动监测主要适用于临床低危患者，其指证如下所述。

(1) 极低危前列腺癌，PSA＜10ng/ml，Gleason 评分≤6，阳性活检数≤3，每条穿刺的肿瘤体积占≤50%，临床分期为 T1c～T2a 的患者。

(2) 临床分期 T1a，Gleason 评分≤7，预期寿命＞10 年的患者。

(3) 临床分期 T1b～T2b，Gleason 评分≤7，预期寿命＜10 年的无症状患者。

主动监测转为积极治疗的指证如下所述。

(1) Gleason 评分超过 4+3。

(2) 患者要求积极治疗。

(3) PSA 倍增时间小于 3 年或 PSAV 大于 2.0ng/ml。

(4) Gleason 评分＜6，但 PSA 快速升高，复查多参数 MRI，如阴性则可排除 94%～97% 的高级别肿瘤，若阳性，则需穿刺检查或积极治疗。

需要注意的是，对于预期寿命超过 10 年的低危前列腺癌，推荐的治疗程序依次为根治性前列腺切除，根治性放射治疗和主动监测。

一、根治性前列腺切除术

根治性前列腺切除术(RP)可通过开放、腹腔镜和机器人手术完成，手术切除范围包括完整的前列腺及其包膜和双侧精囊，通常还包括双侧盆腔淋巴结的清扫。腹腔镜和机器人手术具有创伤小、术野和解剖结构清晰、恢复快和术后并发症率低等优势，正在逐渐取代开放手术成为前列腺癌根治术的金标准。临床 T1～T2 期前列腺癌行根治性切除术后 10 年的生存率可达 90% 以上，是治愈局限性前列腺癌最为有效的方式之一。

(一) 手术的适应证

(1) 临床分期 T1～T2c 期。对于 T3a 期患者，推荐根治性手术治疗，术后可根据病理分期辅以内分泌治疗或放疗，仍可取得良好的治疗效果。对于 T3b～T4a 期，当肿瘤较小时，可考虑行根治性前列腺切除术，术后辅以综合治疗。对于 N1 期患者，根治手术加扩大的淋巴结清扫，联合辅助内分泌治疗，可显著延长患者的生存期。

(2) 预期寿命≥10 年。需要注意的是手术没有硬性的年龄界限，只要身体状况良好、没有严重心肺疾病的患者都适合根治术。

(3) 对于高危的局限性前列腺癌患者，根治术后可给予其他辅助治疗。

(二) 根治性手术的禁忌证

(1) 患有显著增加手术危险性的疾病，如严重的心血管疾病、肺功能不全等。

(2) 患有严重出血倾向或血液凝固障碍性疾病。

(3) 骨转移或其他部位转移。

(4) 预期寿命不足 10 年。

(三) 手术方法的选择

1. 开放经耻骨后前列腺癌根治术

开放经耻骨后前列腺癌根治术(RRP)为大多数泌尿外科医师所熟悉，术野暴露充分，操作过程简单、易掌握，可同时进行盆腔淋巴结的清除，在直视下进行膀胱颈重建和保留血管神经束(NVB)和尿道括约肌，直肠损伤的机会较少。

2. 腹腔镜根治性前列腺切除术

由于创伤小和疗效与开放手术相似，腹腔镜根治性前列腺切除术(LRP)已成为国内许多单位治疗前列腺癌的首选术式，腹腔镜手术切除步骤和范围与开放手术相同，缺点是操作较为复杂，学习曲线较长。

3. 机器人辅助腹腔镜前列腺癌根治术

在欧美等发达国家，机器人辅助腹腔镜前列腺癌根治术(RALP)的应用迅猛发展。与传统的 LRP 相比，RALP 具有三维视野，机械臂更加灵活，特别是在缝合以及膀胱尿道吻合过程中有很大的优势。与传统的开放手术相比，RALP 能够减少术中失血及降低输血率，但由于缺乏随访时间足够的预后研究，目前尚不能够就 RALP 与开放手术在术后复发率和生存率等方面的差异得出结论。

(四) 手术并发症

目前围手术期的死亡率为 0%～2.1%。主要并发症如下所述。

1. 出血

除手术方式外，出血量主要与术者的经验、手术难度和肿瘤分期有关，术中分离时解剖层次要清楚，操作要轻柔，确切缝扎阴茎背深静脉复合体可有效地减少术中出血。

2. 损伤

术中可能出现直肠、膀胱、输尿管和闭孔神经的损伤，在粘连较重、出血较多时，要避免盲目分离导致损伤。直肠浆肌层的损伤可在腹腔镜下直接缝合修补，损伤严重时需行结肠造瘘。

3. 尿失禁

保护 NVB、尿道括约肌，精密的吻合和盆底结构的重建有助于降低尿失禁的发生率，术后盆底功能锻炼有助于尿控恢复，超过 1 年以上的尿失禁通常保守治疗无效，严重者可植入人工尿道括约肌。

4. 吻合口漏尿

延长导尿管留置时间，积极抗感染，保持耻骨后引流管通畅，大部分患者在充分引流后可自行愈合。

5. 勃起功能障碍

年龄、分期和手术技术(保留或切除 NVB)与术后性功能恢复有关。

6. 其他

腹腔镜和机器人前列腺癌根治术还可能出现沿切口的种植转移、转行开放手术、气体栓塞、高碳酸血症等并发症。

(五) 手术治疗的原则

(1) 根治性切除：包括尽可能足够的切除范围，保证安全的切缘，对中高危肿瘤进行盆腔淋巴结清扫。

(2) 降低手术创伤和并发症。

(3) 最大限度地保护尿控功能。

(4) 促进术后性功能的恢复。

（六）手术时机

一旦确诊前列腺癌，符合上述适应证者，接受经直肠穿刺活检者应等待 6～8 周，可能降低手术难度和减少并发症。接受经尿道前列腺切除术者应等待 12 周再行放射治疗。

二、外放射治疗

前列腺癌的外放射治疗(EBRT)同样是前列腺癌的根治性治疗方法，具有疗效好、适应证广、并发症少等优点，适用于各期前列腺癌患者。目前常用三维适形或调强适形放疗技术，以提高疗效，更好地保护正常组织，降低直肠和膀胱的毒性作用。

（一）分类

根据治疗目的，外放疗可分为以下三大类。

(1) 根治性放疗。

(2) 前列腺癌根治术后的辅助放疗。

(3) 转移性前列腺癌的姑息性放疗，以提高生活质量。

（二）并发症

(1) 急性毒副作用：通常在治疗后 3 周出现，包括尿频、尿急、夜尿增多、血尿、腹泻、下坠感、里急后重、便血和肛周皮肤糜烂等。

(2) 晚期毒副作用：通常在放疗结束 3～6 个月后发生，主要为直肠出血，但严重影响生活、需外科治疗的便血发病率低于 1%。其他包括出血性膀胱炎、严重的膀胱刺激症状，通常经保守治疗可以得到改善。

（三）前列腺癌近距离照射治疗

前列腺癌近距离照射治疗(brachytherapy)包括腔内照射和组织间照射等，是将密封后的放射源放入被治疗的组织内或人体的天然体腔内进行照射。前列腺癌的近距离治疗包括短暂插植治疗和永久性放射性粒子植入治疗，后者较为常用。永久性放射性粒子植入治疗常用 ^{125}碘(^{125}I)和 ^{103}钯(^{103}Pb)，短暂插值治疗常用 ^{192}铱(^{192}Ir)。

单纯近距离放疗需同时符合以下三个条件。

(1) 临床分期 T1～T2aN0M0。

(2) Gleason 评分≤6。

(3) PSA<10ng/ml。

此外，对于中高危的前列腺癌可以行近距离治疗联合外照射放疗，再结合 2～3 个疗程的 ADT 治疗。

1. 适应证

(1) 临床分期为 T2b～T2c。

(2) Gleason 评分 8～10。

(3) PSA>20ng/ml。

(4) 周围神经受侵。

(5) 多点活检或双侧活检病理结果阳性。

(6) MRI 检查明确有前列腺包膜受侵。

多数学者建议先行外放疗再行近距离治疗以减少并发症。Gleason 评分为 7，或 PSA 为 10～20ng/ml 时要根据具体情况决定是否行外放疗。当前列腺体积>60ml 时，可行新辅助内分泌治疗使前列腺体积缩小。

2. 禁忌证

(1) 绝对禁忌证：①预期寿命少于 5 年；②TURP 术后缺损较大；③一般情况差；④远处转移。

(2) 相对禁忌证：①腺体大于 60ml；②既往有 TURP 病史；③中叶突出；④严重糖尿病；⑤多次盆腔放疗和手术史。

行粒子植入治疗的所有患者通常在 TRUS 下通过计算机合成三维前列腺模型，确定种植针的位置、粒子的数量和活度，处方剂量所覆盖的范围应包括前列腺及其周围 3～8mm。对于单纯近距离治疗的患者，^{125}I 的处方剂量为 144Gy，^{103}Pd 为 115～120Gy；联合外放疗者，外放疗的剂量为 40～50Gy，而 ^{125}I 和 ^{103}Pd 的剂量分别调整为 100～110Gy 和 80～90Gy。

近距离治疗的并发症包括短期并发症（<1 年）和长期并发症（>1 年），常见的短期并发症包括会阴血肿、尿路刺激症状、排尿困难、夜尿增多、大便次数增多和里急后重等直肠刺激症状，直肠炎等。长期并发症以慢性尿潴留、尿道狭窄、尿失禁、性功能障碍、直肠溃疡和直肠炎等多见。

三、内分泌治疗

Huggins 和 Hodges 在 1941 年发现，手术去势可延缓转移性前列腺癌的进展，首次证实了前列腺癌对雄激素去除的反应性，奠定了前列腺癌内分泌治疗（hormonal therapy）的基础，任何去除雄激素和抑制雄激素活性的治疗均可称为内分泌治疗。

（一）目前临床常用的内分泌治疗方案

(1) 单纯去势（手术或药物）。

(2) 单一抗雄激素治疗。

(3) 最大限度的雄激素阻断（MAB）：在去势基础上同时去除或阻断睾丸来源和肾上腺来源的雄激素。

(4) 根治性手术前新辅助内分泌治疗（NHT）：适用于 T2 和 T3a 期，在术前给予 3 个月的内分泌治疗，可以降低手术切缘阳性率和淋巴结阳性率，降低局部复发率，但对总存活期无明显改善。

(5) 间歇内分泌治疗（IHT）。

(6) 根治性治疗后辅助内分泌治疗。

（二）内分泌治疗的适应证

(1) 转移性前列腺癌，包括 N1 期和 M1 期（去势或 MAB）。

(2) 局限早期前列腺癌或局部进展期前列腺癌，无法行根治性治疗（去势、MAB 或 IHT）。

(3) 根治性治疗前的新辅助内分泌治疗（去势或 MAB）。

(4) 根治性治疗后的辅助内分泌治疗（去势、MAB 或抗雄激素治疗）。

(5) 配合放射治疗的辅助内分泌治疗（去势或 MAB）。

(6) 治愈性治疗后的局部复发，但无法再行局部治疗（去势、MAB 或 IHT）。

(7) 治愈性治疗后远处转移（去势、MAB 或 IHT）。

(8) 去势抵抗期前列腺癌的雄激素持续抑制（去势或雄激素生物合成抑制剂）。

(三) 内分泌治疗的方法

1. 去势治疗

去势治疗(castration)包括手术去势和药物去势。手术去势(surgical castration)即睾丸切除术,可使睾酮迅速下降至去势水平,其主要不良反应是对患者心理的影响,无法灵活地调整治疗方案,因此一般首选药物去势,但在患者无法承受药物去势的高额费用时,手术去势不失为有效的治疗手段。药物去势是通过注射人工合成的黄体生成素释放激素类似物(LHRH-a)使得睾酮达到去势水平的方法,常用的药物有亮丙瑞林、戈舍瑞林和曲普瑞林等。在注射 LHRH-a 后,睾酮水平逐渐升高,1周时达到最高点(睾酮一过性升高),然后逐渐下降,至3~4周可达去势水平。由于初次注射 LHRH-a 时有睾酮一过性升高,故应在注射前2周或当日开始,给予抗雄激素药物至注射后2周,以对抗睾酮一过性升高所致的病情加剧(flare-up)。对已有骨转移脊髓压迫的患者,应慎用 LHRH-a,可选择迅速降低睾酮水平的手术去势。

2. 雌激素

最常用的药物为己烯雌酚,通过抑制 LHRH 分泌,抑制雄激素活性;直接抑制睾丸 Leydig 细胞;以及对前列腺细胞的直接毒性,可以达到和去势相同的效果,但心血管方面的不良反应发生率较高,目前已很少使用。

3. 单一抗雄治疗

适用于治疗局部晚期,无远处转移的前列腺癌,临床分期 T3~T4NxM0,推荐使用非类固醇类抗雄激素药物,如比卡鲁胺 150mg,每日一次。与去势相比,总生存期无显著差异,几乎不影响患者血清睾酮和黄体生成素水平,而且服药期间患者性能力和体能均明显提高,心血管和骨质疏松发生率降低。

(四) 雄激素生物合成抑制剂治疗

醋酸阿比特龙通过抑制雄激素合成途径的关键酶 CYP17,抑制睾丸、肾上腺和前列腺癌细胞的雄激素合成,适用于无症状或轻微症状的转移性去势抵抗前列腺癌患者(mCRPC),或不适合化疗的症状性 mCRPC 患者的一线治疗,以及化疗后进展的 mCRPC 患者的一线治疗。

(五) 间歇内分泌治疗

间歇内分泌治疗(IHT)可使肿瘤细胞对雄激素依赖时间延长,提高间歇期患者的生活质量,多采用 MAB 的方法,也可以单独使用药物去势。国内推荐 IHT 的停药标准为 PSA ≤0.2ng/ml 后,持续3~6个月。当 PSA≥4ng/ml 时开始新一轮治疗。IHT 的适应证为:①无法行根治性治疗的局限性前列腺癌;②局部晚期患者(T3~T4N0M0);③转移性前列腺癌;④根治术后病理切缘阳性;⑤根治性治疗后复发。IHT 治疗的诱导期至少6~9个月,治疗期间需严密随访,每3~6个月检查 PSA,应注意间歇期肿瘤快速进展的风险。

(六) 前列腺癌的辅助内分泌治疗

前列腺癌的辅助内分泌治疗(AHT)是指前列腺癌根治性治疗后辅以内分泌治疗,目的是治疗切缘残余病灶、残余的淋巴结阳性灶、微小的转移病灶,提高长期存活率。目前主张术后或放疗后即刻开始,时间最少应为18个月。

AHT 的适应证为:①根治术后病理切缘阳性;②术后病理淋巴结阳性;③术后病理证实为 T3 期或 T2 期的高危患者;④局限性前列腺癌合并高危因素患者根治性放疗后的辅助

治疗；⑤局部晚期前列腺癌放疗后的辅助治疗。

（七）内分泌治疗的不良反应

内分泌治疗的不良反应主要有性功能障碍、潮红、女性型乳房、脂肪增加、骨质疏松、贫血以及心理方面的副作用。

（八）内分泌治疗后的随访

治疗后每 3 个月进行 PSA 检测，抗雄激素治疗应注意肝功能情况，治疗开始后每 3 个月检查肝功能。病情稳定者不推荐常规影像学检查。血清 PSA 持续升高或者出现骨痛，需要进行骨扫描。疾病进展时随访间期应更短。

四、前列腺癌的化疗

化疗是去势抵抗前列腺癌（CRPC）的一种重要治疗方法，化疗可以延长 CRPC 患者的生存时间，控制疼痛，减轻乏力，提高生活质量。大多数转移性前列腺癌患者只有骨转移和（或）PSA 升高，对于这类患者 PSA 反应率是广泛认可的临床疗效评价指标。PSA 有效指 PSA 下降超过 50%，维持 4 周以上，且无临床和影像学进展的证据。PSA 进展是指 PSA 升高超过 25%且绝对值≥5ng/ml。骨痛缓解率是另一项重要的临床疗效观察指标（表 9－2）。

表 9－2　前列腺癌常用的化疗方案

方案	药物	使用方法
DP 方案	多西紫杉醇	60～75mg/m^2 静脉注射，第 1 日；泼尼松 5mg，口服，每日 2 次，第 1～21 天。21 天为 1 周期。
MP 方案	米托蒽醌	10～12mg/m^2 静脉注射，第 1 日；泼尼松 5mg，口服，每日 2 次，第 1～21 天。21 天为 1 周期。
EMP 方案	雌二醇氮芥	600mg/m^2 分两次口服，共 3～4 个月。
CFP 方案	环磷酰胺、氟尿嘧啶、顺铂	环磷酰胺 500mg/m^2，静脉注射，第 1 日；氟尿嘧啶 500mg/m^2，静脉滴注，第 1 日；顺铂 50mg/m^2，静脉滴注，第 1 日。21 天为 1 周期。
FAM 方案	氟尿嘧啶、阿霉素、丝裂霉素	氟尿嘧啶 750mg/m^2，静脉滴注，第 1，2 日；阿霉素 50mg/m^2，静脉注射，第 1 日；丝裂霉素 5mg/m^2，静脉注射，第 1，2 日。21 天为 1 周期。

【前列腺癌治愈性治疗后复发的诊治】

（一）根治性前列腺切除术后复发的诊治

根治术后第 1 次 PSA 检测应在术后 6 周至 3 个月之间，成功的根治性前列腺切除术后 6 周应检测不到 PSA，PSA 仍然升高说明体内可能有前列腺癌病灶残留。目前国际公认连续两次血清 PSA 水平超过 0.2ng/ml 提示前列腺癌生化复发（BCR）。对于 BCR 患者要进行全面评估，以明确是局部复发、区域淋巴结转移还是有远处转移。对于局部复发可选择观察或挽救性放疗，广泛转移可能性大者应选用内分泌治疗。只有 PSA 复发不是化疗的适应证。观察等待的适应证为：Gleason<7 分，PSA 复发在术后 2 年以后，PSADT>10 个月。

（二）前列腺癌放射治疗后复发的诊治

放疗后 BCR 的定义为 PSA 值较放疗后最低点升高 2ng/ml。局部复发的定义为放疗后 18 个月以上前列腺穿刺发现有癌细胞，有 PSA 上升，CT 或 MRI 和骨扫描未发现转移证据。

放疗后复发的治疗有以下几种。

(1) 挽救性治疗：包括挽救性根治性前列腺切除术，挽救性冷冻消融，挽救性近距离放疗或挽救性高强度聚焦超声(HIFU)治疗。

(2) 内分泌治疗：包括去势、抗雄、MAB 或 IHT 等。

(3) 观察等待：PSADT＞12 个月的患者可考虑。

五、去势抵抗性前列腺癌的治疗

EAU 诊断标准，去势抵抗性前列腺癌(CRPC)应同时满足以下条件。

(1) 血清睾酮达到去势水平(＜50ng/dl 或 1.7nmol/L)。

(2) 间隔 1 周，连续 3 次 PSA 上升，较最低值升高 50%以上，且 PSA 升高＞2ng/ml；或影像学进展：骨扫描发现两个或两个以上较前新发的病灶或者影像学发现新发的软组织病灶。

(一) 非转移性 CRPC 的治疗

目前依据循证医学证据证实，非转移 CRPC 推荐去势治疗加用阿帕鲁胺和恩杂鲁胺可以提高患者的存活率。一项 RCT 研究 SPARTAN 证实，中位无转移存活时间(MFS)阿帕鲁胺组为 40.5 个月，安慰剂组仅为 16.2 个月。另一项 RCT 研究 PROSPER 证实，恩杂鲁胺较安慰剂延长 MFS 22 个月。

不推荐使用化疗或免疫治疗，可观察或选择二线内分泌治疗，如下所述。

(1) 加用抗雄激素药物：在单一去势治疗基础上联合抗雄药物，25%～40%的患者 PSA 下降＞50%，平均有效期为 4～6 个月。

(2) 抗雄激素撤退治疗：对于采用 MAB 的患者，推荐停用抗雄药物，一般停药 4～6 周后，约 1/3 的患者出现抗雄激素撤退综合征，PSA 下降＞50%，平均有效时间为 4 个月。

(3) 抗雄激素药物的互换：对于初次内分泌治疗后恶化的患者，交替使用抗雄激素药物，25%～40%的患者仍能获益，平均有效时间为 4～6 个月。

(4) 肾上腺雄激素合成抑制剂：如酮康唑、氨鲁米特和皮质激素等，约 25%的患者可产生持续 4 个月的 PSA 反应。

(5) 低剂量雌激素药物：如雌二醇，甲地孕酮等可产生 24%～80%的 PSA 治疗反应，持续 4～8 个月，需警惕血栓栓塞事件的风险。

(二) 转移性 CRPC(mCRPC) 患者的治疗

可选择以多西他赛为基础的化疗，卡巴他赛可作为多西他赛失败后的二线化疗药物，还可采用以米托蒽醌为基础的化疗。对于化疗失败或身体条件较差的患者，可选择性地使用醋酸阿比特龙、恩杂鲁胺、酮康唑和皮质激素等联合治疗。Sipuleucel-T 是第一种有效治疗 CRPC 的肿瘤疫苗，可用于无症状或轻微症状的 mCRPC 患者。

六、前列腺癌骨转移的治疗

(一) 治疗目的

前列腺癌骨转移的治疗目的主要是缓解骨痛，预防和降低骨相关事件，提高生活质量，提高生存率。骨相关事件包括病理性骨折，脊髓压迫，为了缓解疼痛、预防、治疗病理性骨折或脊髓压迫而进行的放疗，骨科手术，改变抗癌方案治疗骨痛和高钙血症。

(二) 治疗方法

(1) 内分泌治疗：是激素依赖型前列腺癌骨转移患者主要的治疗手段。

（2）化疗：是激素抵抗前列腺癌主要的治疗手段之一。

（3）分子靶向和免疫治疗：主要有地诺单抗和 Sipuleucel－T。

（4）双膦酸盐治疗：双膦酸盐可以有效治疗骨破坏，缓解骨痛，预防和推迟骨相关事件的发生，推荐在诊断前列腺癌骨转移的同时开始使用。

（5）放疗：包括外放射和内放射两种，可以明显缓解骨转移瘤引起的疼痛，减少病理性骨折和减轻肿瘤对脊髓的压迫。

（6）外科治疗：是前列腺癌骨转移的主要治疗手段之一，其主要目标包括获得骨转移病灶的组织学诊断，缓解疼痛，防止或固定骨折，恢复或维持肢体运动，便于综合治疗，便于护理，提高生活质量，减少或避免运动系统功能受损引发的并发症，间接延长生存期。

（7）癌痛治疗：骨转移癌疼痛常见的治疗方法包括放疗、化疗、核素治疗、生物治疗、双膦酸盐、经皮椎体成形术、微创介入治疗、手术治疗、阿片类镇痛药物、非甾体抗炎药物、抗抑郁药物和抗惊厥治疗。骨转移的止痛药物治疗应遵循 WHO 癌症疼痛治疗的基本原则，口服及无创途径给药，按阶梯给药，按时给药，个体化给药以及注意具体细节。癌痛控制强调个体化的综合治疗，按照非阿片类药物、弱阿片类至强阿片类药物逐级上升，并及时评估疗效和安全性。

（谷现恩修订　沈洪亮审阅）

第十章　精　囊　疾　病

在男科疾病中，精囊疾病发病率较低，且其中原发病变较少，大多为继发性疾病，实际发生率很难估计。有学者认为精囊疾病的实际患病率可能远比报道的要多，其原因一是精囊解剖位置较深，大多精囊病变没有特异性症状，而且缺乏准确的临床检查手段，因此在疾病早期很难被发现；二是原发性和继发性精囊肿瘤的鉴别诊断是一个十分重要的问题，某些精囊肿瘤可能被误诊为前列腺癌、膀胱癌、直肠癌或结肠癌。

长期以来，精囊疾病的诊断主要依赖于经直肠超声、CT 和 MRI 等影像学检查技术。对于需要手术治疗的精囊疾病的处理则通常采用开放手术或腹腔镜手术，创伤相对较大。近 10 余年来，内镜技术的不断发展使得直视下观察精囊及精道成为可能，这为进一步了解精囊及精道的结构和功能并同时对所发现疾病进行处理创造了条件。

第一节　精　囊　炎

精囊炎是男性泌尿生殖系统常见的感染性疾病之一，可累及双侧精囊或单侧精囊，多发生于青壮年，常与前列腺炎同时发生，当然也可单独发病。

精囊炎分为特异性和非特异性精囊炎两大类，前者包括急性和慢性精囊炎，致病菌多为金黄色葡萄球菌、溶血性链球菌及大肠埃希菌，后者包括精囊结核、淋菌性和滴虫性精囊炎等。其中非特异性慢性精囊炎最为常见，但多数精液培养呈阴性。

病原体可经尿道沿射精管逆行进入精囊内，或由睾丸炎或附睾炎经输精管扩散至精囊，而原发于前列腺、直肠或膀胱的炎症也可直接蔓延导致精囊炎。其他部位的感染或损伤，如扁桃体炎和牙龈炎等，可借助血液传播导致精囊炎。急性精囊炎多由引起前列腺或精囊充血的因素导致，如过量饮酒、受凉、性交过频、会阴部受伤或长时间受压迫而致局部血液阻塞等。精囊脓肿多数病因不明，其诱发因素包括糖尿病、长期留置导尿管和内镜操作等。

精囊炎患者精囊黏膜充血水肿，严重者可出现血精。血精如长时间滞留精囊内，可与精液中的沉积物混合形成果冻样球形颗粒，机化后可形成结石，严重者可堵塞射精管。

急性精囊炎可表现为下腹部、会阴部和腹股沟区不适感。慢性精囊炎常伴有耻骨上和会阴部不适，并且在射精后加剧。排尿和排便可加剧直肠区域的疼痛，可出现尿频、尿急、尿道烧灼感、尿不尽感等排尿症状。患者可出现血精或血尿，规律排精后血精或血尿会逐渐减轻并消失。患者性欲下降，可伴有遗精或早泄。急性精囊炎可引起发热、寒战，并伴有射精时疼痛。精囊炎如并发精囊结石，可堵塞射精管，如发生双侧射精管梗阻，可出现精液量减少、精液 pH 值降低、严重者为少精子或无精子。

精囊炎的诊断主要借助于精液检查和经直肠指诊，有时也需要血液检查。精液分析可了解是否有大量白细胞和红细胞，精液培养是为了寻找致病病原体。经直肠或经会阴细针穿刺抽吸对精囊脓肿的诊断和治疗有帮助。精囊炎的 MRI 影像特点为 T1 加权像信号强度下降，T2 加权像信号增强，且高于脂肪和正常精囊。精囊脓肿的最佳影像学检查为 MRI。超声、CT 和 MRI 对明确精囊有无结石有帮助。

1. 抗生素治疗

急性精囊炎选用敏感、足量、有效广谱抗生素控制炎症，常用喹诺酮类、罗红霉素、米诺环素等药物。如精液培养阳性则按药物敏感试验选择药物。慢性精囊炎者多数精液培养为阴性，症状轻微者一般无需长期使用抗生素。

2. 规律排精

急性精囊炎应禁欲，待急性期过后再恢复排精。慢性精囊炎患者应坚持规律排精，50 岁以下者建议每周 2～3 次，性生活或手淫排精均可，50 岁以上者建议每周至少排精 1 次。

3. 精囊镜手术

慢性精液囊炎合并血精的患者，如经保守治疗 3 个月后血精仍未缓解，则应考虑为顽固性血精，首选精囊镜手术。精囊镜手术不仅对精囊炎的诊断和血精的成因分析有帮助，而且通过疏通末端精道、清除精囊内积血及其他沉渣物，对精囊炎症的缓解和预防血精的复发有着极为重要的作用。

4. 精囊镜手术取石

对慢性精囊炎合并精囊结石的患者，应首选精囊镜手术取石。术中如结石体积不大，可用套石篮将结石逐一取出。如结石体积较大，可用钬激光先将结石击碎，再用套石篮将结石碎屑取出。

5. 细针穿刺抽吸

精囊脓肿者可经直肠或经会阴细针穿刺抽吸，然后注入抗生素。如果无效，可行精囊镜手术或经尿道电切脓肿去顶术，进行精囊引流。

第二节　射精管梗阻

射精管梗阻(EDO)是指射精管及开口部由于管前、管内以及管外因素引起的精液排出不畅或阻塞。目前认为，男性不育人群中有 1%～5% 的患者因射精管梗阻而丧失生育能力。

梗阻的原因可能是先天性的，如 Müllerian 管囊肿、前列腺小囊囊肿、Wolffian 管囊肿或先天性射精管闭锁；也可能是获得性的，如精囊结石、血精形成的凝血球、手术或炎症导致的瘢痕组织等。

除机械性梗阻外，生殖道还可能发生功能性梗阻。动物模型研究显示，精囊具有的收缩特性与膀胱类似，精囊功能障碍可能是某些所谓的射精管"梗阻"的真正起因。导致功能性梗阻的原因可能为神经损伤或药物，通过削弱精囊或输精管肌肉组织的收缩而起作用。多发性硬化症和糖尿病也可引起射精障碍。至于能够导致功能性梗阻的药物，主要是指那些能够引起射精障碍的药物。

不育是患者最常见的临床症状，同时伴有精液异常，可表现为精液量减少、精液稀薄、无精子或重度少精子，部分患者可出现射精乏力、射精痛或射精后疼痛、血精、会阴部不适、睾丸疼痛、腰骶部酸痛、排尿困难等症状。

射精管梗阻患者多因不育就诊，应重点询问有无精液量减少，既往有无泌尿生殖道炎症史、经尿道和盆腔手术史。体检时重点关注输精管和附睾有无增粗膨大，输精管有无缺如。如精囊扩张明显，有时在经直肠指诊时可触及增大的精囊。精液分析是重要的检查手段，射精管梗阻的典型精液特征为精液量减少（梗阻越重，精液量越少）、重度少精子或无精子、精液 pH 值降低、精浆果糖降低甚至为 0。经直肠超声为首选的影像学检查手段，不仅可了解精囊的发育情况、末端精道有无囊性病变和结石，还可了解精囊有无扩张，如精囊横径大于 15mm 则为异常，提示可能存在射精管梗阻。如超声检查显示不清，应选择 MRI 检查。输精管精囊造影由于创伤较大，目前已不推荐使用。

外科手术是治疗射精管梗阻的主要手段。目前在欧美国家，经尿道射精管切开术（TURED）仍被作为标准方法，但术后容易发生逆行射精、尿液反流以及射精管梗阻复发等一系列并发症。近年来精囊镜技术凭借其创伤小、术后并发症少等优势，正越来越广泛地应用于射精管梗阻的治疗，并取得了较为满意的效果。

1. 手术适应证及禁忌证

几乎所有的继发性射精管梗阻都适合做精囊镜手术，通过手术不仅可以疏通精道，还可有效缓解远端精道感染、出血，清除结石，以及明确肿瘤性质。极少情况下，如患者因精囊结核而致精囊严重萎缩并射精管闭塞，则手术的成功率极低，故不推荐行精囊镜手术。

先天性射精管梗阻手术指征的选择并不是绝对的，应根据患者的病变类型而定。对于因前列腺小囊囊肿、Müllerian 管囊肿等压迫所致的射精管梗阻，手术引流囊肿无疑是最佳的选择；对于因午菲管发育不全所致的射精管闭锁或狭窄，可选择精囊镜手术将射精管打通，可获得良好的治疗效果；而对于因囊性纤维化所致的射精管缺如或闭锁，如同时合并输精管或精囊缺如，则不能作为精囊镜手术的适应证。

对于因生育原因而行射精管梗阻手术的患者，如患者实验室检查提示无精子，则术前应常规行睾丸穿刺或活检，了解睾丸有无生精功能，如无生精功能，则不推荐行精囊镜手术。

2. 手术途径

精囊镜的进镜途径主要有经前列腺小囊腔内途径和经精阜电切创面路径两种。少数不完全性射精管梗阻患者也可采用经前列腺小囊腔外途径进镜。

3. 术中注意事项

（1）因午菲管发育不全和囊性纤维化所致的先天性射精管梗阻，通过常规的进镜途径往往无法找到射精管，应根据术前 MRI 分析精囊与前列腺小囊的毗邻关系，可于小囊腔内后外侧壁戳口进入精囊，如果失败也可行 TURED 术。一旦成功进入精囊，抽取稍许囊液涂片，显微镜下观察有无精子，如无精子则提示精道其他部位可能同时存在梗阻，还需进一步探查输精管和附睾。

（2）前列腺小囊囊肿一般内径不大，多数小于 4cm。小囊开口常常为闭锁状，可用点状电极在精阜表面正中隆起位置戳口进入小囊内，囊内常可见到积血、血块或结石，需彻底清理干净。仔细观察囊壁，有时可在两侧壁发现射精管的破溃口，通过破溃口直接进入精囊。

（3）Müllerian 管囊肿通常内径较大，多数大于 4cm，如开窗较小，术后容易引流不畅，可直接行 TURED 术。

（4）医源性射精管梗阻多因经尿道手术或经尿道热疗等所致，由于局部解剖结构已经遭到不同程度的破坏，增加了进镜的难度。术中需用导丝或导管仔细探查，必要时可行输精管穿刺，向远睾方向注射美蓝溶液，以协助辨认射精管开口位置。如还不成功，可行 TURED 术，喷蓝的位置即为射精管。

（5）对于继发于远端精道感染、出血、结石等的射精管梗阻，处理上较为简单，可按照精囊镜的常规进镜手术方法，疏通精道，冲洗积血，内镜套石。

4. 术后注意事项

（1）精液量的变化：射精管梗阻患者多数于术后短期内精液量会明显增多，但随着时间的延伸，部分患者精液量会再度逐渐减少，甚至会恢复到术前的状态。这可能与以下因素有关。

①术后小囊内人工制造的射精管或精囊非自然通道逐渐闭合，可能与通道孔径建立过小或者建立通道时局部损伤过大形成瘢痕愈合有关。

②术后前列腺小囊开口逐渐变小并最终完全闭合，可能与扩张小囊开口时损伤过大有关，或者术后排精次数过少有关。

预防精液量变化的措施有：①术中非自然通道尽量做得宽大一些，必要时可用球囊导管进行扩张，尽量少用激光或电灼扩张通道，防止局部热损伤；②在行前列腺小囊开口扩张和术中操作时尽量动作轻柔，必要时可用球囊导管适度扩张前列腺小囊开口；③术后嘱患者尽早开始排精，排精频率保持每周 1～3 次，对防止术后再次梗阻有帮助。

（2）预后及其影响因素

①射精管动力性梗阻：少数不完全梗阻患者术前可表现为梗阻侧射精管和精囊重度扩张，这可能与射精管动力性梗阻有关，发病机制可能类似于 PUJO 或巨输尿管症，这类患者在精囊镜手术疏通梗阻后精液量增加有时并不显著。

②感染性病因的不良影响：先天性或非感染原因所致的射精管梗阻治疗效果要好于感染原因所致的射精管梗阻。这可能与感染容易造成射精管管腔上皮破坏或炎性瘢痕形成有关。

③梗阻程度的影响：射精管不完全梗阻经治疗后精液参数的改善要优于射精管完全梗阻。两者的改善率分别为 94% 和 59%。

④结核病变的不良影响：由于缺乏典型的症状和体征，精囊、射精管结核在临床上很容易被忽略。有附睾结核或肾结核病史者，精囊多呈现重度萎缩，形态严重变形，分泌功能受损严重，射精管走行僵硬，管腔狭小，多合并完全梗阻或部分梗阻。这类患者如精液中无精子，即使通过精囊镜疏通梗阻，精囊液中也往往无法发现精子，这可能与精道其他部位因结核造成并存的梗阻有关。

⑤逆行射精：施行 TURED 术的患者，术后逆行射精的发生率约为 25%，术前应告知患者。

第三节　精囊囊肿

精囊囊肿是指发生于精囊的囊性病变，可分为先天性精囊囊肿和获得性精囊囊肿。

先天性精囊囊肿常与其他先天性疾病并存，以单侧发病为主。先天性输精管缺如患者常合并精囊发育异常和肾脏发育不全，其中部分患者可能因射精管闭锁导致精囊囊肿的发生。输尿管异位开口有时可与同侧精囊囊肿并存，有时异位开口于精囊囊肿内。有报道精囊囊肿与成人多囊肾相关，估计约 60%的多囊肾患者存在精囊囊肿，可能与多器官基底膜缺陷有关。

获得性精囊囊肿常因其他疾病或手术导致的射精管梗阻所致，如炎症、结石、射精管旁囊肿和肿瘤压迫、经尿道前列腺热疗和前列腺电切等。获得性精囊囊肿多为精囊的囊性扩张，而非局灶性的囊性病变，常双侧发病。

先天性精囊囊肿发病的年龄多为 20～30 岁，为男性生殖活跃期。获得性精囊囊肿则多见于老年男性。

大部分精囊囊肿患者无明显不适症状，少数患者在性活跃年龄由于先天畸形或继发性射精管梗阻，精囊分泌物达到峰值或引流不畅，开始出现症状。如囊肿较大或合并感染、出血，可出现尿痛、射精痛、血精或反复附睾炎发作。精囊囊肿如合并射精管梗阻，可出现不育、精液量减等表现。

精囊囊肿缺乏特异性的症状和体征，有时在直肠指诊时可于前列腺上方区域触及增大且有弹性的结构。经直肠超声是首选的影像学检查方法，表现为精囊内无回声包块，如囊肿巨大，可推移膀胱或其他盆腔器官。CT 和 MRI 对精囊囊肿的诊断更为准确，尤其是 MRI。MRI 图像特点在 T1 加权像中显示为低信号，在 T2 加权像上呈单腔、囊壁光滑的均一高信号病变。当囊肿合并出血时，T1 和 T2 加权像上均为高信号。当然，通过影像学检查了解双侧肾脏发育情况还是很有必要的。

精囊囊肿需要与以下疾病相鉴别：Müllerian 管囊肿，射精管囊肿，前列腺囊肿，输精管壶腹部憩室，移位输尿管囊肿，以及膀胱憩室等。

精囊囊肿的治疗以手术为主。对于囊肿体积较小的无症状患者，可以选择定期复查，观察等待。

对于有症状或合并不育的小囊肿(直径小于 4cm)患者，可以选择行精囊镜手术。术中经前列腺小囊打通精囊囊肿的囊壁，达到持续内引流的目的。

对于直径大于 4cm 的精囊囊肿，可考虑经尿道电切囊肿去顶。但该术式容易导致术后逆行射精(发生率 25%)，术前应向患者交待清楚。

有异位输尿管开口于精囊囊肿的患者建议经腹完整切除肾脏、输尿管和精囊。

第四节　精　囊　肿　瘤

精囊肿瘤是指男性精囊上皮发生的肿瘤，甚为罕见。由于精囊解剖部位深，症状变化较大，易误诊。

精囊肿瘤可分为良性肿瘤和恶性肿瘤，又分为原发性和继发性两种。精囊最常见的原发性良性肿瘤有乳头状腺瘤、囊腺瘤、纤维瘤、平滑肌瘤等，恶性肿瘤以乳头状腺癌多见，肉瘤罕见。继发性精囊肿瘤多来自前列腺癌和直肠癌的浸润。

精囊良性肿物在性生活旺盛的青壮年发病率较高，20～40 岁患者约占全部患者的 60%；精囊癌的发病年龄相对较大，以 50～60 岁发病率最高，平均年龄 60 岁左右，约占 80%，但也有年轻病例发生。日本学者 Kawahava 等报道最年轻的病例为 19 岁，国内学者韩文科等报道年龄最轻者亦为 19 岁。

多数精囊肿瘤患者在疾病晚期才出现临床症状，常见症状有尿潴留、排尿困难、血尿和血精等。肿瘤组织侵犯精囊的黏膜血管或形成癌性溃疡时，精囊收缩则引起出血而产生血精。肿瘤增大可压迫膀胱、尿道和直肠，也可侵犯邻近的器官，可引起排便困难或下尿路梗阻。肿瘤侵犯神经时，则可发生持续性会阴部严重疼痛。精囊肿瘤压迫可引起会阴部疼痛、睾丸疼痛、贫血、消瘦等症状，并且也会类似前列腺癌般发生远处转移。

精囊肿瘤早期诊断较为困难，诊断的主要难点在于明确肿瘤是否原发于精囊内。临床研究发现，继发于膀胱肿瘤、前列腺癌、淋巴瘤或直肠癌的精囊肿瘤更为常见。

1. 经直肠指诊精囊

经直肠指诊可在前列腺上方触及实性、坚硬的肿块，有时在指诊时由于肿块向膀胱基底部移位而导致不易触及。前列腺或膀胱病变累及精囊时，可在前列腺上方触及质硬区域。

2. 血清瘤标分析

检测血清瘤标对原发性精囊腺癌的诊断有帮助，血清癌胚抗原和 CA125 常有升高。

3. 影像学诊断

（1）超声：经直肠超声是首选的影像学检查手段，精囊实体肿瘤的超声回声信号与前列腺基本相同，但与正常精囊相比为高回声。在超声影像上原发性肿瘤通常为单侧且与前列腺分解清晰，继发肿瘤常累及双侧精囊且难以辨明其来源。超声引导下经会阴或直肠穿刺抽吸活检对于精囊肿瘤的病理学诊断有帮助。

（2）CT 与 MRI：精囊 CT 可以清晰显示肿瘤，但无法区分肿瘤的良恶性以及是原发性或继发性肿瘤。精囊肿瘤的 MRI 成像表现为 T1 加权像中等信号的混杂密度肿块，T2 加权像高低混杂信号肿块。MRI 在诊断上并不优于 CT 或超声，但对解剖关系显示更清晰。

（3）其他：输精管精囊造影无法准确显示精囊肿瘤的病变情况，而且损伤较大，目前已不推荐。

精囊肿瘤不论良恶性，均以手术治疗为主。

如肿瘤体积较小，没有局部扩散的证据，且活检证实为良性者，可密切观察病情变化。如肿瘤进行性增大，或出现与肿瘤相关的症状，可考虑行单纯精囊切除术。如肿瘤体积较大，或者活检提示为恶性，可行根治性切除术，切除范围通常包括膀胱、前列腺和精囊，并同时行盆腔淋巴结清扫。如病变已经侵犯周围组织和器官，可考虑行全盆腔脏器切除。

辅助化疗和放疗的疗效尚不确切，目前尚无成熟经验。手术方式主要有腹腔镜、机器人辅助或开放手术。晚期有远处转移的病例，仅能采用放射或抗癌药物治疗，一般预后都很差。

（宋卫东修订　彭靖审阅）

第四篇　男性更年期综合征

第十一章　流行病学与诊断

"男性更年期"这一概念最早可以追溯到 1813 年，英国医生哈福德（H.Halford）在向皇家内科医师协会递交的一篇论文中，首次提出了"男性更年期疾病"。19 世纪西方医学界开始关注男性更年期问题。1939 年 Werner 首次提出男性更年期的概念是基于 50 岁以上的部分男性可以出现与女性更年期综合征相似的临床症状，例如神经功能紊乱、抑郁、记忆力减退、注意力不集中、容易疲劳、失眠、潮热、出汗和性功能减退等。自从男性更年期的概念问世以来，对于这个名词及其含义的争论就从来没有停止过。它被不同的学者分别称为男性更年期、男性绝经期、绝茎、雄激素缺乏、男性活力终止、迟发性性腺功能低下和老年男性雄激素水平低下（ADAM）等，是一组与老龄化相关的临床和生化综合征。奥地利泌尿学会在 1994 年欧洲男科学研讨会上提出中老年男性雄激素部分缺乏综合征（PADAM）一词。2001 年 Morales 和 Lunenfeld 提出并得到国际老年男性研究学会（ISSAM）的认可和推荐，他们认为 ADAM、PADAM、雄激素缺乏或迟发性性腺功能低下是一种临床症候群，主要特征是：①性欲和勃起功能减退，尤其是夜间勃起；②情绪改变并伴有脑力和空间定向能力下降，容易疲乏、易怒和抑郁；③LBM 减少，伴有肌肉体积和肌力下降；④体毛减少和皮肤改变；⑤骨矿物质密度（BMD）下降，可引起骨量减少和骨质疏松；⑥内脏脂肪沉积。目前认为，男性更年期综合征是指男性由中年期过渡到老年期的一个特定年龄阶段，一般发生于 40~55 岁年龄段，也可以早至 35 岁或延迟到 65 岁，国外研究报道约 40%的中老年男性可能会出现不同程度的更年期症状，是以男性体内的激素水平和心理状态由盛而衰的转变为基础的过渡时期。

男性由中年步入老年之际的过渡时期就是男性更年期，多数男子是在不知不觉中度过的。部分中老年男子随着年龄的增加，逐渐出现一系列相应的临床症状和体征。可以对多器官、系统的功能造成不良影响，包括不同程度的性欲低下、勃起功能障碍、瘦体量和肌肉张力降低、对胰岛素敏感性降低、骨密度降低导致骨质疏松、记忆力和认知功能降低、抑郁、易怒、睡眠障碍、疲乏和血管舒缩异常（潮热）等症状。

第一节　流行病学

一、流行病学

随着人口老龄化程度的不断增加，男性更年期综合征的发病率也有增加的趋势，出现男性更年期综合征临床症状的中老年男子也不一定都存在性腺功能低下，目前男性更年期综合征临床流行病学调查资料十分缺乏。国内外研究报道，近 40%的中老年男性可能出现不同程度的更年期症状和体征。申素琪等报道，江苏省一般人群中男性更年期综合征的发生率约为 35%，但仅有 2.3%与雄激素缺乏（<9.4nmol/L）相关。根据美国食品和药品管理局（FDA）估计，400 万～500 万美国男性可能患有男性更年期综合征。80 岁以上男性 LOH 的发生率是 50 岁以下男性的 5～10 倍。如果以总睾酮<11.3nmol/L（3250ng/L）为界限值判定中老年男性 LOH，则 50 岁－、60 岁－、70 岁－和 80 岁－各组的 LOH 发生率分别为 12%、19%、28%和 49%；如果以游离睾酮指数（FTI）<0.153（第 2.5 百分位数值）为界限值，各年龄组的 LOH 发生率分别为 9%、34%、68%和 91%；欧洲报道的 8 个中心的 3369 例 40～79 岁男性研究发现，LOH 的发生率达到 23.3%。

据估计，目前美国正在经历男性更年期的男性已达到 5750 万人，世界上正在经历男性更年期的男性已达到 6.9 亿人。

二、危险因素

（一）疾病和药物的影响

很多常见的急慢性疾病和药物都可加快中老年男性雄激素水平下降的速度，某些疾病本身就可促进衰老而诱发或促进 LOH 发生并加剧其症状，患病男子的雄激素水平降低速度比健康男子要快 10%～15%。代谢综合征严重威胁着公众健康，并成为睾酮缺乏的重要原因，男性患有某些急重症疾病或慢性疾病时睾酮水平可降低，尤其是抑制中枢的下丘脑－垂体性腺轴系统。

影响睾丸内分泌功能和血清睾酮水平的药物十分常见，药物对睾丸功能的影响受到药物的种类、剂量、疗程和患者年龄等因素影响。一般使用药物的剂量越大、疗程越长、患者年龄越小、损害越严重，功能恢复需要的时间也越长。

糖尿病和高血压病会加重男性勃起功能障碍及虚弱症状。先天性或获得性睾丸损伤，例如睾丸下降不全、睾丸扭转、睾丸炎和精索静脉曲张等导致睾酮分泌减少，可以提前出现男性更年期综合征。

（二）过度肥胖

中老年男性肥胖强烈提示存在雄激素缺乏，即使是健康状态良好的肥胖男子，血清中的睾酮水平也会随着体脂量的增加而逐渐降低。肥胖时，脂肪细胞内的芳香化酶活性明显增强，可以将雄激素转变为雌激素的作用增加，是导致肥胖男性体内雌激素水平升高、雌/雄激素比例明显增加的重要原因，并因此改变中老年男性的下丘脑－垂体－肾上腺轴的调节功能。雌激素水平增高反过来对抗雄激素的作用、促进脂肪组织形成和男性乳房发育。此外，肥胖者常伴有睡眠呼吸暂停综合征，因此所致的组织缺氧也是睾酮分泌水平下降的重要原因。

脂肪在体内积聚造成了体重过重和肥胖。肥胖是影响老年男性健康的一个大问题，不仅影响到多种疾病的发生，还影响到他们晚年的生活质量，可以造成雄激素低下及其他一些激素的异常，并使心血管疾病、2 型糖尿病、高血压、脑卒中、高脂血症、骨关节炎和某些肿瘤的发病率增加，增加死亡率。

（三）不良生活方式、环境与遗传因素的影响

不良的生活方式与环境因素，例如吸烟、酗酒、营养状态不佳、环境污染、应激等，

食品添加剂、着色剂、防腐剂等，农药、某些重金属、环境内分泌干扰物（EEDs）、激素调节干扰物和环境中的化学物品等可直接影响睾丸分泌睾酮，或对 GnRH 和 Gn 的分泌起到不良影响，因而影响性腺功能，或通过影响 SHBG 水平间接影响男性雄激素水平的高低，这些影响均可造成睾酮水平与作用降低。

1. 吸烟

Tam 等（1999）调查 302 例美国 40 岁以上的中老年男性，采用多变量回归分析结果显示，每天吸烟 10 支以上者可以使男性更年期综合征的临床症状的发生年龄明显提前，即发病年龄在 50 岁以下，比一般人群的高发年龄 51～60 岁要提前。吸烟对男性更年期的影响机制还不完全清楚，推测吸烟可以影响 GnRH 的脉冲式释放，烟草内的尼古丁可以影响睾丸和附睾的血液动力学发生改变，影响睾丸的功能。

2. 饮食因素

有些食品添加剂、着色剂、防腐剂及农副产品中残留的有机农药及重金属可使睾丸的曲细精管变性、坏死，降低睾酮的合成能力。

3. 环境因素

激素调节污染物和环境中的化学物品中可能含有雌激素类似物，它们主要来源于自然饮食和合成化学污染物，包括杀虫剂、除草剂、塑料器皿、包装塑料、某些水产品养殖物等，可以引起类似内源性雌激素的作用。化学工业对空气、水源等方面的环境污染与环境中的有害化学物质，包括汽车废气、含苯油漆、有毒的装饰材料和涂料、家用煤气等，都可以引起男性睾丸萎缩。

4. 遗传因素

一些学者推测，LOH 的发生与遗传因素有关，但 Tan 等的调查结果未发现人种与 LOH 的发生相关。

5. 生活方式

值得注意的是，一定量的运动可缓解 LOH 患者的临床症状。有研究发现，老年运动员的 LOH 症状表现不明显。

(四) 心理作用

男性更年期综合征主要发生在那些肩负重任的中老年男子，这些人往往需要比一般人有更加充沛的体力、更健康的体魄和更加良好的心态，因此容易造成心理压力、不同程度的焦虑或体力负担过重，通常可能导致继发性或低促性腺激素性性腺功能低下。

(五) 社会经济因素和文化教育水平

家庭经济条件可以决定患者接受保健、预防和就诊的难易程度，而文化教育水平可以影响患者获得与疾病相关知识的途径和能力，因此推测家庭生活困难和教育程度低下应该可以成为男性更年期的危险因素。

第二节　诊　　断

一、临床表现

男性更年期的症状十分复杂，据研究症状超过 37 种，主要分为三大类：①精神神经系统症状；②循环系统和全身症状；③性功能和生殖器官等方面的症状。

（一）循环系统和全身症状

（1）体能和精力下降，肌容量和肌力下降。

（2）腹型肥胖和乳腺发育。

（3）食欲不振、便秘。

（4）皮肤萎缩、性毛脱落、脱发。

（5）骨量丢失（骨质疏松）、骨关节疼痛和微创伤性骨折等。

（6）心悸和神经质。

（7）心血管疾病。

（8）血细胞生成减少及贫血。

（二）精神神经系统症状

（1）脑力下降、近期记忆力减退和认知功能损害。

（2）自我健康感觉不佳，注意力难以集中，缺乏自信心。

（3）抑郁及其他情绪障碍：患者常表现为焦虑、烦躁易怒、抑郁和无原因的恐惧等症状。

（4）孤独，缺乏生活动力，对以往喜欢的事情丧失兴趣。

（5）潮热、多汗和面红。

（三）性与生殖功能方面的问题

1. 性功能的改变

性欲减退，对性感的事物无动于衷。

2. 勃起功能障碍

男性更年期综合征通常表现为勃起功能障碍、晨间阴茎自主勃起明显减少或消失、不应期明显延长、性高潮频度和性想象能力减少。

3. 生殖功能的改变

睾丸功能退行性变，精液质量下降，畸形精子增加，染色体异常增加。

二、诊断

诊断男性更年期综合征分为四步：第一步为症状评价，第二步为血清睾酮测定，第三步为试验性雄激素补充治疗，第四步为 LOH 的鉴别诊断。

1. 症状评价

问卷调查表（PADAM、ADAM）可用于症状评价，敏感度＞80%，但特异度差。

（1）ADAM 量表　Morley 教授推荐了一种非常简单、经济的 ADAM 量表。问卷的 10 个问题是甄别睾酮缺乏非常有效的工具，可以帮助我们初步判定男性更年期综合征的诊断。但问卷没有量化标准，而是以"是"或"否"来回答问题。

①是否有性欲降低？

②是否觉得精力不济？

③体力和耐力是否减退？

④体重是否减轻？

⑤生活乐趣是否减少了？

⑥是否垂头丧气或脾气暴躁？

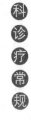

⑦勃起能力是否降低？

⑧近期体育活动是否减少？

⑨是否一吃完晚饭就想睡觉？

⑩工作表现是否退步？

如果你的患者对 1 至 7 个问题的回答均为是，或对任何其他三个问题的回答"是"，那么受试者即被认为可能存在男性更年期综合征。

(2) PADAM 问卷　土耳其伊斯坦布尔 Bosphorus 大学心理学系使用自我评分相对量化有关症状，总分达到一定界限值有 PADAM 的可能性，具有科学、客观的特点，并能够充分反映患者疾病的严重程度，是目前临床上普遍使用的 PADAM 问卷（表 11-1）。

表 11-1　PADAM 症状评分表

症状		总是 (3 分)	经常 (2 分)	有时 (1 分)	没有 (0 分)	总分
体能症状	全身无力					
	失眠					
	食欲减退					
	骨和关节病					
血管舒缩症状	潮热					
	阵汗					
	心悸					
心理症状	健忘					
	注意力不集中					
	恐惧感					
	烦躁易怒					
	对以前有兴趣的事物失去兴趣					
性功能减退症状	对性生活失去兴趣					
	对有性感的事物无动于衷					
	晨间阴茎自发勃起消失					
	性交不成功					
	性交时不能勃起					

注：如果体能症状加上血管舒缩症状的总分≥5，或心理症状总分≥4，或性功能减退症状总分≥8，则可能存在 PADAM。

2. 血清睾酮测定

测定 T、LH 和 FSH，应测定 Bio-T 或 FT。如果 Bio-T 或 FT 低，即提示诊断。目前尚无公认的 FT 低限值标准，但 FT 水平低于 225pmol/L（65ng/L）是雄激素补充治疗的有力依据。

3. 试验性补充雄激素治疗

对于存在 LOH 临床症状并伴有血清 T 水平降低、排除其他疾病或药物影响的患者，应进行 TST 治疗。

4. 鉴别诊断

在做出男性更年期综合征诊断前应与下列疾病相鉴别。

(1) 慢性疾病。

(2) 甲状腺疾病。

(3) 精神性疾病。

(4) 共病，在两种或两种以上疾病诊断都很明确的时候，可以诊断共病。

第十二章 治 疗

一、睾酮补充治疗

男性更年期综合征治疗的核心是补充雄激素，治疗原则是维持睾酮生理浓度，维持男性性功能。睾酮补充治疗开始为试验性质，疗程 3 个月，如症状改善，可以长期应用，如无效，应停止治疗。

1. 适应证

（1）年龄 40 岁以上，出现临床症状并有血清睾酮水平降低（TT<8nmol/L 或 230ng/dl；或者 FT<29pmol/L 或 0.85ng/dl）。

（2）血清 TT 水平可疑降低（在 8~12nmol/L 之间），重复测定 TT 水平或 Bio-T，FT<29pmol/L（0.85ng/dl）则进行 TST。

（3）FT 在 29~40.9pmol/L（0.85~1.18ng/dl）之间，如症状明显，进行试验性 TST 治疗 3 个月，治疗有效，男性更年期综合征诊断明确。

（4）男性更年期综合征患者经过 TST，症状改善，可长期 TST。

（5）内分泌性 ED。

（6）慢性消耗或恶液质状态，再生障碍性贫血或肾性贫血。

2. 禁忌证

（1）诊断前列腺癌或乳腺癌的患者。

（2）细胞增多症患者。

（3）重睡眠呼吸暂停综合征患者。

（4）性前列腺增生伴有下尿路梗阻患者。

（5）严重心脏或肝功能衰竭。

3. 相对禁忌证

（1）前列腺癌高风险男性。

（2）BPH 伴有严重下尿路症状（LUTS）且前列腺症状评分（IPSS）>21 分。

4. 睾酮制剂

原则上选择具有较好药代动力学特点的制剂，一种好的睾酮制剂应符合睾酮生理节律，给药后保持睾酮浓度波动于正常生理范围内。现有睾酮制剂均有一定的疗效，但亦有各自的缺点，目前没有一种睾酮制剂在治疗上有明显的优势。

（1）十一酸睾酮软胶囊：是目前唯一可选择的口服制剂，口服后通过肠道淋巴系统吸收，经胸导管进入体循环，避免了烷基化睾酮吸收后的肝脏首过效应和肝毒性。单剂口服后的血睾酮达峰时间为 1~8 小时，10 小时后恢复到服药前水平。剂量为每天 80~160mg，分 1~2 次餐后服用，食物中含有 19g 脂肪即可以保证睾酮充分吸收。

（2）睾酮皮肤贴剂：经皮治疗的优点是能模拟正常的睾酮分泌节律，产生恒定的治疗性睾酮浓度，缺点是产生皮肤刺激或皮肤过敏反应，睾酮阴囊贴剂面积为 60cm^2，每天释放睾酮 6mg，使用时局部剃毛，于早晨贴于阴囊皮肤上，每天 1 次。非阴囊皮肤贴剂面积为 37cm，每天释放睾酮 5mg，tmax=8 小时。夜间睡前贴于四肢或躯干皮肤上，每天 1 次。

（3）睾酮皮肤凝胶：1%水乙醇凝胶，玻璃瓶剂量刻度泵包装，每瓶含凝胶250g，5g凝胶含睾酮50mg，可释放睾酮5mg，每次将5~10g凝胶涂抹于一处或多处皮肤上，凝胶在5分钟内变干，不遗留痕迹，不污染衣物。

（4）睾酮注射剂：常用制剂包括十一酸睾酮注射液（TU）、庚酸睾酮注射液（TE）和环戊丙酸睾酮注射液（TC），但丙酸睾酮和庚酸睾酮给药后都会引起睾酮浓度急剧升高或降低，体内雄激素水平波动较大，难以达到理想的治疗效果，而十一酸睾酮注射液具有较好的药代动力学，具有较好的治疗效果。

二、睾酮补充治疗的获益

1. 增加骨密度

一项随机双盲安慰剂对照研究显示，108例65岁以上、血清睾酮水平低于475ng/dL和腰椎BMD减低的患者，用阴囊睾酮贴剂治疗3年，治疗组腰椎BMD平均增高4.2%±0.8%，而安慰剂组为2.5%±0.6%（$P<0.001$）。相关分析显示，治疗前睾酮水平越低，治疗后BMD增高越显著。另一项随机对照研究发现，血清睾酮水平低于12.1nmol/L的老年男子，每2周肌内注射庚酸睾酮200mg，与基线比较，BMD腰椎增高10.2%±1.4%，股骨颈增高2.7%±0.7%，而安慰剂组分别为1.3%±1.4%和−0.2%±0.7%（P分别<0.001和<0.02）。

2. 增加肌量、减少脂肪

76例65岁以上和FTI指标降低的男子，口服TU 80mg，1天2次，历时1年，肌量显著增加（$P<0.0001$）。另一项安慰剂对照研究结果表明，70例65岁以上、血清睾酮水平低于350ng/dL的男子，每2周注射TE 200mg，历时3年，体能测定有显著改善（$P<0.002$），手握力显著增加（$P<0.05$），肌量增加3.77±0.55kg，而安慰剂组为−0.21±0.55kg（$P<0.0001$）。

3. 改善情绪和认知功能

睾酮补充治疗可改善认知功能、空间判断、语言和工作记忆力。皮肤睾酮凝胶治疗6个月，机警、友善、精力充沛和自我感觉良好等正性情绪评分显著增高，愤怒、惊恐、悲伤、疲惫和神经质等负性情绪评分显著降低。

4. 改善勃起功能

睾酮补充治疗使血清睾酮浓度恢复正常，可以显著改善性功能，夜间自发勃起恢复。

对5型磷酸二酯酶（PDE−5）抑制剂，主要包括西地那非、他达拉非、伐地那非等，治疗无反应的睾酮水平降低ED患者，补充外源性睾酮可以显著改善勃起功能。

三、睾酮补充治疗的风险

1. 前列腺癌

目前无证据显示睾酮补充治疗会引发前列腺癌，也没有证据显示其会使亚临床前列腺癌转变为临床型前列腺癌，但会刺激已发生的前列腺癌生长。前瞻性研究显示，461例接受睾酮替代治疗的患者前列腺癌的发生率为1.1%，与普通人群的发病率没有显著差异。前列腺癌患者在根治性前列腺切除术治愈后，只要血清PSA水平始终保持在不能测出的水平，睾酮替代治疗不是禁忌。

2. 良性前列腺增生

良性前列腺增生（BPH）的致病原因未明，男子在青春期前去势，以后不会发生BPH。

但是，在已经发生 BPH 后再去势，增生的前列腺不会退化。这提示雄激素有启动 BPH 的作用，而没有维持 BPH 的作用。前列腺组织中的睾酮浓度特别是二氢睾酮(DHT)浓度显著高于外周血中的浓度，睾酮补充治疗适当提高血清睾酮水平，对前列腺内的睾酮浓度不会产生很大的影响，无论对象是睾丸功能减退患者还是正常人，都不会增加 BPH 的发病率。因此，性腺功能减退患者接受睾酮补充治疗，不会引起前列腺过度增生。

3. 肝损害

以前曾报告烷基化睾酮有明显的肝毒性，可引起肝功能异常、胆汁淤积性黄疸和肝肿瘤。现在临床应用的睾酮酯类，无论是口服剂还是注射剂，均没有明显的肝毒性。TU 口服剂治疗 33 例睾丸功能减退老年患者，历时 10 年，没有一例出现肝功能异常。

4. 红细胞增多症

对于有轻度贫血的老年男子，睾酮补充治疗有利于纠正贫血。而没有贫血的患者，红细胞和血色素会增高，特别是使用超生理剂量睾酮时。经皮肤吸收的睾酮制剂引起红细胞增多症的发生率为 3%～15%，注射剂的发生率为 44%。一旦发生红细胞增多症，应该减少睾酮剂量或停药。

5. 心血管系统

与女性比较，男性冠心病的发病率较高、起病年龄较早，这一现象曾被认为是雄激素有促进动脉粥样硬化作用所致，但是近年来许多研究得出了相反的结论。雄激素虽然可以降低血浆高密度脂蛋白水平，但也降低三酰甘油和脂蛋白，低密度脂蛋白水平降低和升高的报告都有。如果雄激素具有促进动脉粥样硬化的作用，冠心病患者的血清睾酮水平必然是增高的，而实际检测结果却是减低的。有关睾酮和心肌梗死关系的研究提示，老年男子内源性雄激素水平降低是冠状动脉硬化的一个危险因素。随机双盲安慰剂对照研究表明，外源性睾酮补充治疗可以显著改善慢性稳定型心绞痛男性患者的心绞痛发作。大量资料提示，睾酮补充治疗对心血管疾病不仅无害反而是有益的。

四、随访和监测

开始睾酮补充治疗前应进行一次全面的问诊、体格检查和实验室检查，以后每 6～12 个月复查。坚持药物剂量个体化、综合治疗的方案，必要时请心理科专家会诊。

睾酮补充治疗开始的 3 个月为试验治疗期，如果补充外源性睾酮后，症状明显改善，提示症状与睾酮水平降低有关，可以长期治疗下去。如果症状没有明显改善，应停止治疗，重新查找原因。

治疗的第 1 年，每 3 个月随访 1 次，以后 6～12 个月随访 1 次。长期睾酮补充治疗的患者，需定期血黏度检查，一旦出现红细胞增多症，应减少睾酮剂量或停药。

对于男性更年期综合征患者睾酮水平降低，睾酮补充治疗是合理的，但一部分男性更年期综合征患者不一定有睾酮水平减低，可能的原因是靶器官对睾酮敏感性下降所致，还有一部分患者睾酮水平在正常范围，如果采用睾酮补充治疗就缺乏足够的循证医学依据。目前我国尚无睾酮补充治疗的国家规范和指南，缺乏睾酮补充治疗的多中心研究，故对睾酮补充治疗还是应该小心谨慎。

（王海修订　李宏军审阅）

第五篇　男性生育调节

第十三章　男性计划生育措施

第一节　常用男性避孕节育措施

生育调节指人们利用经济、行政、法律、医学等手段对生育行为的干预和调节。生育调节的方法很多，通过药物或屏障等方法阻断生殖过程中的一个或多个环节，包括抑制精子生成、阻止精卵相遇，以及直接杀死精子等。

理想的男性节育方法应当是不影响男性第二性征与性功能，不干扰内分泌的整体平衡，对精子的生成和精子的功能产生可逆性的抑制作用。目前男性生育调节的措施主要包括体外射精、阴茎套、激素避孕、输精管绝育术。

一、体外射精

体外射精，又称性交中止法、性交中断法，是在性生活过程中，当男性达到性高潮即将射精前，快速从阴道中抽出阴茎，使精液射在女方体外的一种传统避孕方法。

1. 适用人群

避孕目的明确，有相当自控能力和有性生活经验者。

2. 禁忌证

无绝对医学禁忌证。但无性生活经验，不能自控掌握射精征兆，有早泄倾向或阴茎抽出后不射精者不宜使用。

3. 优点

简便，私密性好。不需要任何药具，不需医学指导，无费用，没有不良反应。

4. 缺点

（1）避孕失败率高：不能准确把握射精时机，阴茎虽然已经快速地抽出，但仍可能有部分精子已射在阴道中。另外，射精前的泌精阶段，可能会有少量精子进入阴道。此外，体外射精后精液残留在女性阴道附近，通过抚摸以及短时间内重复性交等方式进入阴道。

（2）不利于性和谐：使用这种方法的男性需有高度的自制能力，要求男子在射精即将发生时抽出阴茎，造成性交过程不完善，影响性生活满意度，甚至出现心理性勃起功能障碍。此外，由于男女在性反应上存在明显差异，女性反应缓慢，男性强行中断性交，女方未获得性满足，会使女方性兴奋锐减，导致性生活不和谐或女性的性冷淡。

（3）不能预防性病：体外射精也不能预防性传播感染疾病。

二、阴茎套

男用阴茎套也称阴茎套、安全套，属于屏障避孕方法，是目前使用较多的一种男用避孕工具。性交时将阴茎套套在勃起的阴茎上，使射出的精液存储在阴茎套里，不能进入阴道，从而阻断精卵结合，达到避孕目的。

1. 分类

（1）按材料分类：天然乳胶、聚氨酯、合成橡胶、生物制品（如羔羊盲肠、动物小肠等）等。

（2）按直径分类：我国生产的阴茎套长度都在 19cm 左右，根据直径分为特大号（37mm）、大号（35mm）、中号（33mm）、小号（31mm）。

（3）按厚度分类：加厚型（0.07～0.08mm）、厚壁型（0.05～0.07mm）、薄型（0.04mm）、超薄型（0.02～0.03mm）。

（4）按形状分类：普通型、阴茎头型、凹凸型、异型。

（5）按颜色分类：透明、各种颜色。

（6）按是否含润滑剂分类：干型（不含润滑剂）、湿型（含润滑剂，常见为硅油润滑剂、水溶性润滑剂）。

2. 适应证

阴茎套是使用最广泛的一种避孕方法。除对乳胶过敏或患有阴茎勃起功能障碍无法戴套者外，其他人群均可使用。尤其适用于有心、肺、肝、肾等严重疾病而不能采用药物、宫内节育器避孕的夫妇。

3. 禁忌证

夫妻双方或一方对乳胶过敏或对阴茎套中的杀精子剂过敏时，均不宜使用阴茎套，但可使用不含药物的聚氨酯阴茎套。

4. 优点

（1）使用简单，携带方便，只要正确使用，避孕效果较好。

（2）可以有效预防性传播感染疾病。

（3）有利于妇女的生殖健康：避免对女性宫颈的直接刺激和病原体的传播，减少宫颈癌等生殖器癌症的发生，降低女性感染的概率。

（4）治疗免疫性不育：持续使用阴茎套，阻止精子接触阴道，从而不再刺激女方体内产生新的抗精子抗体，缓慢降低女子体内的抗体滴度后，部分女方可受孕。

（5）治疗精液过敏：由于精液含抗原性物质，部分女性性交后可出现荨麻疹或其他过敏反应。

（6）治疗轻度阴茎勃起功能障碍：使用阴茎套时套口处的橡胶圈起到轻度的血管压迫作用，阴茎海绵体内的血液回流减慢，从而延长阴茎勃起时间、增强勃起硬度。

（7）治疗早泄：阴茎套降低了两性生殖器之间的摩擦刺激和阴道分泌物对阴茎头的刺激强度，降低了阴茎头的敏感性，可推迟男性性高潮到来，延缓射精。

（8）适用于特殊人群：如剖宫产术后、哺乳期内、口服避孕药间歇期及不能使用激素类避孕药的女性；妊娠晚期性生活防止羊水感染；阴茎套的润滑剂有助于减轻中老年女性由于阴道干涩而产生的性交不适感。

5. 缺点

(1) 降低男性的性快感。

(2) 有储存期限。

(3) 不适用于对乳胶过敏人群。

(4) 乳胶阴茎套中的亚硝胺类化合物具有细胞毒性，但目前尚无使用阴茎套增加生殖系统或其他系统肿瘤发病率的研究报道。

(5) 性感染性疾病造成的生殖区损伤不能完全被阴茎套覆盖。

6. 使用方法

坚持全程、正确使用。选择型号合适的阴茎套，使用前要检查生产日期和有效期，利用吹气法检查阴茎套有无破损，推展阴茎套时避免划破。务必在阴茎软缩前用手捏住套口，将阴茎及阴茎套同时退出阴道，避免精液进入阴道导致避孕失败。

7. 不良反应及处置

(1) 皮肤或黏膜刺激症状：较少见，多由芳香剂和(或)润滑剂引起。通常无需处理，保持局部清洁，可用清水洗涤，忌用各种清洁剂。

(2) 过敏反应：发生率为1%，常因乳胶中的蛋白颗粒导致。聚氨酯材料罕见过敏反应。通常无需处理，保持局部清洁，必要时可用抗过敏药物。

三、激素避孕

男性激素避孕法利用经典的反馈途径抑制精子的产生，是一种可逆的男性避孕方法。大剂量睾酮会使体内睾酮过量，通过反馈机制，首先抑制下丘脑及腺垂体促性腺激素分泌，继而抑制睾丸内雄激素的合成和精子产生。

男用避孕药分为口服药物和注射药物两种。

1. 原理

男性激素避孕的作用点是抑制下丘脑-垂体-睾丸轴。促性腺激素分泌的抑制可降低精子的产生，这一现象是男性雄激素避孕的基础。目前有一系列的激素避孕方法可达到抑制促性腺激素的效果。

2. 方法

(1) 单独使用睾酮：十一酸睾酮、丁环甲酸睾酮、庚酸睾酮等肌内注射；睾酮埋置剂。

(2) 睾酮联合孕酮：睾酮与其他抑制促性腺激素的药物联合应用，可能使生精抑制作用更迅速，提高其有效性，降低雄激素负荷量，减少副作用。常见睾酮与左旋-18-甲基炔诺酮或安宫黄体酮联合使用。

(3) 睾酮联合抗雄激素药物：醋酸环丙氯地孕酮既是抗雄激素物质，又是一种抗促性腺激素因子。

(4) 睾酮联合促性腺激素释放激素类似物：促性腺激素释放激素拮抗剂西曲瑞克具有促性腺激素的特异性抑制效果，且副作用很少。

3. 给药方式

激素给药的最理想方法尚未确定，长效制剂是目前最为合适的一种方法。

4. 副作用

(1) 急性副作用：痤疮，情绪、行为和性欲的改变，高密度脂蛋白胆固醇轻微降低，还可能发生显著但不持久的促血栓形成作用。

(2) 理论上会提高前列腺疾病的风险。

5. 激素避孕目前存在的主要问题

男性激素避孕药尚在研究阶段，还需解决抑制生精药效的多样性、激素给药的形式和药物的副作用。

四、输精管绝育术

输精管绝育术是输精管通过手术切断、结扎、药物注射、埋置装置、激光或高能照射等方式处置，阻断精子在男性体内的运输通道，从而达到永久性避孕目的。

（一）适应证

无手术禁忌证的自愿要求接受输精管绝育术的已婚男性。

（二）禁忌证

(1) 患有出血性疾病、心理疾病、各种疾病急性发作期和其他严重慢性疾病。

(2) 患有泌尿生殖系统炎症，尚未治愈。

(3) 患有腹股沟斜疝、鞘膜积液、严重精索静脉曲张等阴囊内疾病。但如果受术者同意，可在手术治疗上述疾病的同时行输精管绝育术。

(4) 患有性功能障碍，如中重度勃起功能障碍、射精障碍等。

（三）手术方式

1. 阻塞性输精管绝育术

(1) 输精管结扎（切断）术。

(2) 输精管化学阻塞绝育术。

(3) 医用聚氨酯弹性体输精管栓堵术。

(4) 其他输精管阻断技术：鱼肝油酸钠输精管腔内注射、输精管金属环夹节育术、输精管腔内开关式节育器、激光照射封闭输精管、红外激光照射凝堵输精管、体外高能聚焦超声凝堵输精管。

2. 非阻塞性输精管绝育术

(1) 输精管腔内滤过装置。

(2) 输精管腔内马来酸酐共聚物注入避孕法。

(3) 输精管腔内络合铜纳米高分子复合材料注入避孕法。

（四）节育效果

输精管绝育术是最为有效的节育方法之一，失败率大多低于1%。节育失败的原因包括输精管自然复通、残余精子受孕、误扎其他组织以及先天性重复输精管被忽略。

（五）并发症

输精管结扎术是输精管绝育术最常用的手术方式。术后严重并发症极为罕见。约一半的人出现阴囊肿胀、瘀斑和疼痛，但大多症状轻微，多在1～2周内自然缓解。并发症包括血肿、感染、痛性结节、附睾淤积症及性功能障碍，总体发生率为2%。

（许剑锋修订　王慧禹审阅）

第二节　男性绝育术并发症及处理

男性绝育术是一种安全、有效、简便、经济和相对长期的生育调节方法。通常并发症很少，发生率为1%～2%。临床上主要了解和解决的是近期并发症问题、长期安全性问题、复通(复孕)问题。

一、近期并发症

男性绝育术的近期并发症包括出血与血肿、感染、痛性结节、附睾淤积症、精索痛、睾丸缩小、提睾肌痉挛、神经官能症和腰腿痛等。

(一)出血与血肿

出血与血肿是最常见的早期并发症，平均发生率为2%(0.09%～29%)，采用直视钳穿法手术的发生率仅为0.5%。一般发生在术后24小时内。血肿发生首先导致美学上的不愉快和术后疼痛，手术方式的选择是影响血肿发生的一个因素，直视钳穿法输精管结扎术发生出血和血肿的概率低于传统术式。根据出血部位不同，分为阴囊皮下出血、精索血肿、阴囊血肿。

1. 病因

(1) 术前未注意禁忌证，如出血倾向或严重高血压、重度精索静脉曲张等疾病。

(2) 术中切开或穿刺针损伤皮肤上较大血管或精索血管。

(3) 术中输精管滑脱，使已发生出血的组织回缩到阴囊内，未及时处理，导致术后阴囊血肿。

(4) 术后过早进行体力劳动或剧烈活动，致使切口内出现活动性出血。

2. 诊断

(1) 阴囊皮下出血：阴囊切口渗血或者血液淤积于皮下。皮肤在早期呈紫红色，晚期转为青紫色或瘀斑。伤口常伴活动性出血，阴囊不肿大。

(2) 精索血肿：损伤输精管残端及其周围组织较细小的血管，血液淤积于精索鞘膜内，形成梭形肿块，边界清晰，表面光滑，张力较高，可随精索活动，有压痛，但不严重。部分患者数天后可见阴囊皮肤青紫。

(3) 阴囊血肿：多发生于术后2小时内，多数是较大血管损伤所致，最常见的是输精管动脉，出血快且多。术后留观2小时过程中即可发现阴囊肿块、阴囊肿大、皮肤青紫。如不及时处理，可出现阴茎、会阴及腹股沟肿胀、青紫，甚至出现失血性全身症状。

3. 治疗

(1) 阴囊皮下出血：出血停止，无需特殊处理。有活动性出血，可局部压迫止血，无效则做全层缝合。浸润范围广、瘀血多，可局部热敷，并应用抗生素预防感染。

(2) 精索血肿：术后早期，可用四头带加压包扎，局部冷敷，严密观察变化。小血肿经卧床休息可完全吸收。局部进行性肿胀，切开清除瘀血并止血，应用抗生素预防感染。出血已停止的大血肿，在术后72小时可穿刺抽出积血，并向血肿内注入透明质酸酶1500U，促进积血吸收，局部热敷或理疗，同时应用抗生素预防感染。

(3) 阴囊血肿：进展快速的阴囊出血需及时切开止血和清除积血。出血停止的较大血肿，以手术清除积血为宜。出血停止的较小血肿，术后 48 小时后可热敷，术后 72 小时可穿刺抽出积血，注入透明质酸酶 1500U。肌内注射糜蛋白酶 5mg，1 次/日，共 10 次，利于积血吸收。在以上处理的同时应用抗生素预防感染。

4. 预防

(1) 严格掌握手术适应证、禁忌证。

(2) 术中处理精索静脉曲张或精索内有纤维瘢痕等情况时，操作应轻柔、小心。

(3) 术中避开阴囊壁上血管，如有损伤，应及时止血。

(4) 各层组织切开长度，应大于输精管直径的 2 倍，避免嵌顿，从而难以发现活动性出血。

(5) 输精管固定牢靠，避免反复钳夹、外提造成精索血管损伤。

(6) 平行纵向分离输精管，避免损伤输精管血管。

(7) 结扎输精管残端时，既要避免用力过大而切断输精管，也要避免结扎过松而滑脱。

(8) 嘱咐患者术后不宜过早参加重体力劳动、骑自行车，以免局部摩擦导致出血。

(二) 感染

感染常发生于术后 3～4 天。采用直视钳穿法手术的感染发生率仅为 0.4%。根据部位不同，分为阴囊切口感染、输精管(精索、附睾)炎、前列腺(精囊)炎。

1. 病因

(1) 术前局部皮肤有湿疹、皮炎或疖肿。

(2) 术前未发现生殖道有炎症或未治疗。输精管内细菌逆行感染，可能是术后远期感染并发症的主要原因。

(3) 术前切口部位皮肤没有彻底清洗。

(4) 术中组织损伤较多，或止血不仔细，形成小的血肿，为病原体感染创造了条件。

(5) 手术无菌观念不强，无菌操作不规范。

(6) 手术器械、缝线、敷料等灭菌不彻底。

2. 诊断

(1) 阴囊切口感染：最为常见，局限于阴囊皮肤或皮下组织，局部可出现疼痛、红肿及化脓。

(2) 输精管(精索、附睾)炎：发生输精管炎时，患侧阴囊坠胀疼痛，可向同侧大腿根部及会阴部、下腹部放射；可触及输精管增粗、变硬或与周围粘连，触痛明显。感染侵犯精索时引起精索炎，表现为较明显的局部疼痛，可沿精索放射至腹股沟区，甚至耻骨上或下腹部；皮肤表面红肿，触诊精索呈纺锤形或条索状增粗，触痛明显，精索内组织扪不清。炎症波及附睾，则疼痛加重，附睾迅速肿大，并出现全身感染症状；患者腹股沟区或下腹部有压痛，阴囊肿大，皮肤红肿，患侧附睾肿大、变硬，触痛明显，后期与睾丸界限不清，精索水肿、增粗，如形成脓肿，有波动感，脓肿可自行破溃。

(3) 前列腺(精囊)炎：炎症波及精囊端，可出现前列腺炎、精囊炎，常同时发生。患者自觉腹股沟、耻骨上、腰骶、会阴及肛门等部位疼痛不适，伴寒战、发热等全身症状，出现膀胱刺激症状，重者出现排尿困难、尿痛及血尿等；肛门指诊示前列腺肿大，有压痛，脓肿形成时出现波动感；前列腺液镜检可见白细胞计数每高倍视野大于 10 个。

3. 治疗

(1) 急性炎症期

①一般处理：卧床休息，多饮水。会阴部热敷。可进行红外线、超短波及离子透入等理疗。

②应用抗生素：早期及时使用足量有效的广谱抗生素，迅速控制感染，以防脓肿形成。轻者可口服，重者或有全身症状者静脉给药。常用头孢菌素类、氟喹诺酮类及四环素类抗生素。最好根据细菌培养结果选择用药。急性症状控制后仍需口服抗生素 2～4 周。

③脓肿引流：应及时切开引流脓肿，切口足够大，位置要低。

(2) 慢性炎症期

①慢性精索、附睾炎：①局部应用抗生素较全身用药效果好。常用庆大霉素 4 万 U、醋酸泼尼松龙 12.5mg、糜蛋白酶 5mg、2%利多卡因 3ml 混合后行精索周围注射，每周 1 次，共 3～5 次。还可用抗生素离子透入电疗、碘离子透入等。②有输精管瘘或阴囊窦道形成，需手术切除病变组织。

②慢性前列腺炎、精囊炎常用抗生素口服制剂，例如头孢菌素类、氟喹诺酮类及四环素类抗生素，推荐根据细菌培养和药敏试验结果选择用药。服药疗程 1～3 个月，并配合前列腺按摩、温水坐浴、理疗、抗生素离子透入等辅助治疗。

4. 预防

(1) 掌握手术适应证，有皮肤局部炎症或泌尿生殖道感染者，应治愈后手术。

(2) 术前认真清洗手术区皮肤，换清洁衣服。

(3) 严格消毒手术用具，严格无菌操作。

(4) 术中操作轻柔、仔细，避免过度损伤组织。

(5) 术后注意保护切口，做好近期随访。

(三) 痛性结节

输精管结扎术后，输精管残端形成结节，引起疼痛迁延至 3 个月或更长，临床上称为痛性结节，病理学上称为输精管残端周围炎。

1. 病因

(1) 精子肉芽肿：精子从输精管结扎破裂口溢出引起的一种炎症反应。绝大多数精子肉芽肿无症状，少数(2%～3%)通常在术后 2～3 周因其产生疼痛。

(2) 异物肉芽肿：由于结扎线过粗、结扎线头过多引起的异物反应。

(3) 感染性肉芽肿：输精管残端感染及形成小脓肿所致。

(4) 精索神经纤维瘤：分离输精管不彻底，部分精索神经纤维被结扎线扎入而引起。

(5) 瘢痕粘连：术后血肿或分离过多时输精管异物粘连所致。

2. 诊断

输精管结扎术后 3 个月，手术部位仍感疼痛，劳累、性兴奋、射精时尤为明显。疼痛可放射至腹股沟、下腹部、腰骶部。病变急性发作时，结节增大，疼痛加剧。输精管结扎处可及结节，有明显触痛或压痛，疼痛程度与结节大小无关。

3. 治疗

(1) 保守治疗

①对症治疗：口服非甾体抗炎止痛药。

②局部理疗：热敷等。

③局部封闭：是目前较好的方法，常用庆大霉素 4 万 U、醋酸泼尼松龙 12.5mg、2%利多卡因 3ml，结节周围封闭，每周 1 次，3～5 次。避免直接注入结节内。

(2) 手术治疗　保守治疗无效后，可在炎症控制后行手术切除。术中避免分破结节，以及损伤精索主要血管，最好电灼止血，以免过多异物残留。

4. 预防

(1) 严格掌握手术适应证。

(2) 手术操作仔细，减少不必要的组织损伤和出血。

(3) 输精管分离要清楚，避免将输精管连同周围血管、神经一起结扎。

(4) 选用 1 号线结扎，避免残留过多线结等异物。

(5) 误将阴囊皮下组织当作精索筋膜包埋残端；阴囊入口和筋膜鞘膜裂口小于输精管直径的 2 倍，易出现输精管嵌顿。这两种操作均易造成输精管残端与阴囊壁的粘连，甚至形成输精管瘘。

(6) 距附睾较远处结扎输精管，使精液有较宽裕的缓冲空间，减少精子外溢的机会。

(四) 附睾淤积症

输精管切断术后，附睾及近睾丸侧输精管膨大，并自觉阴囊内胀痛，超过术后 6 个月及以上，称为附睾淤积症。附睾淤积症多为输精管切断术后附睾内压急性增高所导致的一过性充血性炎症，是附睾对外溢精子的无菌性炎症反应。根据发生原因和临床表现的不同，分为单纯性附睾淤积症和附睾炎伴淤积。

1. 病因

(1) 局部梗阻：单纯性附睾淤积症由于输精管道被阻断，近睾丸端输精管及附睾被不同蜕变阶段的精子和碎屑充盈，附睾端出现不同程度的扩张，管壁变薄，附睾发生淤积。病变继续发展，附睾管发生破裂，精子外溢至间质，形成间质肉芽肿。

(2) 感染：附睾炎伴淤积多因术后感染所致。

2. 诊断

(1) 单纯性附睾淤积症：没有明显生殖系统感染存在，阴囊自觉疼痛症状较轻，疼痛多为钝性，呈间歇性或持续性，多在劳累、较长时间站立或行走、性生活后加重。附睾均匀肿大，有一定弹性，表面光滑，与周围无粘连，轻压痛，附睾端输精管有扩张，质软，与精索无粘连。

(2) 附睾炎伴淤积：自觉症状较重，可触及附睾肿大，质硬，弹性感消失，表面光滑或不平，与周围组织可有粘连，压痛较明显，附睾端输精管增粗，质硬，可与精索粘连。

3. 治疗

(1) 一般处理：应用阴囊托，热水坐浴，局部理疗，减轻自觉症状。对症治疗：口服非甾体抗炎止痛药。

(2) 抗生素试验治疗：可鉴别单纯性附睾淤积症、感染性附睾炎伴淤积。

(3) 手术治疗：症状明显，保守治疗无效时可行手术治疗。附睾淤积症发生时间短且未形成结节者，行输精管复通术。附睾淤积时间长，且附睾有明显硬结者，行附睾 – 近睾端输精管 – 输精管结扎结节切除术。

4. 预防

(1) 掌握手术适应证，有生殖道炎症时，应治愈后再手术。

(2) 严格无菌操作，避免术后感染。

(3) 输精管结扎部位不宜距离附睾太近，以便附睾有较多的缓冲空间。

(4) 术中避免损伤精索和输精管的较大血管，避免过多分离、结扎输精管周围组织，以免影响血管、神经。

(五) 性功能障碍

理论上男性绝育术不影响性功能。实际工作中，由于心理因素和继发于术后其他并发症，个别患者术后出现了性功能障碍。

1. 病因

(1) 手术相关因素

①术前对输精管绝育术和性功能之间的关系缺乏科学的认识，引起心理障碍。

②术后害怕发生性功能障碍，术后 2 周内过早进行"试探性性交"，由于手术部位疼痛不适，加上精神紧张，容易发生性交中断，反复多次失败导致真正的性功能障碍。

③术后妻子解除了顾虑，性要求增强，丈夫频繁性交超过限度所致。

④术后轻微病痛症状，与手术无关的性功能生理性波动，被误认为手术引起的性功能异常，形成一种精神性恶性兴奋灶所致。

⑤继发于术后痛性结节、附睾淤积症及慢性生殖道炎症等。

(2) 其他因素

①血管性疾病、内分泌疾病和其他全身性慢性疾病的合并症。

②性功能因年龄因素发生的生理性衰退。

③部分原因不明确。

2. 诊断

(1) 心理因素：性欲减退、勃起功能障碍，常是多种症状同时出现。多为神经质个性，常见焦虑、紧张、情绪易激怒，对外界刺激反应强烈而不易平复。

(2) 继发于其他并发症：表现为性欲减退、性交疼痛、勃起功能障碍等。

3. 治疗

(1) 心理治疗：加强心理咨询和性知识教育。

(2) 药物治疗：首选选择性 5 型磷酸二酯酶抑制剂等。

(3) 手术治疗：痛性结节、附睾淤积症等并发症，经保守治疗无效后，行相应手术治疗，也可考虑输精管吻合术。

4. 预防

(1) 重视术前咨询，使受术者了解性生理知识和正常的性生理波动，消除思想顾虑。

(2) 对神经官能症尤其是有心理和性功能异常病史者，以及严重血管性疾病和糖尿病患者，应从严掌握手术适应证。

(3) 积极防治其他手术并发症，以防进一步引起性功能障碍。

(4) 术后 2 周内禁止性生活，以免因术后疼痛不适引起性交中断，造成恶性精神刺激。

(六) 避孕失败

1. 定义

输精管结扎术避孕失败的定义为术后射精的精液中含有精子。目前推荐的是手术后 6

个月如果精液中存在活动精子即为手术失败，需要重新做手术。非预期的怀孕是造成配偶烦恼和诉讼的主要原因。与手术失败相关的怀孕率为0%~2%。一般在2~3个月后进行术后随访，或者大约20次射精之后，至少获得1份、最好获得2份间隔4~6周的离心后无精子精液标本。

2. 原因

手术失败的主要原因是手术失误和术后自然再通。例如过多结扎了输精管外的其他组织、输精管离断不完全、存在重复输精管未能发现、错误地在同侧输精管做了两次结扎等。术后太早进行无避孕措施的性交也是导致避孕失败的原因之一。

二、长期安全性问题

迄今为止，男性绝育术尚未发现肯定的与健康相关的风险，但不能肯定是否存在潜在风险。有些问题尚存在争议，有待于进一步研究。

1. 泌尿生殖道感染的风险

唯一证实与输精管切除相关的风险是术后近期(2年内)手术男性发生泌尿生殖道感染或炎症的风险是未接受手术男性的1.5~2.5倍。

2. 对血-睾屏障和生殖免疫的影响

实施输精管绝育术后，血-睾屏障遭受破坏。60%~80%受术者血清中检测到抗精子抗体。50%~60%受术者检测到精子凝集抗体，20%~30%受术者检测到精子制动抗体。一些研究认为抗精子抗体会持续存在，另一些研究则认为术后2年或者更久之后抗体消失，但是术后患者没有检测到免疫复合物的沉积量和循环中含量增高，不会增加免疫性疾病(如哮喘、炎性肠病、强直性脊柱炎等)的风险。研究显示，在系统性红斑狼疮、硬皮病、风湿性关节炎病例中未发现有抗精子抗体的异常。

3. 对睾丸的影响

(1) 结扎附睾尾部及输精管后，睾丸体积无明显变化。

(2) 输精管结扎术后，睾丸内的精子仍然持续发生，但在数量和质量上可能有改变。术后生精上皮发生一过性损伤后可再生，生精小管基膜有一定的增厚，部分可发生灶状的间质纤维化，不影响输精管吻合术后精子重现，但与不育有关，间质细胞结构和功能无明显变化。

4. 对附睾的影响

输精管阻断后，附睾腔内压力增高，上皮重吸收能力的有限性导致附睾管的扩张、破裂和纤维化。输精管吻合术可能阻止其发展，但逆转困难。间质纤维化和多发性精子肉芽肿的压迫，可导致进行性附睾梗阻，甚至附睾完全性梗阻。

5. 对输精管的影响

输精管结扎术后15%~40%的患者出现输精管残端的精子肉芽肿。精子肉芽肿在早期通过引流精子，产生一种有益的压力释放效应，延迟或避免了输精管阻断所诱发的压力增高对睾丸、附睾管道系统的损伤。

6. 对前列腺的影响

(1) 输精管结扎术后，前列腺分泌功能降低，尿道周围部缩小。

(2) 输精管结扎与前列腺癌之间的关系问题存在着争议，一项纳入9个队列研究的Meta

分析表明输精管结扎患者的前列腺癌患病风险没有提高（相对风险 1.08，95%CI 0.88~1.32）。

7. 对内分泌代谢的影响

(1) 输精管结扎不会引起睾丸内分泌功能的紊乱。

(2) 部分患者由于局部损伤刺激及手术时紧张，导致术后性激素波动，通常术后 6 个月恢复正常。

(3) 大样本研究显示，不会增加糖尿病的风险。

8. 对心脑血管的影响

目前大量流行病学研究证实输精管绝育术与心血管疾病、动脉粥样硬化风险增高无关。许多纵向流行病学研究没有证实绝育术与原发的进行性失语症、伴有失语症的痴呆症具有相关性或者增加相关风险。

9. 对心理的影响

(1) 大多数人因术后对意外怀孕担忧的消除和性享受的相应增加，不必采用其他避孕方法，不必担心受孕，从性心理上可增进夫妻的性和谐、性满足。

(2) 被迫手术男性或其信仰不鼓励甚至禁止类似手术的男性、配偶反对者以及没有充分认知手术的男性中，少数人会出现各种恐惧心理，造成精神负担，进而引起各种精神症状和躯体症状，发展为神经官能症。

(3) 没有证据表明绝育术负面影响心理健康状态。

10. 对寿命的影响

目前尚无进一步研究。

三、男性绝育术的复通（复孕）问题

1. 适应证

(1) 输精管绝育术后因特殊原因需再生育。术后子女意外伤残（或死亡）、配偶死亡（或离异）而再婚以及其他特殊情况而需要恢复生育。

(2) 绝育术后附睾淤积症经保守治疗无效。

(3) 绝育术后因心理因素所致性功能障碍治疗无效且无手术禁忌证。

(4) 外伤或手术意外损伤输精管。

(5) 输精管梗阻性无精子症。

在解决上述这些问题时必须遵守国家的相关法规。

2. 禁忌证

(1) 出血性疾病、全身健康状况不良、不能耐受手术。

(2) 手术局部或生殖系统发生炎症而未治愈。

3. 术前准备

(1) 知情同意告知：向受术者讲明吻合术的手术难度、成功率，包括复通率、再孕率、可能发生的并发症等。患者签署知情同意书。

(2) 医学评价：详细询问输精管绝育术的手术时间、术式及有无并发症发生。体格检查重点是泌尿生殖系统，仔细评价阴囊内容物的情况，以了解是否宜于手术、术式。精液常规检查发现精液量过少，需要排除射精管阻塞。

4. 预后评估

(1) 局部组织结构评估：评估阴囊内局部情况、输精管与周围组织的关系，估计手术难易及效果。

(2) 绝育术时限：时限越长，对输精管道的损伤越大，输精管液中无精子、附睾梗阻的概率越高，需要做输精管附睾吻合术的概率越大。复通术后的妊娠率与输精管阻断的时限呈负相关，时限<3年或者>15年，复通率分别为97%和71%，妊娠率分别为76%和30%。

(3) 手术方法比较：显微外科输精管吻合术的效果明显优于常规手术方法。

5. 输精管吻合术的术式

输精管吻合术主要有常规吻合法和显微吻合法。

(1) 常规吻合法(肉眼支架法)

①手术方法在局部麻醉、骶管麻醉或硬膜外麻醉下，分离提出结扎处的结节，探查远端输精管通畅，切除结节，以尼龙线等作为支架，用6-0或7-0尼龙线将输精管全层缝合3~4针。

②优点：操作简便，无需手术显微镜，容易推广。

③缺点：需放支架，复通率和复孕率较低。

(2) 显微吻合法

①手术方法：与常规吻合法基本相同。在10倍手术显微镜下将输精管断面剪齐，将手术显微镜放大到16~40倍，用9-0或10-0带针尼龙线进行两层、三层或全层缝合。

②优点：输精管对合准确，不用放支架，手术成功率明显提高。

③缺点：需要购置手术显微设备和器械，掌握显微外科技术。

6. 复通效果和再孕的影响因素

(1) 影响手术成功的关键因素：输精管吻合术的成功取决于吻合口对位准确、无漏吻合、无张力吻合、良好的血供、健康的黏膜和肌层、娴熟的无创吻合技术。

(2) 影响术后妊娠的因素：虽然显微外科输精管吻合术的复通率可以超过90%，但术后妊娠率仅有50%。影响复孕的因素包括精浆抗精子抗体的产生、附睾和睾丸的病理改变、交感神经末梢的损伤、绝育术前的精液质量、配偶的生育力等。

女方年龄和输精管绝育术的时限对妊娠率的影响最为显著。当绝育术<15年、女方年龄<30岁时，妊娠率为84.7%；当绝育术>15年、女方年龄≥40岁时，妊娠率仅为35.7%。

(周善杰修订　王慧禹审阅)

第六篇　男性生殖系统感染

第十四章　男性生殖系统感染

在生理情况下，除外生殖器官的皮肤和尿道前段黏膜可能存在病原微生物外，男性生殖系统其他部位一般都是无菌的。是否发生感染性疾病受到许多因素影响，其中病原微生物的毒力和机体的免疫能力是最主要的因素。

男性生殖系统感染的途径主要有以下四种。

(1) 经过尿道、射精管开口逆行感染，是生殖系统最主要的感染途径。

(2) 血行感染，这一方式常见于婴幼儿。

(3) 淋巴系统播散，如丝虫性精索炎等。

(4) 临近组织器官感染播散，如源自盆腔、直肠等感染。

男性不育、优生优育和辅助生殖技术的发展也促进了对生殖系统感染研究的进步。众所周知，由一些性传播疾病、结核等感染引起的睾丸附睾炎及腮腺炎合并的睾丸炎，是导致男性不育的重要原因之一。还有一部分不明原因的男性不育，也可能是由于生殖道亚临床感染或目前难以鉴别的生殖道感染所引起。

近年来，随着性传播疾病的蔓延，男性生殖系统感染的发生也有所增加。性传播疾病(STDs)的病原体包括细菌、衣原体、支原体、病毒或寄生虫等，主要通过性接触而传播。这些疾病可能引发尿道炎、附睾炎、睾丸炎、血管炎和前列腺炎等，同时还能对精子数量、活力和形态等参数造成影响。感染通常会导致短暂或永久性不育，严重者可导致男性不育。精液中的病原体可通过水平传播给性伴侣并垂直传播给后代。

生殖道感染引起男性不育的机制常常是通过直接对睾丸生精上皮功能的影响或直接破坏；生殖道结构受损引起机体产生抗精子抗体；或通过对女方的传染引发女性生殖系统感染从而降低生育能力。但临床最常见的是因生殖道反复感染或治疗不当、治疗不及时引发的生殖道不同程度的梗阻导致的外周精液中的少精或无精。男性生殖道感染不但会给患者日常生活带来痛苦和生活质量下降、引起生育能力降低，在部分年老、体弱、多病的患者中还可能危及生命。

第一节　分　类

男性生殖系统感染的分类有多种方法，临床常用的如下所述。

1. 根据感染的病原微生物种类

根据感染的病原微生物的不同，男性生殖系统感染可分为非特异性和特异性两大类。

（1）非特异性感染：男性生殖道非特异性感染最常见的病原菌与泌尿道感染的病原菌类似，以革兰氏阴性杆菌为主，如大肠埃希菌、变形杆菌属等。随着抗生素的广泛使用，金黄色葡萄球菌、表皮葡萄球菌、肠球菌属、真菌等感染逐渐增多。发病以青壮年为主，青春期前较少发病，老年及体弱者感染大肠埃希菌等内源性病菌常见。

（2）特异性感染：特异性感染通常是指STDs造成的感染以及结核菌等感染，常见的有支原体、衣原体、滴虫、淋球菌、梅毒螺旋体等病原体，好发于性活跃人群，可同时合并非特异性病原菌感染。生殖系结核以附睾结核最常见，有报道其占泌尿生殖道结核的30%，病变多位于附睾尾部，常累及整个生殖道，包括前列腺、精囊以及睾丸，常常导致精道梗阻，导致男性不育。该病通常继发于泌尿系结核，因此当患者存在生殖系结核时要同时注意对泌尿系统的检查。流行性腮腺炎并发的睾丸炎由腮腺炎病毒引起，一般在腮腺炎发病后4~6天出现，青春期以前较少发病；70%累及单侧睾丸，其中约50%睾丸会出现萎缩，双侧睾丸被累及可引起生精功能障碍，从而影响男性生育。

2. 根据感染发病的急缓分类

根据感染发病的时间不同，可分为急性感染和慢性感染。无论感染的病原菌是特异或非特异的，均可引起男性生殖系统的急性或慢性病变，包括尿道炎、精囊炎、前列腺炎、附睾炎、睾丸炎等。

由于解剖结构和机体抗病能力的缘故，男性一般较少出现原发性非特异性尿道炎，而当存在尿道畸形、狭窄、梗阻、尿道内器械操作或劳累、机体抵抗力低下时常常并发，常见的病原菌是大肠埃希菌、变形杆菌、肠球菌等。铜绿假单胞菌在器械操作后并发的感染中比较常见，老年患者身体情况较差者长期反复感染，葡萄球菌感染明显增多。青壮年男性发生尿道炎多与性传播疾病有关，常见的病原体有淋球菌、衣原体、支原体等，念珠菌、阴道毛滴虫、单纯疱疹病毒感染临床上也可出现。急性期主要表现尿急、尿频、尿痛，伴有不同程度的尿道分泌物，多伴有不洁性交史。

3. 根据感染的器官分类

（1）精囊炎：精囊炎很少单独发病，往往与前列腺炎、输精管炎同时发生，一般会伴有不同程度的后尿道炎，致病菌以大肠埃希菌属为主，通过后尿道的感染直接蔓延。临床症状往往不典型，射精疼痛和血精是其特征性症状，急性期可出现高烧、形成前列腺精囊脓肿等。

（2）附睾炎：附睾炎是临床上最常见的男性生殖道感染性疾病，成年人好发，青春期前非常少见。病原菌主要通过后尿道、输精管逆行感染。性活跃期的中青年衣原体感染较多，也可同时多种病原体混合感染。老年人则常常发生在前列腺术后、尿道器械操作后或长期留置导尿管之后，主要致病菌为大肠埃希菌属、葡萄球菌属、链球菌等。结核杆菌引起的附睾炎临床上也比较常见，大多同时合并生殖系统其他部位的结核，附睾结核超过一年以上者75%对侧也会发生。急性附睾炎一般单侧多发，双侧少见，也有两侧交替发生，往往累及同侧睾丸，受累睾丸肿胀、炎性反应明显；部分患者出现脓肿，结核可破溃形成皮肤窦道等，晚期可形成瘢痕组织闭塞附睾管。慢性附睾炎临床更常见，往往是急性感染治疗不彻底所致，但大部分患者初始感染较轻、症状较少并无急性发作史，未予重视，致使病变长期迁延；多局限在附睾尾部，长期纤维瘢痕化，影响附睾功能，更易导致附睾管梗阻。

（3）睾丸炎：睾丸炎可由血行或淋巴途径感染；但大多数急性睾丸炎是由附睾炎蔓延而

来，睾丸肿大、疼痛明显；而腮腺炎性睾丸炎临床症状往往较细菌性睾丸炎要轻。

第二节 对生育力及伴侣的影响

1. 对男性生育力的影响

男性生殖道感染对生育能力的影响比较复杂，是一个多因素导致的复杂的病理过程，可通过不同的机制影响男性的生育能力。

(1) 病原微生物及其产生的有害分泌物和局部产生的炎症反应直接对睾丸、附睾的损害，影响精子细胞的发生和成熟。其主要通过对精曲小管和精原细胞的直接损伤、微小血管的破坏等引起精子数量减少、精子成熟受阻、畸形精子增多或直接黏附精子使其运动受限。

(2) 超量的活性氧(ROS)对精子包膜脂质层和 DNA 的损伤引起精子细胞凋亡、顶体反应降低、三磷酸腺苷(ATP)下降、鞭毛功能障碍、凝集增加。

(3) 影响附属性腺分泌功能(前列腺、精囊、附睾等)，致使精浆物理、生化性质改变，并进一步影响精子成熟、获能、移动和凝集。

(4) 感染引起血－睾屏障受损，产生抗精子抗体，引起精子凝集反应、活力降低、顶体反应障碍等。

(5) 生殖道感染、炎症反应引起纤维化、瘢痕狭窄甚至闭塞，部分患者还可能因为顾虑和害怕而出现勃起功能障碍、射精功能障碍等造成少精或无精，从而影响生育。

(6) 治疗男性生殖系统感染的药物也可能有潜在影响生育能力的作用，这在一些体外试验中已得到了证实，应引起注意。

青春期及青春期后罹患腮腺炎者中有大约 20%并发睾丸炎，双侧睾丸受累者接近 1/3，单侧超过 2/3，受累睾丸中有 50%不同程度地发生萎缩；急性期过后逐渐进入慢性病理过程，出现精曲小管玻璃样变以及硬化，生精细胞减少或消失；青春期前发生或单侧睾丸受累者一般不影响生育，否则可引起严重的少精症或无精子症。

2. 生殖系统病原体对男性生育功能的影响

(1) 沙眼衣原体：一些对不孕症的研究表明，男性不育患者的衣原体感染率高于生育能力正常的男性。另一项研究分析了 90 名男性不育症患者和 190 名健康男性血浆中衣原体的免疫球蛋白 IgG 和 IgA 的滴度，较之正常人群，两者在不孕症男性血清中的滴度均明显升高。此外，不育症组中带有衣原体抗体的男性其精子活动度要低于正常对照组中没有衣原体抗体者。在衣原体感染组中，其精子浓度、精子活动度和正常精子形态比率等参数较对照组均有显著下降。总体而言，根据世界卫生组织的不育症诊断标准，衣原体感染组中的诊断符合率为 68.5%，而非衣原体组的诊断符合率仅为 1.9%。

衣原体和其他病原体的混合性感染也会影响男性的生育能力。一项研究报告了衣原体和人乳头状瘤病毒(HPV)混合感染对精液质量的影响。该研究纳入了 1003 名慢性前列腺炎患者，其中 71.3%的研究对象为衣原体感染，28.7%的研究对象为衣原体和 HPV 的混合感染。精液常规结果显示，在衣原体感染组中有 50.8%，而合并感染组为 66.8%，达到了 WHO 的弱精症诊断标准。

(2) 支原体：有研究显示，在不育症组中，有 13.3%的研究对象存在支原体感染，而这一比例在非不育症组中仅为 1.1%。另一项研究考察了解脲支原体感染和不育症的关系，该研究纳入了 1461 名特发性不育症男性和 375 名健康男性，其中不育症组解脲支原体感染率为 38.77%，而对照组仅为 9.06%。

(3) 淋球菌和梅毒螺旋体：有研究显示淋球菌感染与男性不育有关。通过对比 93 名不育症男性和 70 名健康男性发现，前者精液中淋球菌 DNA 的检出比例为 6.5%，后者的检出率为 0。在另一项前瞻性研究中，45 名男性在研究期间出现了淋球菌性尿道炎并继发了附睾睾丸炎。其中的 14 人先前精液常规检查正常并有生育史，但是在发生淋球菌感染后 2 年，精液常规检查正常者仅为 9 人。

虽然严重的梅毒感染可能造成精道梗阻和睾丸损伤，但尚无相关研究评价梅毒螺旋体对男性生育功能的影响。

(4) 病毒感染：有学者研究了 EB 病毒、巨细胞病毒和人类疱疹病毒 6 (HHV-6) 对男性生育功能的影响。这一研究纳入了 232 名不育男性，包含精索静脉曲张患者、特发性不育症患者、慢性泌尿生殖道炎症患者。通过 PCR 技术检测到含有病毒 DNA 的精液样本比例为 17.7%，其中巨细胞病毒感染在慢性泌尿生殖系统炎症的人群中最为普遍，该病毒感染还与精子计数下降相关。

近年来，人类乳头瘤病毒 (HPV) 感染引起了关注，一项研究调查了 200 名 18 岁男性志愿者中 HPV 的感染率。其中 100 名没有性生活史的男性均未发现 HPV 感染证据，而有性生活史的男性 HPV 感染率为 10%。与无感染组相比，感染组男性的精液参数，如 pH 值、精子浓度、精子形态均未见明显差异，但 HPV 感染者的精子活动度明显低于对照组 (37.7% vs 53.7%，$P<0.05$)。

有学者研究了人类免疫缺陷病毒 (HIV) 对男性生育功能的影响，纳入了 250 名男性 HIV 携带者和 38 名健康男性，对照组在精液量、精子浓度、精子活动度以及精子直线运动比例等方面均明显优于 HIV 携带组。不过，两组在精子形态及精液白细胞计数方面没有明显差别。在 HIV 携带者中，若 CD4$^+$ 的白细胞 $<200/mm^3$，其精液质量则会出现显著下降，主要表现在精子活动度和精子畸形率上。还有研究显示，HIV 携带者如果接受正规抗逆转录疗法，其生育功能可获得显著改善。

3. 对女性伴侣的影响

男性生殖系统感染对女性伴侣的影响主要有以下几点。

(1) 女性对男性伴侣生殖系统感染产生的顾虑、担忧，尤其是对性传播疾病的害怕和愤懑导致其回避或拒绝性交，进而可能带来生殖内分泌功能的紊乱，出现月经不调、排卵功能障碍。

(2) 未经治疗或治疗不彻底的男性通过性交直接将感染播散给女性伴侣引起盆腔炎、输卵管炎、子宫附件炎、阴道炎等女性生殖道感染，造成一系列病理生理改变，继而可带来女性生殖道的梗阻或不全梗阻，影响受孕；妊娠 12 周以后的流产往往与女性生殖道感染有关。

(3) 精子及其附属物也可通过受感染的女性生殖道进入体内，在女性产生抗精子抗体，影响精子的受精、着床等。

(4) 临床上男性生殖系统一些难以察觉的潜在感染或亚临床感染往往也可通过未加保护的性交直接传染给女性伴侣，应该引起男科医生的关注。

第三节　临床检测技术

男性生殖系统感染的临床检测根据不同取材来源的标本有多种多样。在留取标本时有一些需要注意的地方，否则会导致结果的不确定性和定位诊断的困难，影响临床判断。一般要求在留取标本前应清洗双手和外阴，中段尿液和初始尿液分别留取，尿道拭子应位于尿道口内至少 2cm 并稍加旋转；排尿后再留取前列腺液(参照前列腺炎章节)和精液标本；留取用于病原微生物培养的标本最好在使用抗生素之前。

男性生殖系统感染的临床检测主要包括两大类。

1. 对感染炎症的间接证据的检测

(1) 白细胞检测：初始离心尿沉渣中白细胞数＞5 个/HP；前列腺液中白细胞数＞(15~20) 个/HP；精液中白细胞或过氧化物酶阳性细胞≥$1.0×10^6$/ml。

(2) 前列腺液、精液物理、生化检测：包括容量、凝集、酸碱度、果糖、中性 a–葡萄糖苷酶、微量元素锌等测定。

(3) 免疫球蛋白测定：如检测血清中单纯疱疹病毒抗体 IgG，精液中衣原体 IgA、IgG 测定，或分泌物中病毒抗原测定等；这类检测虽然比较敏感但大多数特异性较差。

(4) 聚合酶链反应(PCR) 检测：针对感染微生物核酸分子(DNA/RNA)的检测，有较高的敏感性和特异性。因沙眼衣原体培养比较困难，目前该方法主要用于衣原体感染的诊断。

2. 对感染微生物的直接检测

(1) 直接涂片镜检：大多数生殖道感染的病原菌都可以通过简单的染色或在特殊条件下直接发现，如革兰氏阴性杆菌、念珠菌的菌丝和孢子体、阴道毛滴虫、结核分枝杆菌等；在被检物中发现细胞内存在革兰氏阴性双球菌即可诊断淋球菌感染，在高倍镜暗视野下找到苍白螺旋体即可诊断梅毒感染。

(2) 病原微生物培养和药敏试验：病原微生物培养是明确诊断男性生殖道感染最可靠的方法，其对临床隐匿性或亚临床感染的明确诊断尤为重要，也是指导临床药物选择、判断预后和转归的重要方法。

因为各种微生物不同的特点和不同的生长条件，在选择培养和药敏试验时要注意以下几点。

①在留取培养标本前应清洁外生殖器。

②选用无菌器皿留取标本，运送途中注意防止污染。

③淋球菌、衣原体等离体后不易存活，因此标本留取后要及时送检，以免出现假阴性结果。

④当送检标本仅仅培养出条件性致病菌时，菌落计数(革兰阴性杆菌、解脲支原体等)必须≥1000，同时结合临床方有意义。

第四节　诊　　治

男性生殖系统感染通常具有以下特点。

(1) 感染往往不只局限在某一个部位，常常伴有其他部位的生殖道感染。

（2）感染的病原微生物多种多样，有时候发生多重病原菌混合感染；近年来性病病原菌感染有增多趋势；由医疗操作引起的感染也有所增加。

（3）男性生殖道急性感染临床上容易辨认，但许多慢性感染由于症状、体征均不特异，相当部分患者无明显症状，加之精确的检测标本获得比较困难，给临床准确的定位诊断和治疗带来了一定的麻烦。

（4）有些长期反复、迁延不愈的患者会背上沉重的精神负担，身心受到伤害，常常需要采取心理、物理、药物甚至手术等综合治疗措施。

（5）男性生殖道感染的女性伴侣常常受累受到感染或双方互为感染源，因此治疗上应同时考虑到男女双方的因素。

一、诊断

1. 急性感染

男性生殖系统急性感染诊断常常比较容易，病史上应询问近期是否罹患泌尿系统及邻近脏器的感染性疾病，是否有过度劳累、局部外伤，是否进行过医疗操作，是否有不安全的性接触史等。临床上多急性起病，突发高热、寒战，排尿疼痛，排尿困难，是否伴有尿道分泌物，局部出现肿胀、疼痛或阴囊内触痛明显的包块；急性前列腺精囊炎还可出现全身菌血症、败血症的表现。

实验室检查尿液中出现大量白细胞或脓球，血常规检查发现白细胞总数和中性粒细胞明显上升。B超检查可发现肿大的睾丸附睾回声增强、回声不均匀、血流丰富，部分还可发现在前列腺精囊或睾丸附睾脓肿形成。诊断一般不难做出。

急性附睾睾丸炎要特别注意与睾丸扭转鉴别，睾丸扭转往往急性发病，一般没有明确的诱因，通常睾丸局部疼痛更剧烈，早期不出现发烧，超声多普勒探测睾丸动脉的血流是否改变常常可明确诊断。

2. 慢性感染

男性生殖系统的慢性感染，因为临床症状和体征的非特异性，明确的定位诊断有一定难度。病史上要重点询问既往是否曾经患过泌尿生殖道感染疾病，是否感染过性传播疾病，是否患有肺结核或其他部位结核，是否长期反复服用抗菌药物等。临床上一般表现为排尿不适、灼热、疼痛、尿频，下腰部、下腹、腹股沟区及会阴、阴囊坠胀、疼痛，部分患者还可出现勃起功能障碍、射精无力、射精疼痛、出现血精。

体格检查常常无特殊发现，部分患者可表现为尿道口发红，输精管、精索增粗，附睾不规则、质地不均匀，或可扪及附睾结节，B超检查可发现前列腺、精囊、睾丸、附睾回声增强、不均匀、包膜增厚，甚至还可出现钙化灶。

实验室检查在诊断生殖道慢性感染中具有十分重要的意义。前段尿液中或前列腺按摩后初始尿液中白细胞增加，前列腺液、精液中出现过量的中性粒细胞以及过氧化物酶阳性细胞增加，精液 pH 值、α-葡萄糖苷酶、锌含量等下降都提示可能存在生殖道感染。聚合酶链反应（PCR）检测血清或生殖道分泌物中病原微生物的抗原抗体也可间接提示感染的存在。在前段尿液、尿道拭子、前列腺、精囊液、外周精液以及附睾或睾丸穿刺抽吸液中涂片或培养检测到致病性微生物是明确诊断生殖道感染最重要的手段；非致病性微生物菌落计数超过一定数量再结合临床一般也可明确诊断。

二、治疗

1. 概述

男性生殖道感染治疗的目的是消除病原微生物，减轻症状，防止对组织器官结构和功能的损害以及感染的蔓延和扩散。

一般首先经验性选用广谱抗生素，待细菌培养和药敏试验回报后及时调整药物。抗生素的使用应尽量做到足量和足够的疗程以避免治疗不彻底。治疗结束后两周应再次留取标本做病原微生物鉴定判断感染是否已彻底治愈。

常用的抗生素有青霉素、头孢菌素类，四环素类，大环内酯类、氨基糖苷类以及氟喹诺酮类；抗真菌类、抗滴虫类、抗病毒类药物也常应用；对于由性传播疾病引起的男性生殖道感染则应根据不同的性病种类选择相应特效的抗生素治疗。此外，在治疗男性患者的同时应注意对其性伴侣的治疗指导。

2. 急性生殖道感染的治疗

(1) 一般治疗：包括抗炎、消肿、退热、止痛、静脉输液，适当休息、减少活动、适量增加饮水，局部还可采用物理治疗促进炎症水肿消退、减轻症状，托起睾丸、避免对病变部位的反复挤压，部分患者还需住院治疗。

(2) 抗生素：及时足量抗生素使用，早期静脉途径给药，待病情稳定后可改为口服，疗程为2～4周。

(3) 支持和对症治疗：出现排尿困难并发尿潴留者需保留导尿，一旦脓肿形成、感染又不能很好控制时要及时手术切口引流。

3. 慢性生殖道感染的治疗

(1) 一般治疗：包括非甾体类抗炎药物止痛，改善微循环，促进静脉回流，适当的物理治疗，热水坐浴；鼓励适当的体育锻炼，放松心情，改变不良生活习惯。

(2) 抗生素的使用：一定要维持足够的疗程，一般口服4～6周，对顽固性或耐药细菌也可静脉给药。

(3) 对症治疗：对伴有明显尿频、尿痛或排尿费力的患者可辅助 α 受体阻滞剂或 M 胆碱能受体阻滞剂。对一些疼痛比较顽固，明显影响到日常生活的患者可采用局部封闭治疗；已形成明显的炎性或瘢痕结节可手术切除。对一些长期迁延不愈，表现出顾虑、焦虑等明显精神症状者则应该辅以心理疏导治疗，并酌情给予情绪调节药物。

4. 男性生殖系统结核的诊治

(1) 感染来源：男性生殖系统结核多继发于泌尿系统结核或全身其他器官结核，由泌尿系统感染来源的结核较早累及整个生殖道，而由血行播散来源则常常先在附睾尾部发病，随后可蔓延到整个生殖系统。

(2) 临床特点：临床上除表现低热、乏力等全身症状外，局部出现尿频、尿急、尿痛或血精，可同时合并其他致病菌感染；大部分生殖系统结核病变过程缓慢，临床症状较少，仅仅出现生殖管道的结节样改变，附睾尾部硬结和输精管串珠样改变为其典型体征。晚期睾丸附睾结核与阴囊粘连、破溃，形成慢性窦道。B 超检查可发现前列腺、精囊、睾丸、附睾钙化灶。

(3) 治疗方法：生殖系统结核的治疗同全身结核治疗，抗生素选择每日异烟肼(200～

300mg)、利福平(300～600mg)、乙胺丁醇(25mg/kg)或吡嗪酰胺(1.5～2g)等联合用药,疗程为至少 6 个月,根据病情的恢复情况可适当延长治疗时间。如出现耐药菌株可加用喹诺酮类等二线抗结核药物。

对睾丸附睾结核结节、结核窦道,在持续抗结核治疗后可采用手术切除。在抗结核治疗过程中要注意辅助保肝治疗和随访患者的肝肾功能。

5. 腮腺炎性睾丸炎的诊治

腮腺炎性睾丸炎由腺病毒引发,睾丸肿大、疼痛、高热,阴囊皮肤水肿、睾丸触痛明显、可伴发鞘膜积液;大多数为单侧睾丸受累,也可双侧同时罹患,在腮腺炎发病后 4～6 天发生可明确诊断。有时无明显腮腺炎症状者应注意与急性非特异性附睾睾丸炎、睾丸扭转等疾病鉴别。治疗上大多以抗病毒和缓解症状为主,保护睾丸功能的诸多治疗措施也应该采用,还可以使用抗生素预防继发感染。

由于腮腺炎性睾丸炎对男性的生殖功能和睾丸发育具有显著的不良影响,其病程和预后备受关注。一般 10 天左右睾丸肿胀消退,50%的患者会逐渐发生睾丸萎缩,睾丸的雄激素分泌一般不受影响,但是睾丸的生精功能往往不同程度受累,严重者可以导致成年男子的无精子症。

【男性生殖系统感染对辅助生殖技术的影响】

男性生殖系统感染除直接损伤精子细胞、损伤 DNA,易引起人工授精、体外受精以及单精子卵胞浆内注射等辅助生殖技术失败,或死胎、流产、畸形胚胎增加,还可以通过减少精子的数量,造成精道梗阻,使获得足够数量正常的精子标本变得困难。尤其是在一些隐匿型或亚临床感染患者中,获取的精子标本容易造成受精卵和女性生殖道感染;在精子标本的转运和储藏过程中还可引起交叉感染。此外,由于感染造成精子数量、质量的下降,还可能影响到辅助生殖技术方式的不同选择,有的患者不得不选择单精子卵胞浆内注射的方法。

所以,在获取精子标本实施辅助生殖前必须对供精者严格筛查,排除全身及生殖道感染疾病,彻底治愈已有的感染病变,同时注意是否存在隐匿性感染的可能。对获取的精子标本采用充分洗涤的方法祛除病原微生物和可能被污染的传染性颗粒,以增加辅助生殖的成功率。

(邓庶民、王鑫修订　崔亮审阅)

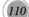

第七篇　其他常见疾病

第十五章　男性青春期发育相关疾病

第一节　男性青春期发育延迟

青春期是男孩向成人过渡的重要时期，其启动机制目前尚未完全阐明，可能受环境、遗传、代谢的影响，以及神经系统中多种神经肽（如 Kisspeptins、Nesfain-1、NPY、瘦素等）共同参与，直接或间接调控于下丘脑内分泌细胞，促使与非快速动眼相睡眠相关的促性腺激素释放激素（GnRH）的脉冲释放，GnRH 作用于垂体分泌黄体生成素（LH）和卵泡刺激素（FSH），LH 作用于睾丸间质细胞分泌雄性激素（T）从而促使青春期发育。

大多数男孩在 11～12 岁出现青春期发育，主要表现包括内外生殖器及第二性征发育、首次遗精、体格改变、大脑重塑、声音变调等。若男孩 14 岁及以上无性发育，睾丸长径＜2.5cm 或体积＜4ml，阴毛未现，则应考虑青春期发育延迟。

临床上根据男性青春期发育延迟的发病机制，主要将其分为以下四类：①体质性青春期发育延迟；②功能性低促性腺激素性性腺功能减退症；③低促性腺激素性性腺功能减退症，也称继发性性腺功能减退症；④高促性腺激素性性腺功能减退症，也称原发性性功能减退症。

一、体质性青春期发育延迟

此类为暂时性青春期发育延迟，与遗传因素有关，主要是青春期启动晚，比普通人群发育晚 2～3 年，无下丘脑-垂体-性腺轴的器质性病变，是正常青春期发育的变异类型。

【诊断标准】

1. 临床表现

(1) 与同年龄的儿童相比，往往只表现为青春期发育时间的推后和生长速度的缓慢。

(2) 面貌幼稚，声音细腻，无明显喉结突出和胡须生长，体型消瘦，身材偏矮，嗅觉正常，智力正常。

(3) 外生殖器幼稚，处于青春期发育前的阶段，阴毛、腋毛无明显生长，睾丸体积小于4ml 或睾丸长径＜2.5cm。

(4) 家族史：常有母亲初潮年龄比同时代同龄女性晚，或有父亲青春期发育延迟史。

2. 辅助检查

(1) 性激素检查：有助于评价性腺功能。睾酮（T）水平与卵泡刺激素（FSH）和黄体生成素(LH)水平均低于正常且上升慢。

(2) 骨龄片：可了解患者的实际骨龄。实际骨龄往往低于实际年龄 2~3 岁。

(3) 垂体核磁：除外下丘脑-垂体病变。

(4) 根据临床表现选择生长激素(GH)、三碘甲状原氨酸(T3)、甲状腺素(T4)、促甲状腺素(TSH)、促肾上腺皮质激素(ACTH)、皮质醇(COR)等检查。

(5) LHRH 兴奋试验：可帮助了解垂体-睾丸轴的功能。

【治疗原则】

1. 随诊观察

如年龄尚小，可随诊观察，每半年评价一次第二性征，外生殖器发育状况、性激素水平、骨龄、身高等。

2. 药物治疗

如患者青春期发育的时间明显晚于同龄人，骨龄明显落后于实际年龄，或家长及患者对生长发育有担心并因此影响到患者的心理健康，14 岁之后，可口服小剂量睾酮(40mg，2次/日)，定期检测 LH、FSH、T，观察发育情况。如仍未启动，则根据具体情况及患儿要求在治疗中观察。

二、功能性低促性腺激素性性腺功能减退症

常因其他系统慢性疾病或营养不良所导致的下丘脑-垂体功能障碍所致，去除其他系统疾病或其他影响因素之后可恢复正常的青春期发育，因此也称为暂时性青春期发育延迟。

【诊断标准】

1. 临床表现

(1) 男性第二性征发育延迟。完全性低促性腺激素性性腺功能减退症患者，因没有青春期发育的迹象，多面貌幼稚，身材矮小，睾丸体积及阴茎呈婴幼儿般大小。

(2) 可找到明确的慢性疾病病因，如结核、肝肾功能不全、血液病、甲状腺功能减退等原发病的表现。

2. 辅助检查

(1) 性激素检查：大多睾酮(T)水平与卵泡刺激素(FSH)和黄体生成素(LH)水平均低于正常。

(2) 骨龄片：骨龄落后于实际年龄。

(3) 其他：针对于全身其他系统慢性疾病的相关检查有助于鉴别诊断。如肝肾功能检测明确有无慢性肝、肾功能不全；血常规检测初步判断有无血液系统疾病；甲状腺功能检测明确有无甲状腺功能减退等。

【治疗原则】

治疗重点是去除原发病因，改善患者的营养状态。病因去除或营养状态改善后，青春期发育会自发出现。

三、低促性腺激素性性腺功能减退症

由于下丘脑或垂体功能障碍，导致垂体分泌促性腺激素不足，进而出现青春期发育异常。常见于包括特发性低促性腺激素性性腺功能减退症、Kallmann 综合征、Laurence-

Moon-Biedl 综合征、Prader-Willi 综合征等，垂体和下丘脑部位及其附近区域的占位性病变，以及炎症、外伤或放射治疗等物理、化学因素所致的下丘脑或垂体功能损伤。

【诊断标准】

1. 临床表现

(1) 男性第二性征发育延迟。

(2) 根据青春期发育时间的早晚和严重程度的不同，可表现为已经启动的青春期发育终止、青春期发育迟缓或完全没有青春期发育。

(3) 部分性低促性腺激素性性腺功能减退症患者，由于下丘脑 – 垂体保留了一定的功能，垂体可分泌一定量的促性腺激素，于是青春期发育启动时间可能正常或只是稍微延后。

(4) Kallmann 综合征患者可有面部中线发育异常，如唇裂、腭裂，常有嗅觉功能减退或缺失，睾丸体积可大于 4ml，但质地偏软。

2. 辅助检查

(1) 性激素：T、FSH 和 LH 水平均低于正常。

(2) 骨龄片：骨龄落后明显。

(3) 鞍区、垂体 MRI 检查：有助于了解垂体发育状况及排除占位性病变。

(4) 根据临床表现选择生长激素(GH)、三碘甲状原氨酸(T3)、甲状腺素(T4)、促甲状腺素(TSH)、促肾上腺皮质激素(ACTH)、皮质醇(COR)等检查。

(5) 基因检测：有助于一些特殊类型的低促性腺激素性性腺功能减退症的诊断。如 Kallmann 综合征患者，可能存在 KAL – 1 和 FGFR – 1 等基因突变。

【治疗原则】

1. 雄激素替代治疗

无生育要求者，可行睾酮替代治疗，以症状改善为主，可以促进男性第二性征发育。

2. 促性腺激素或脉冲式促性腺激素释放激素

成年已婚的低促性腺激素性性腺功能减退症患者，若有生育子女的要求可以选择促性腺激素，起始剂量为：绒促性素 500～1000IU/次，2 次/周，尿促性素 75IU/次，2 次/周；或脉冲式促性腺激素释放激素(GnRH 或 LHRH)治疗，促进其睾丸的发育，启动精子的发生和成熟。

3. 其他内分泌激素替代治疗

对于身材明显矮小的患者，应考虑到垂体前叶功能减退，同时还存在着生长激素、甲状腺激素或肾上腺皮质激素缺乏的可能性。在明确诊断后，首先予以肾上腺皮质激素和甲状腺激素替代治疗，然后予以生长激素治疗，最后才考虑雄激素替代治疗。

四、高促性腺激素性性腺功能减退症

此类疾病根本病变在于睾丸组织本身，因睾丸自身功能障碍所致，常见于有先天性性腺发育不全或缺如、睾丸外伤、感染后的睾丸炎及自身免疫性睾丸炎、染色体核型异常所致的 Klinefelter 综合征患者等。

【诊断标准】

1. 临床表现

单以男性第二性征发育延迟就诊者较少。除先天性无睾症或睾丸功能严重损伤外，多数青春期发育启动时间可以正常，也可有一定程度的男性第二性征发育，但不能达到完全正常水平。如克氏征常见乳房发育，睾丸体积多小于2ml，且质地偏硬。

2. 辅助检查

(1) 性激素检查：FSH 和 LH 水平明显升高，睾酮水平低或接近正常。

(2) 染色体核型分析：明确有无染色体核型异常导致的高促性腺激素性性腺功能减退。

【治疗原则】

雄激素替代治疗。

（张新荣修订　张国辉审阅）

第二节　包皮过长与包茎

一、包皮过长

包皮过长是指阴茎在疲软状态下，包皮覆盖阴茎头及尿道口，但包皮上翻后能露出阴茎头和尿道口。幼年时期大部分处于包皮过长状态，随着成长，青少年期包皮自然上翻后露出阴茎头。

【诊断标准】

1. 临床表现

包皮覆盖于阴茎头和尿道口，包皮上翻则可露出尿道口和阴茎头。养成良好的卫生习惯，经常翻起包皮进行清洗，可无临床症状和并发症发生。长期不能充分清洗，易发生包皮阴茎头炎，表现为包皮红肿、瘙痒，甚至出现疼痛。包皮口有脓性分泌物溢出，或有小溃疡及糜烂，反复感染可致包皮与阴茎头粘连、尿道外口狭窄等。目前临床常见糖尿病合并包皮阴茎头炎及继发包茎患者，甚至以此主诉首诊糖尿病，应引起临床重视。炎症还可以表现为包皮阴茎头红肿渗出，包皮纵行皲裂，皮肤弹性变差，上翻包皮困难。

2. 辅助检查

包皮过长导致包皮阴茎头炎者，可以化验血、尿常规及血糖，明确感染情况及是否合并糖尿病；查包皮分泌物培养，可明确致病菌情况。

【治疗】

(1) 观察等待：包皮过长是否需要做包皮环切术，目前尚无一致意见。包皮过长者若无炎症发生，经常翻起包皮进行清洗，可不必手术。

(2) 包皮环切术：儿童因包皮口狭窄妨碍排尿或反复感染者；成年人包皮过长反复感染者可行包皮环切术。术后对阴茎清洁及预防阴茎癌等方面有一定效果。

(3) 手术禁忌证包括：①尿道畸形；②小阴茎；③隐匿性阴茎及埋藏阴茎；④蹼状阴茎；⑤阴茎弯曲畸形等。

二、包茎

包茎是指包皮口狭窄，包皮紧包住阴茎头，无法将包皮上翻而不能露出尿道口和阴茎头。

包茎分为先天性(又称生理性)和后天性。新生儿及婴幼儿包皮与阴茎头之间有粘连,这是生理现象,属于先天性包茎。随着年龄的增长,阴茎逐渐发育并伴随着夜间的阴茎勃起,包皮与阴茎头之间的粘连逐渐消退,包皮相对退缩,多数包皮过长随之消失,青春期以后包皮退缩露出尿道口并可上翻后露出全部阴茎头。严重包茎的小儿会发生排尿困难,甚至影响阴茎发育。后天性包茎多是继发于各种原因引起的包皮阴茎头炎、包皮及阴茎头损伤、瘢痕挛缩、无弹性和扩张能力等,这些一般不能自愈。后天性包茎部分伴有尿道外口狭窄。

【诊断标准】

1. 临床表现

(1) 包茎:包皮口狭窄,时有排尿时包皮鼓起如球状,可导致排尿困难、尿线变细。长期尿流不畅,严重时可引起上尿路扩张、感染等并发症。

(2) 嵌顿包茎:是包皮过长或包茎的并发症,由于狭窄的包皮上翻至阴茎头后方后,如未能及时完全复位,包皮环将阻碍静脉及淋巴回流,导致狭窄环远端包皮及阴茎头水肿,使包皮不能复位。表现为疼痛剧烈、包皮水肿,其上缘可见狭窄环,阴茎头呈暗紫色,嵌顿时间过长,易导致阴茎头缺血、感染、溃烂,甚至坏死。

2. 辅助检查(严重包茎患者)

(1) 肾功能测定:测定血肌酐、尿素氮、内生肌酐清除率,了解肾功能情况,可除外包茎导致排尿困难所致的肾损伤。

(2) 超声检查:肾、输尿管、膀胱超声,测定残余尿量,明确有无包茎导致尿道口狭窄排尿困难引起的尿路梗阻、肾积水。

【治疗】

1. 保守治疗

儿童时期包茎如无明显的并发症可以继续观察。如出现排尿困难、反复包皮及尿路感染时,可考虑行包皮口扩张或包皮环切术。

2. 包皮环切术

一般包茎均可采用包皮环切术,尤其适用于:①包皮口有纤维性狭窄环;②反复发作包皮阴茎头炎;③儿童包茎如无纤维狭窄环,可试行气囊扩张治疗,目的是扩张包皮腔及包皮口。包皮环切术式包括传统的手切法和利用器械(一次性包皮切割吻合器、一次性包皮环扎器等)的切割法。

3. 紧急处理

嵌顿性包茎需紧急处理,大多数均可经手法复位。如手法复位失败,条件不允许时,行包皮背侧切开术,要充分切开狭窄环,待包皮消肿后可行包皮环切术;若嵌顿包皮已经破溃或情况允许,可急诊行包皮环切术。

第三节 小 阴 茎

小阴茎是指外观正常的阴茎长度小于正常阴茎长度平均值 2.5 个标准差以上的阴茎。(阴茎长度测定大多采用 Feldman 方法,即将疲软状态下的阴茎置于伸展状态,沿阴茎背侧,从耻骨联合到阴茎头顶所得的长度)。一般认为国内成人阴茎疲软时<4cm,拉长时<7.5cm即为小阴茎。

【诊断标准】

1. 临床表现

(1) 诊断标准：一般国内成人诊断标准为阴茎疲软时＜4cm，拉长时＜7.5cm。患者常伴有性腺发育不良及男性第二性征发育差等。小阴茎的诊断应排除蹼状阴茎和隐匿阴茎。

(2) 病史与体检：询问家族史、生育史、有无嗅觉、早期聋哑、视力差等病史。还应注意有无与染色体、脑发育异常有关的体征，如眼距宽、耳廓位置低，并指（趾）、多指（趾）等，同时应了解阴囊发育情况及睾丸位置、数量及大小。

2. 辅助检查

(1) 染色体检查可除外染色体核型异常造成的小阴茎。

(2) 头颅 CT 或 MRI 检查可除外下丘脑、垂体病变。

(3) 促肾上腺皮质激素（ACTH）激发试验可除外肾上腺皮质功能不全。

(4) 检查性激素，必要时查 GnRH 兴奋试验与 HCG 兴奋试验；检查促甲状腺素（TSH）、生长激素（HGH）及泌乳素（PRL）等。可鉴别其他内分泌腺体疾病。

(5) 骨龄片检查可了解患者骨骼发育情况。

(6) 泌尿生殖系超声检查可了解患者泌尿生殖系统发育情况。

【治疗】

小阴茎的治疗目的是尽量恢复阴茎长度，满足其生理及心理需求，恢复自尊、自信。

1. 内科治疗

视性激素的情况，可以使用人绒毛膜促性腺激素（2000～3000IU，2 次/周，肌内注射），尿促性腺激素（75IU，2 次/周，肌内注射），睾酮（80～160mg/d，分 2 次口服）等，可单独或联合应用，疗程为 1～2 年。

青春期前的患者可以先观察到青春期，视患者的身高情况（需先了解父母的身高）再决定治疗时间。注意区别下丘脑功能异常及青春期延迟带来的激素水平不足。

如患者有心理障碍，需检测焦虑量表、抑郁量表及生活质量指数等，可以同时行心理指导。

2. 外科治疗

青春期后诊断明确，应尽早手术，以减少心理障碍。术前详细介绍手术过程及术后可能出现的不良反应。除常规术前检查外，进一步查勃起功能。

手术行阴茎延长术加增粗术。阴茎延长术常采用冠状沟下环形切口或阴茎根部弧形切口，脱套后行阴茎悬韧带部分切除，用 3-0 可吸收线，在阴茎的 2、4、8、10 点处白膜与周围皮下真皮层固定。关于小阴茎头的治疗，目前国内尚没有良好的组织工程材料。阴茎增粗术常采用自体或异体脱细胞真皮组织，效果确切，尚未见明显、严重的不良反应。

第四节 隐匿阴茎

隐匿阴茎是指由于耻骨前阴阜阴囊基部脂肪垫过厚，或是阴茎内膜组织发育异常形成纤维条索，使正常大小的阴茎隐匿于耻骨前皮下，外观阴茎短小，包皮口与阴茎根部距离短。

【病因】

(1) 耻骨前脂肪堆积。

(2) 阴茎皮肤发育障碍。

(3) 阴茎内膜发育异常。

(4) 阴茎异常增生的纤维条索。

(5) 阴茎术后瘢痕等其他原因引起的。

隐匿阴茎的种类较多，大部分患者是下腹部特别是耻骨前脂肪堆积而使阴茎埋藏于皮下；少部分患者是内膜组织发育不良和皮下纤维条索的存在所引起。

【诊断标准】

1. 临床特点

隐匿阴茎主要靠体格检查就能诊断，并需与小阴茎鉴别。临床特点包括：阴茎外观短小；隐匿在皮下的是正常发育的阴茎体；用手向后推挤阴茎根的皮肤见有正常阴茎体显露，松开后阴茎体迅速回缩；排除其他阴茎畸形，如尿道下裂或上裂，特发性小阴茎等。

2. 辅助检查

(1) 仪器检查：超声检查可了解皮下阴茎发育情况。

(2) 内分泌指标检查：评估下丘脑－垂体－性腺轴功能情况与单纯肥胖引起阴茎发育不良相区别。

【治疗】

1. 内科治疗

(1) 肥胖患者需要通过锻炼身体等方式减去会阴部脂肪。

(2) 如患者有心理障碍，可以在外科治疗的同时行心理指导。

2. 外科治疗

手术方法多样性，手术治疗目的是阴茎皮肤内膜松解、切除纤维索带、阴茎皮肤塑形，必要时去脂肪，行阴茎延长术。

(崔万寿修订 薛健审阅)

第十六章 阴茎疾病

第一节 阴茎损伤

阴茎损伤是由于暴力或者器具(刀、机器、枪弹等)作用于阴茎，造成阴茎水肿、出血，甚至撕脱、折断或离断等不同程度的伤害。阴茎位于身体的隐蔽部位，在疲软状态下活动度较大，所以阴茎损伤比较少见。

【诊断标准】

1. 临床表现

(1) 外伤史：阴茎损伤一般都有明确的受伤病史。如：粗暴性交；手淫时强力弯曲阴茎或者碰撞硬物、意外事故等。

(2) 阴茎挫伤：主要表现为皮肤水肿、阴茎肿胀、皮下淤血及大小不等的瘀斑，伴有疼痛。

(3) 阴茎折断：是指阴茎在勃起状态下受到直接外力作用，造成白膜及阴茎海绵体破裂，多发生在一侧。常在性交或手淫时患者或性伴侣可听到"咔擦"响声，患者感觉剧痛，阴茎随即疲软；损伤局部肿胀，形成血肿和弯曲畸形，皮肤呈青紫色。若 Buck 氏筋膜完整，血肿局限于阴茎，呈现典型的"茄子征"；若 Buck 氏筋膜破裂，出血可向阴囊、会阴部和下腹部延伸，出现典型的"蝴蝶征"；出血量较大时，患者可出现休克症状。局部触诊折断部位质地较坚实，可触及有肿胀感的孤立包块，伴有明显触痛，阴茎皮肤可在上面来回滑动，为阴茎折断所特有的"滑动征"。

(4) 阴茎绞窄：多因为性欲异常、精神失常或恶作剧等原因将环状物套入阴茎所致。在环状物套入远端阴茎包皮和阴茎头可出现水肿；如环状物长时间未去除，则会出现阴茎感觉减退甚至丧失，阴茎皮肤、海绵体组织缺血糜烂、疼痛甚至坏死。

(5) 阴茎脱位：阴茎受严重外力后，造成阴茎、耻骨韧带及支持组织撕裂，使阴茎脱离原来的位置，移位到腹壁、阴囊、会阴或腹股沟皮下。局部出现血肿，伴有疼痛。

以上为闭合性阴茎损伤。

(6) 阴茎截断：多因他人伤害、自残、意外事故等使得阴茎部分或全部离断。阴茎截断累及海绵体往往合并大出血甚至休克、疼痛，是严重的阴茎损伤，需要急诊手术治疗。如是刀割伤所致，则断端创缘一般较整齐。

(7) 阴茎咬伤：动物咬伤性离断性损伤，一般表现为疼痛、出血、水肿，阴茎远端往往缺失；人口交咬伤一般多为表浅损伤，伴有疼痛、水肿，严重可出现血肿。

(8) 阴茎皮肤撕脱：撕裂的皮片多呈以会阴为顶点、阴茎根部或耻骨联合为基边的三角形，深达会阴浅筋膜和白膜之间，常伴有阴囊皮肤撕脱，甚至累及会阴部，撕脱多半损伤表浅，一般不累及较深的阴茎海绵体、尿道和睾丸。一般表现为出血、疼痛、水肿，严重可导致皮下血肿。

(9) 包皮系带断裂：包皮系带因解剖异常或反复感染造成系带过短，性交时用力过猛所致。断裂后疼痛严重，伴有出血，有小动脉损伤可见活动性出血不止。

(10) 阴茎贯通伤：多由刀、枪弹所致，受伤部位有程度不等的裂伤、出血、坏死或缺损，伴有疼痛，常合并其他外伤。

(11) 合并尿道损伤：可出现排尿困难、尿道外口滴血或有血液流出，严重时可出现尿外渗甚至尿潴留。

2. 辅助检查

根据病史、症状、体征即可做出诊断，无需作辅助检查。如果无法确定是否合并尿道损伤以及白膜损伤等阴茎内部结构损伤时，常需要借助辅助检查来明确诊断。

(1) 尿常规：尿中见红细胞增多常提示尿道损伤。

(2) 创面细菌培养：当发生动物咬伤性损伤时，需要做细菌培养，以指导术后用药。

(3) 逆行尿道造影：可提示尿道损伤部位、裂口大小。

(4) 阴茎海绵体造影：可显示阴茎损伤的部位。但因造影剂对勃起组织有损伤及超声技术的日臻完善，此法不作为常规检查。

(5) 彩色多普勒超声检查：可清晰准确地显示白膜破裂部位、大小及血肿的范围。已被广泛采用。局限性在于难于发现小的裂口。

(6) MRI：可清晰显示阴茎的解剖，包括血管，可以鉴别阴茎血管损伤和阴茎假性折断，而且为无创检查，是理想的检查方法。

【治疗】

阴茎损伤只要处理及时，一般预后良好，但后期可能出现勃起功能障碍、阴茎弯曲畸形、阴茎勃起疼痛、阴茎血管并发症(动脉瘤、动-静脉瘘)、海绵体尿道瘘、阴茎硬结等并发症。各种阴茎损伤原因及受伤程度不同，处理方法各异。

(一) 阴茎挫伤

1. 保守治疗

轻度损伤患者不伴有尿道损伤可选择暂时休息、禁欲、局部保持清洁并尽量卧床，减少活动、镇痛、镇静，渗血期冷敷、出血停止后热敷。

2. 手术治疗

血肿明显，张力较大或皮下有活动性出血，可行穿刺或切开引流，清除血肿，加压包扎止血。如合并尿道损伤者，根据损伤程度，可选择留置导尿、尿道修补、尿道成形术或者膀胱造瘘，二期修补。

(二) 阴茎折断

1. 保守治疗

保守治疗适用于裂口较小、无尿道损伤的患者，包括加压包扎、尽量卧床、减少活动、冰袋冷敷、后期热敷、镇痛、镇静、注射链激酶及抗雄激素治疗。血肿明显，可穿刺清除瘀血。

2. 手术治疗

由于保守治疗并发症发生率较高(44%)，故多主张早期手术清除血肿、探查裂口、彻底止血及缝合破裂的白膜。怀疑尿道损伤时应及时手术探查和修补，并留置导尿或耻骨上膀胱造瘘。

(三) 阴茎绞窄

处理原则是尽早去除绞窄物而不发生附加损伤。如远端发生坏死，需行阴茎部分切除术或待其脱落后再行处理。残留部分过短（<3cm）不能完成性生活的择期行阴茎再造术。

（四）阴茎脱位

尽早切开，清除血肿，使阴茎复位，缝合支持韧带，吻合尿道，并留置尿管或者耻骨上膀胱造瘘。

（五）阴茎截断

(1) 阴茎根部上止血带止血，创口清创，同时抗休克治疗。

(2) 妥善处理离断的远端阴茎，远端阴茎用低温抗生素盐水清洗后再用低温肝素盐水冲洗，低温保存；清除坏死组织，剪除远端多余的皮肤，尽量用近端皮肤修复。

(3) 阴茎再植：运用显微外科技术外翻吻合阴茎背浅静脉和背深静脉；再吻合两条阴茎背动脉；最后吻合两条背神经。为增加移植物存活的概率，至少要吻合一条阴茎背动脉和一条阴茎背深静脉。

(4) 术后处理：加压包扎固定要适中，抗生素预防感染，给予右旋糖酐、阿司匹林或者低分子肝素等扩血管和抗凝治疗，抗痉挛，保持病房安静、舒适和空气新鲜，病房内严禁吸烟。辅助治疗可用高压氧、局部红外线理疗，注意保温。术后采用多普勒监测移植物血流情况，远端出现坏死则及时切除，择期行阴茎再造术。

（六）阴茎咬伤

(1) 注射破伤风疫苗和根据不同动物咬伤注射相应的疫苗。依据细菌培养，给予敏感的抗生素。

(2) 彻底清创，尽可能保留有生机的组织尤其是海绵体，以利于阴茎再造。妥善处理尿道，暂时性耻骨上膀胱造瘘。

（七）阴茎皮肤撕脱

(1) 止痛、镇静，给予抗生素、破伤风类毒素。

(2) 及时、彻底清创，保留尚有生机的皮肤。皮肤缺失少，可游离周围皮肤做无张力缝合；皮肤大量缺失，多主张采用中厚皮片植皮或下腹部皮瓣移植。

(3) 伴有尿道损伤者，一般留置导尿即可。损伤严重的行尿道修补或成型术。

（八）包皮系带断裂

包皮系带主要是固定阴茎方向的作用，断裂后主要以止血、止痛治疗为主。裂口较小，出血较轻时可单纯消毒，弹力绷带加压包扎，反之，可以行包皮系带成形、电凝、间断缝合等，而不主张单纯的原位系带缝合。

（九）阴茎贯通伤

立即扩创并修补缝合伤口，探查有无尿道及血管损伤，尤其注意阴茎血管的修复。

第二节　阴茎硬结症

阴茎硬结症(Peyronie 病)，亦称为阴茎纤维性海绵体炎，是指阴茎海绵体白膜下以纤维细胞增殖为特征的炎症反应，纤维增厚形成白膜斑块，可伴有钙化或骨化。由于阴茎白膜斑块形成导致勃起疼痛，阴茎向斑块侧弯曲。随着时间的推移，勃起疼痛可以缓慢自发地消退，但阴茎弯曲不会改善。现多认为该病与性生活时阴茎局部反复损伤与损伤后修复、纤维素化和胶原沉积及遗传体质有关。危险因素包括高血压、高脂血症、吸烟、动脉粥样硬化、糖尿病及长期手淫等。值得一提的是，有泌尿生殖系统侵入性操作史，如导尿、膀胱镜检查、TURP等，该病的发生危险性高16倍。

【诊断标准】

（一）临床表现

1. 症状

患者多为40～60岁的中年人。勃起疼痛或性交痛，疼痛大多可以忍受，随着时间推移，疼痛减轻或者消失。阴茎弯曲，弯向患侧，由于斑块多位于阴茎背侧，导致阴茎背侧弯曲。阴茎缩短，由于硬结的牵拉，使得白膜的延展性受限。勃起或不勃起时阴茎都有可能缩短。勃起功能障碍为阴茎硬结症晚期的特征，原因包括心理因素（焦虑、紧张、不安）和器质性因素（动脉疾病、静脉闭锁障碍等）。

2. 体征

阴茎硬结多发生在背侧，触诊可触及一个明显的斑块或硬结区，无触痛，大小不一，单个或多个，也可呈索状。

概括起来，阴茎硬结症可分为：①早期（急性期，一年半以内）三联症：结节、斑块，痛性勃起和勃起时阴茎变形；②晚期（慢性期，一年半以后）三联症：阴茎较硬斑块，勃起时阴茎变形和勃起功能障碍。

（二）辅助检查

1. 超声检查

超声检查可以评估阴茎硬结斑块的位置及大小，并可监测病情及治疗进展。高频率（20MHz）探头分辨率高，有助于分辨微小病变，同时可以清晰地显示阴茎段尿道的结构和局限性受压时尿道变窄的情况。低频率（7.5 MHz）探头可显示阴茎的二维结构，并能显示阴茎血流情况。两者结合使用可以指导手术医师合理地制定治疗方案。

2. 彩色双功能超声检查（CDU）及阴茎海绵体造影

阴茎海绵体注射血管活性药物或用真空勃起器使阴茎在勃起时进行检查，可以了解阴茎海绵体的结构、白膜、背动脉和海绵体动、静脉功能。同时测量阴茎长度及阴茎弯曲角度。

3. 磁共振成像

磁共振成像可以提供阴茎结构不重叠的影像，用以详细评估阴茎功能，对手术治疗效果进行预测。

【治疗】

（一）保守治疗

保守治疗为首选的治疗方法。

1. 口服药物

（1）维生素E：是一种抗氧化剂，价格低廉、安全，具有一定的疗效，应用广泛。

（2）秋水仙碱：是一种抗痛风药，具有抗纤维化及胶原沉淀的作用，已经作为治疗急性获得性阴茎硬结症的一线药物，尤其是对于无心血管病史、发病6个月以内、阴茎弯曲＜30°的患者效果良好。

（3）他莫昔芬：是非甾体类抗雌激素药物，还能抑制成纤维细胞释放TGF而具有抗纤维化作用。

（4）左旋肉碱：是一种天然的代谢媒介，可使长链脂肪酸进入肌细胞线粒体，促进能量代谢。该药还可抑制乙酰辅酶 A，从而有助于损伤细胞的修复。在减轻疼痛、抑制病情进展、改善阴茎弯曲及缩小硬结等方面效果显著。基本无副作用。

2. 中医治疗

中医治疗作为我国特有的治疗手段已取得了较好的疗效。滋补肝肾之阴，以柔肝体，润宗筋；以活血化痰，软坚散结，使气血流畅，痰凝得化，则硬结得消，弯曲得直，性功能得复。

3. 局部注射治疗

（1）醋酸确炎舒松 A：具有抗炎、抗过敏及抑制胶原纤维增生的作用，对早期阴茎硬结症效果较好。

（2）维拉帕米（异搏定）：为一种钙通道阻滞剂，能抑制胶原纤维、葡糖胺聚糖、纤维连接蛋白等的合成和分泌，对于病灶没有钙化、阴茎弯曲＜30°的患者效果明显。

4. 物理治疗

音频电疗、二极管低能量激光、负压吸引、体外冲击波等也可选用。

（二）手术治疗

1. 适应证

手术治疗适用于经药物治疗无效、阴茎严重弯曲、难以完成性生活，以及由于畸形、阴茎严重缩短导致的性功能障碍或引起性伴侣不适感的患者。手术时机必须选择在病情稳定后实施，病情至少稳定 3 个月，一般为起病后的 12～18 个月。

2. 术前评估

术前需要对患者的病史、性生活史、阴茎弯曲程度、阴茎长度、勃起硬度、硬结状况及阴茎血管状态做仔细地评估，以预估术后勃起功能的情况，同时详细评估患者的期望值，做好术前沟通。

3. 手术方法

（1）阴茎缩短术（Nesbit 术、单纯白膜缝合折叠术、16-dot 技术）：适用于阴茎斑块对侧部位突出于表面、勃起功能尚好、阴茎长度足够、弯曲角度＜60 度、没有沙漏样畸形的患者。在阴茎最大弯曲的对侧凸面切除椭圆形白膜，缝合白膜，或单纯折叠白膜，缩短硬结对侧的阴茎海绵体，使两侧阴茎海绵体在勃起时等长、对称。

（2）阴茎延长术（斑块切开＋补片移植）：适用于弯曲严重导致阴茎缩短、弯曲角度＞60度、阴茎狭窄或有沙漏样畸形的患者。手术切开斑块而不切除，用白膜替代材料修补白膜，可减少术后勃起功能障碍的发生率。白膜替代材料可选取自体大隐静脉、口腔黏膜、生物材料或人工合成材料等。

（3）阴茎假体植入术：适用于对药物治疗无效的勃起功能障碍患者。除非阴茎严重畸形，在放置假体时必须切除阴茎斑块并用白膜替代材料修复白膜外，阴茎斑块可以不切除。

第三节　阴茎弯曲

阴茎被覆的各层组织包括皮肤、Dartos 筋膜、Buck 筋膜、白膜及尿道海绵体和阴茎海绵体的弹性和顺应性均匀对称，当阴茎勃起时使其处于伸直状态。但当上述弹性组织一旦发生不对称，阴茎勃起时就会发生弯曲。阴茎弯曲可向不同方向，也可伴有阴茎旋转。轻微的阴茎弯曲对性生活没有影响，但当弯曲角度较大（>30°）时往往影响阴茎插入，勉强插入可能造成男、女双方性交不适，甚至阴茎损伤。同时对男性的性心理常会产生不良影响。阴茎弯曲可分为先天性和后天性阴茎弯曲。先天性阴茎弯曲多认为是在胚胎期因雄激素缺乏或不敏感导致阴茎和尿道发育停顿或不良所致。后天性阴茎弯曲多继发于阴茎损伤、感染或阴茎硬结症（Peyronie 病）等。

【诊断标准】

（一）临床表现

1. 先天性阴茎弯曲

根据 Donnahoo 分型（1998 年），可分为以下四型。

（1）Ⅰ型（皮肤型）：牵拉阴茎，阴茎一侧皮肤缩短，可与阴茎体粘连。勃起时阴茎弯曲向皮肤紧张侧，尿道海绵体正常，无尿道缺损，尿道开口正常。

（2）Ⅱ型（筋膜型）：阴茎一般较小，青春期前既有典型的阴茎勃起时下曲，或阴茎下曲于青春期后加重。可伴有阴茎扭转。包皮呈轻微"头巾样"改变或阴茎阴囊皮肤交接处附着点过高。牵拉阴茎，腹侧可触及发育不良的纤维条索样组织。尿道海绵体可部分缺如，重者尿道可呈膜状。尿道开口正常。

（3）Ⅲ型（海绵体型）：就诊者多为 18～30 岁青壮年。尿道外口开于阴茎头的腹侧面，接近于正常位置；远端尿道不同程度地呈膜状，紧贴附于阴茎腹面；阴茎包皮呈头巾状覆盖于阴茎背面；腹面包皮缺如。阴茎弯曲可向任何方向，阴茎疲软状态下大小正常，勃起时阴茎巨大，弯曲角度平滑，弯曲可累及整个阴茎悬垂部。

（4）Ⅳ型（尿道型）：由于尿道过短牵拉阴茎头向下低垂，阴茎体向上凸起呈"弓"形。勃起时尤为明显。

2. 后天性（获得性）阴茎弯曲

（1）损伤史：包括性交损伤、手淫损伤、反复尿道操作、阴茎硬结症及其他外伤等。

（2）阴茎向患侧方向弯曲。开放性损伤可见皮肤瘢痕愈合创口，可与阴茎体粘连；阴茎可触及到硬结等瘢痕组织。闭合性阴茎损伤在阴茎局部愈合的部位可触及到结节或硬结区。尿道损伤者尿道海绵体可触及到不规则、质硬的包块。

（二）辅助检查

人工阴茎勃起试验：待阴茎完全勃起后，选择与阴茎弯曲垂直的角度拍照，测量弯曲角度。

【治疗】

轻度的阴茎弯曲可随访观察。当弯曲角度较大（>30°）时，往往会影响阴茎插入或者引起性交痛，甚至性交过程中发生阴茎折断，需要手术纠正阴茎弯曲。手术原则：①切除尿道海绵体和阴茎海绵体之间的纤维条索，使尿道松解、延长；②适当缩短阴茎海绵体背侧的长度；③尿道延长或尿道成形。

（1）单纯阴茎皮肤脱套：适用于皮肤型阴茎弯曲及部分后天性阴茎弯曲患者。

（2）阴茎皮肤脱套+纤维条索切除：适用于筋膜型阴茎弯曲。当单纯阴茎皮肤脱套，人工勃起试验证实仍不能矫正阴茎弯曲，则需要切除发育不良的 Buck 筋膜和 Dartos 筋膜形成的纤维条索。

(3) 阴茎皮肤脱套+纤维条索切除+尿道松解或尿道成形：适用于尿道型阴茎弯曲患者。当上述两种术式仍不能矫正阴茎弯曲，则需要完全游离尿道，少数阴茎弯曲患者可以得到矫正；多数患者需要切断尿道，取替代材料延长尿道，阴茎弯曲方能矫正。

(4) 阴茎白膜折叠术：适用于阴茎足够长的阴茎弯曲患者，如海绵体型阴茎弯曲。

(5) 白膜楔形切除术和(或)补片移植法：适用于阴茎弯曲严重、阴茎较短的患者。采用阴茎海绵体自体白膜、口腔黏膜、睾丸鞘膜、生物材料或人工材料等延长弯曲侧白膜。

第四节　阴茎异常勃起

阴茎异常勃起是指与性欲和性刺激无关，持续 4 小时以上的阴茎勃起。可分为低流量型(静脉型、缺血性)(LFP)和高流量型(动脉型、非缺血性)(HFP)，其中以低流量型阴茎异常勃起较常见。

1. 低流量型阴茎异常勃起

低流量型阴茎异常勃起是临床最常见的阴茎异常勃起，其特点是阴茎海绵体静脉流出量减少，血液滞留，海绵体内压力增高、动脉血流入量减少，甚至停止。患者多表现为阴茎坚硬和阴茎疼痛。阴茎海绵体血气分析表现为缺氧和酸中毒。

2. 高流量型阴茎异常勃起

高流量型阴茎异常勃起是一种少见的阴茎异常勃起类型，多由阴茎海绵体动脉或分支损伤形成的动脉–海绵体瘘引起。患者阴茎呈持续性部分勃起状态，通常无勃起疼痛或疼痛很轻。阴茎海绵体血气分析不表现为缺氧或酸中毒。

【病因】

(一) 低流量型阴茎异常勃起

1. 血细胞性和血栓性因素

镰状细胞性贫血是最常见的儿童低流量型阴茎异常勃起的原因，主要是由于镰刀状红细胞导致白膜下小静脉阻塞，阴茎静脉回流障碍引起。地中海贫血及球形红细胞增多症可引起血液黏滞性过高、阴茎静脉回流受阻而引起此病。白血病也是引起阴茎异常勃起的原因之一，可能与白细胞数目增多引起血液黏稠度增加有关。

2. 药物因素

药物因素是最常见的成人低流量型阴茎异常勃起的原因。由于阴茎海绵体内药物注射的广泛应用，使得低流量型阴茎异常勃起的发生率明显增加(5%～21%)。抗抑郁药、镇静剂和一些抗高血压药物，滥用可卡因、大麻、酒精等，也可引起阴茎异常勃起。此外，也有关于 PDE–5 抑制剂和大剂量使用睾酮引起阴茎异常勃起的报告。

3. 肿瘤

一些盆腔肿瘤和阴茎异常勃起的发生有关，如膀胱癌、前列腺癌、尿道癌和转移至阴茎的肿瘤等。阴茎癌的直接浸润以及腹膜后纤维化，均可压迫血管，阻断阴茎静脉回流。

4. 神经因素

传染病(如梅毒感染)、脑瘤、癫痫、中毒及脑、脊髓损伤等可能影响神经系统的勃起中枢；脊髓损伤特别是高位脊髓损伤患者，容易发生阴茎异常勃起；极少数椎管狭窄患者，比如马尾压迫综合征也可发生间断性阴茎异常勃起。

5. 炎症和感染

盆腔感染导致血管神经束受压也是引起低流量型阴茎异常勃起的原因之一。

6. 特发性因素

30%~50%的阴茎异常勃起为特发性，原因不清，而且多为低流量型阴茎异常勃起。

（二）高流量型阴茎异常勃起

大多数高流量型阴茎异常勃起患者有会阴部或阴茎外伤史。阴茎海绵体动脉与海绵体窦形成异常血管通道，使动脉灌流和静脉回流功能失衡，阴茎海绵体内血液的高灌注率和低流出率是高流量型阴茎异常勃起的发病机制。

【诊断标准】

（一）病史

（1）阴茎异常勃起的持续时间及变化情况。

（2）疼痛的程度。

（3）以往的异常勃起发作次数、发作原因、治疗方法和疗效。

（4）与阴茎异常勃起相关的药物使用情况，如抗高血压、抗凝、抗抑郁药物、藻酸双酯钠及阴茎海绵体注射的血管活性药物等。

（5）骨盆、生殖器或会阴部外伤，特别是会阴部骑跨伤史。

（6）镰状细胞性贫血或其他血液疾病史。

（7）其他疾病史，如肿瘤病史、神经系统病史（癫痫、脑动脉瘤、椎间盘突出、损伤性截瘫等）。

（8）是否存在长期肠外高营养病史。

（9）既往的阴茎勃起功能状态。

（二）体格检查

1. 阴茎检查

阴茎硬度、温度、触痛程度和颜色变化等是阴茎异常勃起的重要体征。体检要注意阴茎上是否可触及海绵体搏动。低流量型阴茎异常勃起患者的阴茎勃起硬度为 4 级，皮温较低，颜色暗紫，疼痛明显，很少能触及海绵体搏动；而高流量型异常勃起患者阴茎勃起硬度多为 2~3 级，皮温稍高，阴茎上可触及海绵体搏动，疼痛不明显。

2. 腹部、会阴部和肛诊检查

偶尔可发现这些部位的创伤或恶性肿瘤的证据。

（三）实验室检查

1. 血液学检查

白细胞计数和分类、血小板计数检查可发现血液病患者，同时帮助判断是否存在急性感染；镰状细胞性贫血患者的网织红细胞计数升高；血红蛋白电泳有助于诊断镰状细胞性贫血或其他血红蛋白病。

2. 阴茎海绵体内血气分析

阴茎海绵体内血气分析是区分低流量型和高流量型阴茎异常勃起的可靠诊断方法之一，应尽早检查。低流量型阴茎异常勃起患者阴茎海绵体内血液黏稠，由于缺氧而呈黑紫色，血量少，甚至难以抽出，血气分析的典型表现为 $PO_2 < 30mmHg$，$PCO_2 > 60mmHg$；高流量型阴茎异常勃起患者阴茎海绵体内血液充足，鲜红色，血气分析结果与正常动脉血相似，$PO_2 > 90mmHg$，$PCO_2 < 40mmHg$，$pH = 7.4$。

(四) 影像学检查

1. 彩色多普勒超声检查

多取平卧或截石位，是鉴别低流量型和高流量型阴茎异常勃起的另一个可靠诊断方法，在没有明显延迟患者治疗的情况下，可作为血气分析之后的诊断选择。低流量型阴茎异常勃起患者的海绵体动脉和海绵窦血流速度缓慢或消失；而高流量型阴茎异常勃起患者的海绵体动脉和海绵窦有正常或高流速的血流，有时可显示海绵体动脉周围高速的动脉血湍流现象和动脉–海绵体瘘。彩色多普勒超声可以评估阴茎海绵体结构状态，可能发现阴茎海绵体动静脉瘘或者假性动脉瘤，有助于确定损伤部位，为进一步血管造影和栓塞做准备。

2. 动脉造影

动脉造影是一项有创检查，主要用于高流量型阴茎异常勃起。目前多采用高选择性阴部内动脉造影术，用于阴茎海绵体动脉瘘和假性动脉瘤的确定和定位诊断，还可同时为需要介入治疗的患者施行动脉栓塞术。

【治疗】

(一) 治疗原则

阴茎异常勃起患者的治疗目的是：消除持续勃起状态、恢复阴茎海绵体正常血流和挽救阴茎勃起功能。一般推荐采取阶梯式的治疗方式，从简单无创到有创。在有创治疗前，建议行凝血功能检测，以减少或防止因有创治疗造成的并发症。

1. 低流量型阴茎异常勃起

一旦确诊需要立即进行治疗。最初的治疗应为阴茎海绵体减压和阴茎海绵体内注射拟交感神经药物，并可重复进行；当对海绵体减压和海绵体注射治疗无效者，可选择阴茎海绵体分流手术。

2. 高流量型阴茎异常勃起

首先推荐保守治疗并密切观察病情变化。对保守治疗不能缓解，局部疼痛难以耐受，并明确有阴茎海绵体动脉病变者，可行高选择性阴部内动脉栓塞术或开放性手术治疗。

(二) 治疗方法

1. 低流量型阴茎异常勃起的治疗

(1) 病因治疗：对有基础疾病，如镰状细胞性贫血或其他血液系统疾病患者，应积极处理原发疾病，视病情决定是否进行阴茎海绵体局部对症处理。

(2) 一般治疗：镇静、镇痛和阴茎局部冷敷等对症治疗能使少部分患者的病情得到缓解或完全解除，同时视病情进行全身治疗和专科治疗。

(3) 阴茎海绵体注射药物治疗：海绵体注射拟交感神经药物能显著提高低流量型阴茎异常勃起的缓解率。常用的拟交感神经药物有新福林、间羟胺和肾上腺素等。新福林是一种选择性肾上腺素能受体激动剂，无间接的神经递质释放作用，对阴茎异常勃起具有较好的治疗作用，心血管不良反应也较小。间羟胺(阿拉明)、肾上腺素、麻黄素和去甲肾上腺素也有类似效果。

阴茎海绵体注射药物使用方法：患者平卧位，可在注射前预防性应用抗高血压药物(如舌下含服开搏通 12.5 mg)；将新福林用生理盐水稀释成 $100 \sim 500\mu g/ml$，每次海绵体内注射 1ml，而后按压注射点，轻柔按摩阴茎海绵体；若无效，可每间隔 $5 \sim 10$ 分钟重复，一般新福林总剂量不超过 1000μg。使用肾上腺素 10～20μg/次、麻黄素 50～100μg/次或去甲肾上腺素 10～20μg/次也可取得类似效果。该法对早期阴茎异常勃起效果较好，与阴茎海绵体减压同时应用疗效更佳。

阴茎海绵体内药物注射 1 小时后，如果阴茎异常勃起仍无缓解，则需要选择进一步治疗方法。阴茎海绵体内药物注射治疗期间建议密切观察病情变化，急性血压升高、头痛、面色苍白、反射性心动过速、心律失常是其主要不良反应；对心血管风险较高的患者应慎用，并同时进行心血管监护。

(4) 阴茎海绵体减压治疗：应在局麻和无菌条件下进行。会阴部消毒后，阴茎根部阻滞麻醉，用粗注射针头(9 号)穿刺阴茎海绵体，吸出积血，直至流出的血液颜色变红、阴茎变软，以使阴茎海绵体血流恢复正常，注意挤压阴茎海绵体根部并冲洗至阴茎海绵体变软；此后，应定期挤压阴茎海绵体以促进血液回流。此法可重复进行，必要时可用生理盐水或肝素生理盐水冲洗，疗效为 30%～50%。海绵体注射或减压处理后，阴茎呈半勃起状态即可；一般很少发生自发性再勃起，一旦发生可重复处理。

(5) 阴茎海绵体分流术：何时决定终止非手术治疗取决于异常勃起持续的时间及对上述治疗的效果。当异常勃起时间超过 24 小时时，由于缺血和酸中毒损害了海绵体内平滑肌细胞对拟交感神经药物的反应性，可能会使得拟交感神经药物的效果明显降低。在上述治疗无效后，可考虑应用海绵体分流术。

2. 高流量型阴茎异常勃起的治疗

(1) 保守治疗：包括阴茎局部冰敷、加压包扎和特定位置的压迫等。大部分高流量型阴茎异常勃起可自行缓解。

(2) 选择性动脉栓塞：对于持续不能缓解的高流量型阴茎异常勃起患者推荐应用高选择性海绵体动脉栓塞术。

(3) 手术治疗：当其他治疗方法均无效后，可选择手术治疗。手术结扎动脉瘘口或切除假性动脉瘤的有效率在 60%以上，但手术难度较大，术中找到瘘口是关键，需要借助术中超声，而且 ED 的发生率也相对较高，可达 50%以上。

对于少数反复发作的阴茎异常勃起患者，每次发作时应当按照上述方法进行治疗，尽快去除病因或尽早进行海绵体分流手术。

第五节　阴　茎　癌

阴茎癌是阴茎最常见的恶性肿瘤，占阴茎肿瘤的 90%～97.4%，好发于 40～60 岁。包茎和人乳头状瘤病毒(HPV)与阴茎癌发病明显相关。阴茎癌绝大多数为鳞状细胞癌，占 95%；基底细胞癌和腺癌罕见。阴茎白斑、干燥性闭塞性龟头炎、病毒性皮肤病(巨大尖锐湿疣)等被视为癌前病变。新生儿包皮环切术可降低阴茎癌的发病率，而成人包皮环切术则不行。目前临床广泛使用的分期方法是 1966 年的 Jackson 分期和 1987 年以后以肿瘤浸润深度为基础的 TNM 分期。

【诊断标准】

(一) 临床表现

(1) 好发于 40～60 岁患者，多合并有包茎或包皮过长。

(2) 乳头状(菜花型)癌：好发于包皮内板、阴茎头、冠状沟等处，起初可见丘疹状结节或疣状物；此后肿瘤呈外生性生长，如菜花，表面常破溃、感染、渗出，常伴有恶臭。

(3) 浸润型(溃疡型)癌：多见于冠状沟，可由湿疹或白斑样病变开始。肿瘤较小，呈结节状，质硬，灰白色，表面有浅表溃疡并有脓性或血性渗出物覆盖。肿瘤较固定，后期可侵犯尿道出现排尿困难、血尿等症状。肿瘤晚期可破坏整个阴茎而发生阴茎自截。

(4) 包皮不能上翻者，隔着包皮可触摸到肿块或结节，有压痛。包皮外口常可流出恶臭脓性或血性分泌物；后期包皮外口处可见到菜花样肿物。最后，可侵犯整个阴茎海绵体和尿道海绵体。

(5) 腹股沟淋巴结肿大，但约 50%并非癌转移。肿瘤的淋巴结转移可溃破形成溃疡，局部皮肤坏死。个别肿瘤转移的淋巴结穿透股血管可以发生致命的大出血。晚期肿瘤向远处转移可出现消瘦、贫血、恶病质等。

(二) 辅助检查

1. 活组织检查

活组织检查包括肿瘤本身和肿大的腹股沟淋巴结。淋巴结有无转移是影响阴茎癌预后最重要的指标，肿大的腹股沟淋巴结活检十分必要。

2. 超声或者 MRI、盆腔 CT、PET/CT

阴茎超声或者 MRI 可以确定肿瘤浸润的深度和范围，人工诱导的勃起结合 MRI 检查可以更准确地判断；对于不可触及的腹股沟淋巴结可以选择腹股沟超声辅助检查；盆腔 CT 检查可判断有无盆腔淋巴结转移；如果出现腹股沟淋巴结阳性，需要评估是否有远处转移，PET/CT 对于远处转移的诊断是可靠的。

【治疗】

阴茎癌恶性程度较低，早期治疗预后较好。治疗目标为彻底清除肿瘤组织且尽可能保留器官，其局部复发对长期生存率几乎无影响，因此保留器官的方法是合理的。治疗以手术为主，也可行放射治疗、激光治疗和化学治疗。治疗前必须明确肿瘤浸润的范围和有无淋巴结转移，作出准确的肿瘤分期和分级，再选择适宜的治疗方法。

(一) 手术治疗

(1) 包皮环切术：适用于个别早期仅限于包皮的肿瘤，且深部无浸润。

(2) 阴茎部分切除术：适用于肿瘤局限于阴茎，无淋巴结转移(T1 期或 Jackson I 期)。切除包括距肿瘤 1cm 的正常组织足够(目前没有明确的证据表明手术阴性边缘所需的宽度)，断端无肿瘤浸润；残留阴茎至少在 3cm 以上。

(3) 阴茎全切和会阴尿道造口术：适用于浸润性阴茎癌(T2 期以上)。肿瘤侵犯全部阴茎或切除后，残留部分阴茎<3cm，不能站立排尿和进行正常性生活者。

(4) Mohs 手术：连续切除皮肤癌变组织，切缘愈远离癌灶，切除组织愈薄，然后对切除标本编号，快速冰冻切片，直到找不到癌细胞为止。

(5) 腹股沟淋巴结清扫术：局部淋巴结清扫决定了患者长期生存率。局部淋巴结转移可治愈。根治性腹股沟淋巴结切除术(ILND)可作为治疗选择之一，但常用疗法为多方式化疗。

因 25%的患者有隐匿转移，故对临床上正常的淋巴结采取保守治疗有复发的风险。淋巴结阴性患者采取预防性 ILND 相较于局部肿瘤复发而采取治疗性 ILND 的患者，其生存率更高(分别为>90%、<40%)。

正常淋巴结清扫与否需依据病理学分期分级以及有无淋巴结浸润，保守治疗仅适用于患有低风险阴茎癌且淋巴结正常的患者。清扫时需行双侧腹股沟淋巴结清扫，并切除腹股沟浅、深各组淋巴结，发现两个或两个以上的淋巴结阳性或者一个囊外扩展的淋巴结(pN3)，需行同侧盆腔淋巴结清扫术。

(二) 激光治疗

适用于 Tis、T1 和 T2 期患者，主要用于保留器官的治疗。

(三) 放射治疗

对于 T1-2 期直径<4cm 的肿瘤，想保留器官时，给予外放射放疗联合近距离放射疗法或仅近距离放射疗法效果较好，但局部复发率比部分阴茎切除术高，通过补救性手术可控制复发。放疗并发症较为常见，因缺乏可靠证据，不建议对腹股沟淋巴结转移采取放疗。

(四) 化学药物治疗

淋巴结转移行辅助化疗可提高生存率。若为治疗性措施，需应用顺铂在内的药物三联疗法。可使用长春新碱、博来霉素和甲氨蝶呤(VBM 疗法)，顺铂和 5-FU 亦可取得相同疗效且毒性更低。

(韩　虎、田龙修订　孔广起审阅)

第十七章　阴囊内器官疾病

第一节　附睾炎

附睾炎是男性生殖系统非特异性感染中的常见疾病，多见于青壮年。附睾炎常由于下尿路感染、前列腺炎、精囊炎或长期留置尿管，细菌经射精管逆行蔓延至附睾而引起，也可以通过血行和淋巴途径感染。附睾炎分为急性和慢性，多为单侧发生，亦可累及双侧。附睾炎的致病菌多为大肠埃希菌、变形杆菌、葡萄球菌、链球菌和淋病奈瑟双球菌等。近年来沙眼衣原体感染已逐渐成为附睾炎的常见病因，尤其在青壮年人群中。

【诊断标准】

（一）临床表现

1. 急性期

发病较急，患侧阴囊疼痛，可放射至同侧腹股沟和腰部，常伴有发热、全身不适。

2. 体格检查

阴囊皮肤红肿，附睾体积增大，精索增粗，触痛明显。若炎症浸润范围较广并蔓延到睾丸时，可并发睾丸炎，附睾与睾丸界限不清，触诊附睾与睾丸明显肿大、变硬，称为附睾睾丸炎。附睾睾丸炎有时需要与睾丸扭转及睾丸肿瘤等相鉴别。

3. 慢性附睾炎

表现为患侧阴囊坠胀不适，性生活后加重，附睾局限性硬结，与睾丸界限清楚，轻压痛，同侧射精管可增粗。慢性附睾炎需与附睾结核等相鉴别。

（二）辅助检查

1. 血常规化验

急性期白细胞总数及中性粒细胞升高。

2. B超检查

附睾肿大，回声变低，内部回声不均匀，可见丰富的血流信号。可以与睾丸扭转相鉴别。

【治疗】

（1）急性期应卧床休息，托起阴囊，局部冷敷及口服止痛药。

（2）选用有效的抗菌药物，一般采用广谱抗生素，如广谱青霉素类、喹诺酮类、头孢菌素类或其他有效抗菌药物，疗程为4周。怀疑衣原体性附睾炎可选择大环内酯类抗生素。

（3）若脓肿形成，需切开引流。

（4）少数症状持久反复存在或形成脓肿患者，可行患侧附睾切除。

第二节　睾丸炎

由于睾丸有丰富的血液和淋巴液供应，睾丸炎临床较少见，多继发于体内化脓性感染和附睾炎。常见的致病菌为金黄色葡萄球菌、链球菌、大肠埃希菌等。腮腺炎病毒经血行进入睾丸可引起腮腺炎性睾丸炎，约 20%腮腺炎患者合并睾丸炎。

【诊断标准】

(一) 临床表现

(1) 突发阴囊和睾丸红、肿、热、痛，常伴有发热。体格检查发现阴囊红肿，睾丸明显压痛。但在附睾不能触及时，通常很难区分急性睾丸炎，急性附睾炎和附睾睾丸炎。若形成脓肿，则触之有波动感。

(2) 急性腮腺炎性睾丸炎常有流行性腮腺炎病史，多数为单侧睾丸受累，睾丸附睾界限可及，曲细精管的生精上皮可受到不可修复的损害，最终可使睾丸萎缩，影响生育能力。

(二) 辅助检查

1. 实验室检查

血常规白细胞计数和中性粒细胞升高，血培养可能有致病菌生长。腮腺炎性睾丸炎血白细胞计数可正常或偏低。

2. B超检查

睾丸体积明显增大，回声低且杂乱，血流丰富。可与睾丸肿瘤及睾丸扭转相鉴别。

【治疗】

(1) 卧床休息，托起阴囊，早期冷敷可防止肿胀、缓解疼痛，后期热敷可加速炎症吸收。

(2) 根据细菌培养结果选择敏感抗生素。

(3) 腮腺炎性睾丸炎抗菌药物常无效，可应用抗病毒药物。

(4) 疼痛明显的患者可应用 1%利多卡因 20ml 作精索封闭，以缓解睾丸肿胀疼痛，亦有改善睾丸血运、保护睾丸生精的功能。

(5) 已经形成睾丸脓肿者应切开引流，睾丸严重破坏时行睾丸切除。

第三节　阴囊及睾丸损伤

根据阴囊损伤的不同致伤原因，可将其分为闭合性损伤与开放性损伤两类。睾丸损伤往往伴有精索及鞘膜等损伤，直接暴力是常见的致伤原因，一般多发生于青壮年。

【诊断标准】

(一) 临床表现

(1) 有明确的外伤史，如阴囊部被踢伤，击伤、挤压伤、骑跨伤或刀切割伤等。

(2) 阴囊损伤时阴囊肿胀，皮肤有瘀斑、压痛，阴囊皮肤裂伤或撕裂伤等。

(3) 睾丸损伤时常伴有剧烈疼痛并向大腿根部和下腹部放射，伴恶心、呕吐，严重者可出现痛性休克，患侧睾丸肿大，下坠感及触痛明显。如为开放性损伤，可造成睾丸组织外露、睾丸破裂或部分睾丸组织缺损等。

(二) 辅助检查

1. B超

B超对于闭合性睾丸挫伤、睾丸破裂、阴囊内血肿等有诊断价值。睾丸失去正常形态，内部回声不均，睾丸白膜线连续性中断提示睾丸破裂，有时可见裂口深入睾丸实质深部，部分睾丸完全断离。

2. X 线检查

X 线检查有助于对阴囊开放性损伤、阴囊内异物存留的了解。

3. CT

（1）白膜下血肿：睾丸白膜完整，其下方与睾丸实质间见弧形高密度影。

（2）单纯睾丸实质血肿：睾丸内类圆形高密度影，不伴有鞘膜积血和白膜破裂睾丸仍保持为正常的卵圆形。

（3）睾丸挫伤：睾丸实质因受到打击或挤压而挫伤，CT 上显示睾丸增大，密度增高，睾丸实质内血肿表现为低密度。

（4）睾丸破裂：睾丸失去正常卵圆形结构，白膜连续性中断，睾丸组织突出或睾丸断片分离，睾丸实质中散在分布不规则的低密度影，如睾丸广泛裂伤，形成多发断片漂浮于阴囊血肿中。

【治疗】

1. 阴囊闭合性损伤

轻症患者卧床休息，托起阴囊，局部先冷敷后热敷，对症止痛。对不断增大的阴囊血肿，应手术探查，清除血肿，彻底止血，充分引流，使用抗生素预防感染。

2. 阴囊开放性损伤

单纯阴囊裂伤无感染者，应尽早清创缝合。对严重阴囊撕裂伤，穿透伤等，清创必须彻底，剪去失活的组织，尽可能多地保留残存阴囊皮肤，使其能覆盖显露的睾丸。若阴囊皮肤缺损过多，修复困难，可行转移皮瓣重建阴囊，术后应加强抗菌药物的应用，预防感染。

3. 睾丸挫伤

卧床休息，托起阴囊，对症治疗。

4. 睾丸破裂

睾丸破裂诊断明确后应立即手术治疗。清除血肿，用可吸收线间断缝合睾丸白膜。对突出白膜外的睾丸组织应切除后再缝合。在睾丸肿胀严重时，可在睾丸其他部位切开减张后缝合裂口。缝合张力过大时可引起睾丸缺血而致睾丸萎缩。可在阴囊内放置引流片。若睾丸广泛破裂或已丧失血运时，可行睾丸切除。

第四节　睾　丸　扭　转

睾丸扭转又称精索扭转，系因精索或睾丸活动度大，精索顺其纵轴旋转导致睾丸的血液供应突然受阻而造成睾丸急性缺血坏死。根据扭转的部位不同可分为鞘膜内型和鞘膜外型。前者好发于青春期；后者罕见，多发生于新生儿和一岁以内的婴儿，不易早期诊断。

【诊断标准】

（一）临床表现

1. 症状

起病急，多于睡眠中发病，突然痛醒，也可发生于剧烈活动后。典型症状为突发一侧阴囊内睾丸持续疼痛，阵发性加重，疼痛可向腹股沟及下腹部放射，伴恶心、呕吐。

2. 体格检查

阴囊红肿，睾丸肿大。由于精索扭转、缩短，提睾肌痉挛致睾丸位置上移，触痛明显，阴囊抬高试验(Prehn 征)阳性，即抬高阴囊疼痛加重，常不能触清睾丸与附睾，透光试验阴性，提睾反射消失。附睾睾丸炎时睾丸常下垂，阴囊抬高试验患侧阴囊疼痛减轻。

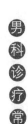

(二) 辅助检查

(1) 血常规化验：白细胞计数可轻度升高。

(2) 超声检查：彩色多普勒超声检查可见患侧睾丸血流明显减少或消失，多可明确诊断，应与附睾睾丸炎相鉴别。

(3) 放射性核素 ^{99m}锝(^{99m}Tc)睾丸扫描：患侧睾丸血流减少，与对侧睾丸对比，可帮助诊断。

(4) 磁共振：主要特征是精索鞘膜水平出现螺旋形扭曲。

【治疗】

1. 手术治疗

睾丸扭转治疗目的是挽救睾丸，保护生育功能。早期诊断、及时治疗是挽救睾丸的关键，扭转睾丸抢救存活率与发病时间和扭转程度成反比。疑有睾丸扭转时，应尽早手术探查，复位固定。一般扭转在 6 小时之内复位者，睾丸功能基本不受影响，术中睾丸复位后观察睾丸血运，如色泽转润，则予以保留并行睾丸固定术。如睾丸血运不能恢复或扭转超过 24 小时，则予以切除，以免影响对侧睾丸生精功能。如对睾丸扭转在诊断上有怀疑时，应及时手术探查，这是一重要治疗原则。即使是急性附睾睾丸炎，行附睾睾丸白膜切开减压，亦可缓解症状，缩短治疗周期，并改善预后尤其是对生殖功能的不良影响。睾丸扭转的解剖缺陷可能为双侧性，因此对侧睾丸亦可能具有扭转的因素，同时固定对侧睾丸和精索以预防扭转发生。

2. 手法复位

部分患者发病初期(6 小时内)阴囊内无渗液，皮肤无水肿，可试行手法复位。但是手法复位盲目性大，如复位方向不合适，反倒会加重睾丸缺血坏死，不能防止日后再次发生扭转。可靠的治疗方法仍是手术探查睾丸精索固定。

睾丸固定术后应该长期随访：观察睾丸大小：一般术后 3～6 月，17%～23%发生睾丸萎缩。有报告获救睾丸 68%发生继发性萎缩，精子生成不正常。术后 3 个月应常规行精液分析，以了解睾丸的生精功能。

第五节　隐　睾　症

隐睾系指一侧或双侧睾丸停止于下降途中而未进入同侧阴囊内。隐睾在不同生长发育时期发病率逐渐下降，患儿在出生后睾丸仍可继续下降。患儿出生后隐睾自行下降的时间主要是生后 3～6 个月内，6 个月后隐睾继续下降的机会明显减少。隐睾可发生于单侧或双侧，单侧较为常见，右侧多于左侧。

【诊断标准】

1. 临床表现

(1) 患儿一般无自觉症状，患侧阴囊发育不良，左右不对称。病变侧阴囊空虚，不能扪及睾丸。双侧隐睾者阴囊小而扁平，缺乏皮肤皱褶，色素浅。

(2) 隐睾多伴有鞘状突未闭而发生腹股沟斜疝。

（3）隐睾恶变成肿瘤的概率比正常位置的睾丸要高出 18～40 倍。高位隐睾更容易恶变，隐睾恶变年龄多在 30 岁以后。

（4）睾丸位于腹股沟内或耻骨结节附近，比较浅表固定，容易受外力的直接损伤。

（5）由于隐睾存在睾丸引带、提睾肌附着异常或睾丸鞘膜附着异常，容易发生睾丸扭转。

2. 辅助检查

辅助检查主要目的是确定隐睾的位置和与睾丸缺如相鉴别。

（1）B 超、CT 及 MRI 检查：对判断高位隐睾及确定其位置有重要价值。

（2）睾丸定位检查：放射性核素标记 HCG，使睾丸的 LH/HCG 受体上聚集足量的 HCG，在放射性核素扫描中显示睾丸，是一种较理想的睾丸定位方法。

（3）染色体与激素检查：如染色体为 XY 型，血清卵泡刺激素（FSH）升高，血清睾酮（T）降低，睾酮水平对绒毛膜促性腺激素（HCG）的刺激无反应，则为双侧睾丸缺如（无睾症）。

【治疗】

1. 治疗目的

隐睾的治疗目的是使生理缺陷得以完全纠正，避免儿童心理障碍。隐睾恶变容易及时发现，可改善生育能力。出生后 6 个月，如睾丸仍未降至阴囊内，自行下降至阴囊的机会极小，应采取积极治疗。手术治疗应该在 2 岁内完成，以免影响其成年后的生殖功能。

2. 治疗方法

目前治疗隐睾的主要方法有激素治疗和手术治疗。

（1）激素治疗：激素治疗的基础是隐睾患者多有下丘脑-垂体-睾丸性腺轴的异常。使用激素可修复上述异常，使隐睾下降至阴囊并维持生殖功能。激素对于高位阴囊隐睾、腹股沟外环部隐睾的治疗效果较好。激素治疗失败的原因：隐睾的病因不是激素失调所造成的；解剖上的障碍。

（2）手术治疗

①基本手术方法：隐睾的手术治疗是将隐睾移至阴囊内并加以固定。腹外型睾丸应用标准的睾丸固定术即可达到满意的效果，少数精索血管过短则需行分期睾丸固定术或 Fwler-Stepens 睾丸固定术。

② 腹腔镜隐睾手术：与开放性手术相比，腹腔镜手术可以更精确地分辨不可触及睾丸的解剖位置，还可以采取最佳入路，损伤小、恢复快，目前已成为隐睾的主流手术方式。

第六节 睾 丸 肿 瘤

睾丸肿瘤可分为原发性和继发性两大类。原发性睾丸肿瘤多属于恶性，好发于 20～40 岁青壮年。原发性睾丸肿瘤可分为生殖细胞瘤（占 90%～95%）和非生殖细胞瘤（5%～10%）两类。生殖细胞瘤中精原细胞瘤最常见。非生殖细胞肿瘤包括胚胎癌、畸胎瘤、绒毛膜上皮细胞癌和卵黄囊肿瘤。

【诊断标准】

（一）临床表现

（1）典型表现为逐渐增大的无痛性睾丸肿块，常伴有坠胀感。

（2）肿大的睾丸表面光滑，质硬而沉重，透光试验阴性。

（3）转移癌症状：锁骨上淋巴结转移所致颈部肿块。肺转移导致咳嗽、咳血等，腹膜后淋巴结转移侵犯腰肌和神经导致腰背疼。髂静脉、腔静脉受压或栓塞导致一侧或双下肢水肿。由于肿瘤大小与转移并不相关，有时睾丸肿瘤可以小到难以查到，转移癌的症状却十分突出。

（二）辅助检查

1. 血清肿瘤标记物检查

血清肿瘤标记物检查包括甲胎蛋白（AFP）、人绒毛膜促性腺激素（HCG）、乳酸脱氢酶（LDH）。非精原细胞瘤出现一种或两种瘤标升高者可达 90%，AFP 升高占 50%～70%，HCG 升高者占 40%～60%。精原细胞瘤出现血清肿瘤标志物升高者为 30%左右。

2. B 超

超声检查是睾丸肿瘤的首选检查，可显示睾丸内肿瘤病变及腹部有无转移灶。阴囊超声检查时白膜内任何低回声区都应高度怀疑为睾丸癌。

3. X 线检

（1）淋巴造影：多采用足背淋巴造影，可显示腹股沟、腹膜后及胸部淋巴结结构，有助于发现淋巴结转移。

（2）胸片：可以发现 1cm 以上的肺部转移灶。

（3）静脉尿路造影：可了解转移灶与泌尿系统的关系。

4. CT 和 MRI

腹部 CT 和 MRI 对发现淋巴结转移十分重要。在评估腹膜后病变上，CT 已取代静脉尿路造影和经足淋巴管造影。

【治疗】

睾丸生殖细胞肿瘤的治疗一般采用手术、化疗、放疗和免疫治疗的综合疗法，疗效较好，有效率可达 90%以上。一般认为，不论何种类型的睾丸肿瘤，首先应行根治性睾丸切除。该手术强调切口不适宜经精囊，应在腹股沟内，并先结扎精索血管，避免肿瘤转移或皮肤种植。

1. 精原细胞瘤

精原细胞瘤对放疗较敏感，以经腹股沟行睾丸切除和放射治疗为主。根据临床分期可照射髂血管、腹主动脉、纵隔及左锁骨上区。

2. 非精原细胞瘤

对化学治疗比较敏感，以睾丸切除、腹膜后淋巴结清扫术和联合化学治疗为主。

第七节　精索静脉曲张

精索静脉曲张是指精索内静脉于其走行区域迂曲扩张而在阴囊内形成曲张的蔓状静脉丛。

【诊断标准】

1. 临床表现

主要表现为阴囊局部肿胀、增大、温度升高，与体位、运动有关的局部阴囊坠胀不适，间歇性发作；患侧睾丸体积缩小，质地变软；睾丸功能减退，表现为少精子、弱精子、畸形精子等，如合并血清 FSH 升高，提示精索静脉曲张可能为生精功能受损的原因之一。

2. 诊断依据

精索静脉曲张的临床表现无特异性，诊断主要依据体检及辅助检查。体检时嘱患者站立位，首先视诊观察阴囊精索表面静脉曲张情况；然后触诊了解双侧睾丸大小、质地及附睾输精管情况，屏气增加腹压前后触摸精索感知静脉曲张程度。精索静脉曲张严重程度通过主要根据阴囊触诊结果分为三度。

(1) Ⅰ度精索静脉曲张：仅屏气加压后可触及。

(2) Ⅱ度精索静脉曲张：未屏气加压即可清晰触及增大的蔓状静脉丛。

(3) Ⅲ度精索静脉曲张：肉眼可见阴囊表面增粗的蔓状静脉丛。

3. 辅助检查

主要通过阴囊彩色超声了解睾丸体积及精索静脉曲张屏气前后最粗的静脉支直径变化。同时，行性激素和精液检查，以评估睾丸功能受影响情况。

【治疗】

轻度无症状者可采用非手术治疗，包括改善生活方式、药物治疗。症状明显或已引起睾丸萎缩、造成男性不育症者可考虑手术治疗，包括传统手术、腹腔镜、显微外科、介入栓塞等方法。

原发性精索静脉曲张的治疗应根据患者是否伴有不育或精液质量异常、有无临床症状、静脉曲张程度及有无其他并发症等情况区别对待。

继发性精索静脉曲张应首先明确原发性疾病(肾脏肿瘤、腹股沟疝、胡桃夹综合征等)并酌情处理。治疗方法包括一般治疗、药物治疗和手术治疗。

(一) 一般治疗

一般治疗包括生活方式和饮食的调节、物理疗法等。生活方式和饮食调节，如控制烟酒、饮食清淡、回避长时间增加腹压的运动或动作，能在一定程度上缓解症状、改善精液质量。物理疗法包括降温疗法和使用阴囊托等。

(二) 药物治疗

目前临床上使用一些针对静脉曲张的植物提取物药物，如迈之灵等。该类药物可改善曲张静脉的弹性纤维结构，改善静脉回流，对于改善症状有比较良好的作用，对精液质量的改善目前尚无定论。

(三) 手术治疗

1. 手术适应证

美国泌尿外科协会精索静脉曲张手术指征包括：成年男性，无论近期有无生育计划，只要精索静脉曲张可触及(无论是否屏气)，精液参数一项或一项以上异常；青少年患者患侧睾丸体积萎缩(患侧睾丸较对侧睾丸小 2ml 或 20%以上)。无手术适应证患者，建议每1～2 年检查一次精液或睾丸体积。

国内精索静脉曲张的手术适应证包括：Ⅲ度曲张；Ⅱ度及以上合并少精子症或弱精症患者；Ⅰ～Ⅱ度之间合并少精子症或弱精子症，而经 3～6 个月保守治疗(药物，包括中医药治疗)无明显好转者。

2. 手术方法

目前精索静脉曲张外科手术方式包括经腹股沟精索内静脉高位结扎术、腹膜后精索内静脉高位结扎术、转流手术、筋膜折叠手术、腹腔镜下精索静脉结扎术、显微镜外环下/经腹股沟精索静脉结扎术。其中，显微镜外环下精索静脉结扎术，由于其术后预后最好，并发症最少。显微镜手术可结扎精索内除输精管静脉外的所有引流静脉，同时保留动脉、神经、淋巴管，明显减少了复发及鞘膜积液、睾丸萎缩等并发症的发生，被认为是目前治疗精索静脉曲张的首选方法。

3. 手术并发症

精索静脉结扎术后常见的并发症主要有鞘膜积液、睾丸动脉损伤和精索静脉曲张复发。

(1) 鞘膜积液：精索静脉结扎术后水肿是最常见的并发症，发生率为 3%～39%，平均为 7%，淋巴管损伤或被误扎是引起鞘膜积液的主要原因。显微精索静脉结扎术水肿率较低。

(2) 睾丸动脉损伤：术后睾丸萎缩的发生多数是由于手术时结扎或损伤睾丸动脉引起，总体睾丸萎缩的发生率约为 0.2%。显微镜手术可有效地保护睾丸动脉。

(3) 精索静脉曲张持续存在或复发：精索静脉曲张术后持续存在或者复发的原因被认为在于漏扎精索内静脉分支、精索外静脉以及引带静脉等。精索静脉结扎术后复发率为 0.6%～45%。不同作者、不同手术方式的报道各不相同。现有研究显示外环下途径显微精索静脉结扎术复发率最低。

(4) 其他：腹腔镜手术可以导致盆腔、腹腔脏器及血管损伤等严重并发症。

第八节　鞘膜积液

鞘膜积液是指鞘膜本身或者睾丸、附睾发生病变时，鞘膜内液体分泌增加或者吸收减少，导致鞘膜囊内的液体超过正常量而形成的囊肿。

【诊断标准】

1. 临床表现

主要表现为阴囊内或者腹股沟区囊性肿块，少量积液可无不适症状，积液较多可导致阴囊下垂、发胀等。交通性鞘膜积液站立时阴囊肿大，平卧后囊肿缩小或消失。

2. 辅助检查

透光试验阳性，继发感染、出血可为阴性，B 超检查可进一步明确，可见鞘膜内液性暗区，边界清楚。

【治疗】

积液少、长期不增长且无明显症状者可采用非手术治疗，积液量大且有明显临床症状者应予以手术治疗。

（张光银、袁亦铭修订　陈达、闫勇审阅）

第十八章　心理因素与男科疾病

第一节　概　　述

当前的医学模式已由单纯的生物－医学模式逐渐发展为生物－心理－社会－医学模式。男科学与心理学、社会学的交叉渗透作用尤为突出，男科疾病涉及人类最根本、最敏感的"性"问题，与心理因素个性特征密切相关。一方面，男性患者的人格特征、性格基础、心理活动状态对男科疾病的发生、发展、预后及转归具有重要影响。另一方面，罹患男科疾病后，躯体疾病作为一种应激因素，会增加患者的心理压力，产生焦虑、抑郁等消极情绪，再加上受传统观念的影响，难以启齿，不好对亲朋好友讲，心中痛苦得不到宣泄，不能获得别人的心理支持；还有因害羞、害怕心理而讳疾忌医，这些又会显著影响个体的心理活动状态；同时，因此而产生的不良心理状态又反过来会制约男科疾病的康复，甚至严重影响个体的生活、工作。再者，在临床工作中，很多患者带着主诉和症状来到男科求治，经过全面的医学检查，并未发现男科器质性疾病基础，或者发现的一些问题不足以解释患者的主诉和症状。这部分患者往往伴有明显的心理症状，提示男科相关主诉和症状可能是患者心理疾患的伴随症状而已。

鉴于男科疾病的这些特殊性，男科疾病可与不同程度的精神症状共病。这种现象尤为常见，焦虑和抑郁障碍的发生率明显高于一般人群，并与男科疾病互为因果，形成恶性循环，阻碍疾病的康复，应该引起专科医生的高度重视。此外，男科疾病患者伴随情绪障碍普遍存在，抗抑郁药物治疗具有一定的价值，但由于男科疾病患者往往不愿意承认自己存在情绪障碍，尤其是忌讳医生把自己看作有精神问题，更不愿意接受抗抑郁药调治，使得患者接受情绪调整存在一定困难，如何说服那些具有明显情绪障碍的患者接受精神科药物，提高患者治疗的依从性，是对专科医生的重大考验。

男科医生接诊患者共病的焦虑、抑郁等精神症状患者时，建议需要从以下几个方面分析与处置。

（1）分析患者"男科症状"与"焦虑、抑郁等心理症状"之间的关系：男科疾病症状与心理症状的关系应该是属于以下哪种情形？

①心理症状是男科疾病的继发症状？

②男科症状是心理疾病的伴随症状？

③男科疾病与心理疾病共病存在，两者是否为并列关系？

（2）权衡选择精神药物对症治疗的利与弊：对于具有明确男科疾病与精神疾病共病存在的患者，医生应该决定是否选择精神药物治疗。可以根据患者男科症状的特点，选择恰当的精神药物治疗，尽量减少精神药物可能对患者男科性功能的影响。

（3）是否需要请求专科医生协助：评估患者是否需要心理医生的帮助，必要时建议转诊或者男科医生与心理科医生组成治疗同盟。

结合男科临床常见的问题，以下分别对男性的性功能障碍、男性不育症、慢性前列腺炎及男性更年期综合征进行论述。

第二节　男科疾病中的抑郁和焦虑

许多男科疾病患者具有不同程度的精神症状，焦虑和抑郁障碍的发生率明显高于一般人群，并与男科疾病互为因果，形成恶性循环，阻碍疾病的康复，应该引起专科医生的高度重视。

1. 性功能障碍

男科门诊接诊最多的疾病就是性功能障碍。性功能障碍可表现为性欲低下、勃起功能障碍(ED)和射精障碍，后者包括早泄、不射精、逆行射精，患者可能表现为一种或多种上述临床表现。

性功能障碍是一类值得关注的疾病，ED 在临床中最为常见，对男性心理和生理的影响有着非同寻常的意义。男人因为丧失男性功能，往往感到极其自卑、焦虑、抑郁，对生活失去自信，出现沉重的心理压力和精神负担。如果性功能没有在短期内得到改善，患者容易产生显著的焦虑、抑郁情绪，再加上性功能减退或丧失往往导致两性关系不和谐、影响家庭关系，进一步增加患者的负性情绪。另外，焦虑、抑郁等负性情绪易持续存在，反过来更加重患者性功能的损害。这种情形提示，患者的心理症状是男科疾病的继发症状，而改善患者的焦虑、抑郁情绪将有助于性功能的康复。

值得注意的是，在男科门诊中，也经常会遇到精神疾病(如抑郁症、焦虑症等)患者前来就诊。他们可能还没有到精神科就诊，并没有意识到自己的精神疾病的存在，或者他们已经经过精神科医生的诊治，甚至可能正服用一种或多种精神药物治疗，因为出现性功能障碍才来到男科门诊求助。这时候男科医生必须意识到，即使是精神专科患者，也普遍存在性功能障碍，主要原因是精神疾病本身及精神药物的负性影响。有文献报道抗抑郁治疗过程中出现的性功能障碍超过 50% 与抗抑郁剂有关。

抑郁患者中的性功能障碍可表现为三种情况：①抑郁症前就存在性功能障碍；②既往性功能正常，患抑郁症后出现的性功能障碍，是抑郁症的症状之一；③抗抑郁治疗后出现的性功能障碍，提示往往为抗抑郁剂的不良反应。抑郁、抗抑郁药物及性功能障碍三者经常同时存在，给精神专科医生、男科医生都可能带来极大困扰，并经常成为被患者投诉的原因。

以往在治疗精神科疾病时，专科医生常常会忽略患者的性功能问题，尽管有效治疗后患者的情绪稳定，但却常常因为性功能障碍而引发医疗纠纷，而且类似问题近年来变得越来越严重。这种情形就需要男科医生和精神科医师协同诊疗，采取药物治疗、心理行为治疗双管齐下的综合性治疗，才可能取得更好、更持久的疗效。

2. 男性不育症

据中外学者研究证实，半个世纪以来，人类的精液质量明显下降，精子数量减少一半，从而引发了对男性生殖的忧虑。不生育是男性生命中难以承受之重，可以让男人性能力每况愈下。许多调查发现，男性不育症患者的性能力普遍低于生育人群，其焦虑和抑郁情绪比较普遍。

欲速则不达，男性不育患者中普遍存在的不良心理因素阻碍了他们获得理想疗效，不生育本身就成为男人不生育的病因之一。在治疗男性不育症中表现出来的"抱子得子"现象，启迪我们心理因素的重要性。但由于抗抑郁药物可能对男性生殖系统的潜在不良影响，目前不主张使用抗抑郁药物，而主要通过心理调整来处理。

3. 慢性前列腺炎

前列腺炎是一种男性常见且让人十分困惑的疾病，绝大多数属于慢性。慢性前列腺炎患者的心理因素产生原因包括：①久治不愈容易产生焦虑状态，对治疗丧失信心；②容易与性病、性功能障碍和不育症牵连，加重患者的焦虑和抑郁状态；③媒体广告的虚假夸大宣传加重患者的心理压力；④患者本身多具有内向型性格，情绪不稳定，容易受外界环境和情绪所左右。

4. 男性更年期综合征

更年期是人生旅途的必经之路，是身体健康状况逆转和让人不安的时期，主要症状包括：①生理体能症状；②血管舒缩症状；③心理症状；④性方面的症状。其中心理症状中的失眠、健忘、焦虑、抑郁、缺乏自信、效率降低、注意力不集中的发生率较高。卡路瑟斯调查了 31～80 岁 (平均 55 岁) 男子的众多临床症状和不适，其中抑郁占 70%、易怒和不理智现象达 60%。

第三节　抗抑郁药物在男科疾病中的应用

抑郁和抗抑郁药物已经深入到男科学的各个疾病，抗抑郁药物在男科疾病中有广泛的使用，而抑郁及抗抑郁药物也可能成为男科疾病的直接病因和加重疾病的重要因素。对男科疾病患者合理使用抗抑郁药物，并有效规避其毒副作用，具有重要意义。

一、常用抗抑郁药物分类及其毒副作用

(一) 分类

根据抗抑郁剂作用机制来分类，常用的抗抑郁药物包括以下几种。

(1) 选择性 5-HT 再摄取抑制剂(SSRIs)：舍曲林、帕罗西汀、氟西汀、西酞普兰、草酸艾司西酞普兰、氟伏沙明。

(2) 5-HT 及 NE 再摄取抑制剂(SNRIs)：文拉法新、度洛西汀、米那普仑。

(3) NE 及 DA 再摄取抑制剂(NDRIs)：安非他酮。

(4) 5-HT2A 受体拮抗及 5-HT 再摄取抑制剂(SARI)：曲唑酮、奈法唑酮。

(5) 选择性去甲肾上腺素再摄取抑制剂(NRI)：瑞波西汀。

(6) NE 及特异性 5-HT 能抗抑郁药(NaSSA)：米氮平。

(7) 单胺氧化酶抑制剂(MAOI)：苯乙肼、反苯环丙胺、马氯贝胺。

(8) 三环类、四环类抗抑郁剂：丙咪嗪、阿米替林、氯米帕明、多噻平、去甲替林、马普替林。

(9) 其他：黛力新、圣约翰草、噻奈普汀。

(二) 毒副作用

总体上来说，新型抗抑郁剂临床应用安全性较高，出现的药物不良反应比较轻微，抗抑郁药物的常用副作用主要包括以下几种。

（1）胃肠道反应：口干、恶心、呕吐、胃部不适、腹泻腹胀、便秘等。

（2）性功能：性欲低下、勃起功能障碍（ED）、性快感减弱。

（3）神经系统：头晕、头痛、失眠、多梦、情绪改变。

（4）其他：口干、皮肤瘙痒、皮疹等。

（三）影响性功能的可能机制

1. 5-HT 能效应

（1）激动 5-HT1A 受体，抗焦虑、抗抑郁，促进性唤醒。

（2）激动突触后膜 5-HT2A 受体，引起失眠、焦虑和抑制性功能。

（3）激动 DA 能神经元突触前膜 5-HT2A 受体，抑制 DA 释放，催乳素脱抑制释放，轻到中度的高催乳素血症，影响性功能。

（4）激动 5-HT2C 受体引起激惹和厌食，抑制性唤起和射精。

（5）激动 5-HT3 受体，引起头疼、恶心和呕吐，抑制性唤醒和射精。

（6）5-HT 能抑制 NO 合酶，抑制 NO 合成，抑制勃起。

（7）通过作用于脊髓水平抑制射精驱动反射，延迟射精。

2. NE 能效应

（1）中枢 NE，交感神经兴奋，刺激勃起，增加性欲。

（2）外周激动 α_1 受体在阴茎海绵体能收缩小梁平滑肌，阴茎不能充血，致阳痿。

（3）激动 α_1 受体能增加输精管、精囊和精液管的平滑肌蠕动能力，促进精液泄入尿道球，致早泄。

3. DA 能效应

（1）犒赏通路：下丘脑外侧-内侧-前脑-膈区（包括伏隔核）-中脑背盖区，阿片肽所传导，DA 促进作用。

（2）引起唤起，激活感觉，激活精神运动，提高动力和增加性欲。

二、抗抑郁药物与男科疾病

抗抑郁剂在男科临床中已经被广泛应用，从男科医生诊疗思路来看，抗抑郁剂的使用目的包括：①治疗男科患者共病的抑郁、焦虑症状；②焦虑在心因性性功能障碍的发病中起着关键作用，抗抑郁剂有确切的抗焦虑作用，又能避免传统苯二氮䓬类药物抗焦虑使用时可能导致的药物成瘾性；③治疗早泄患者，延长射精潜伏期。

（一）性功能障碍

抑郁、抗抑郁药物及性功能障碍三者经常同时存在，主要原因是疾病本身及抗抑郁剂的影响，抗抑郁治疗过程中出现的性功能障碍超过 50%与抗抑郁剂有关。

1. 勃起功能障碍

ED 患者具有明显的抑郁情结，个性特征表现为不稳定的内向性格，而通过心理治疗后性功能显著改善。对于那些因抑郁而影响了勃起功能的患者来说，经过适当的抗抑郁药物治疗情绪提高后，他们会感到性欲和对性活动的兴趣也有提高，许多患者的性功能也逐渐恢复或改善，但部分患者仍然需要进行性治疗。Boyer 等分别采用舍曲林和氟西汀治疗抑郁症患者，6 周后性功能满意度的改善率分别为 60%和 45%。

尽管经过充分的抗抑郁治疗后其他多数症状消失，抗抑郁药物治疗的许多抑郁患者的性功能却不改善，甚至进一步降低。所以，对抑郁已经解决而仍然有勃起困难者，进行性治疗当然是合适的。性治疗的适应证与治疗时机的选择很重要，否则不但无效，反可使精神病恶化。例如对选择性的轻度抑郁而认知功能尚未显著受损者，在急性抑郁发作期用性治疗是可取的。

此外，在 ED 的病因中，心理因素和长期服用易致 ED 药物有密切关系，其中抗抑郁药物就是常见的导致 ED 药物。抗抑郁药可通过对 5 - 羟色胺受体 2(5HT$_2$ 受体)、α$_1$ 受体、胆碱能受体、泌乳素受体、一氧化氮合酶(NOS)等途径的影响而导致 ED，并由于对受体的选择性及代谢特性的不同而存在差异。治疗抗抑郁药物导致 ED 的方法众多，参见相关章节。

2. 射精障碍

抗抑郁药物对射精功能的影响主要是引起射精量减少、射精无快感和射精延迟。由于精神科医生在使用抗抑郁药物时观察到的药物延迟射精、不射精的副作用，被男科医生借鉴用于治疗早泄，成为抗抑郁药物用于男科疾病治疗的最大亮点，临床上可以批准使用的药物是达泊西汀。

（二）男性不育症

男性不育症患者的焦虑和抑郁情绪比较普遍，在治疗男性不育症中表现出来的"抱子得子"现象，也启迪我们心理因素的重要性，但由于抗抑郁药物可能对男性生殖系统产生潜在不良影响，目前不主张使用抗抑郁药物，而主要通过心理调整来处理。

（三）慢性前列腺炎

陈修德等对 258 例合并有不同程度心理障碍的慢性前列腺炎患者分组治疗 3～6 个月，结果采用常规疗法及心理治疗(心理暗示、心理疏导及认知疗法)组患者的症状改善效果达到 93.2%，明显优于对照组的 74.5%，治愈率分别为 75.7% 和 61.8%。乔博义诊治的 286 例前列腺炎患者，经 HAMD 量表发现 34% 伴有明显的焦虑、抑郁症状，对其中的 96 例伴情绪障碍的前列腺炎患者随机分为两组，采用氟西汀协同常规方法治疗 8 周，结果采用抗抑郁药组的总有效率为 87.5%，对照组为 60%；HAMD 的总有效率为 93.8%，对照组为 50%。

（四）男性更年期综合征

男性更年期综合征患者的心理症状可以十分明显，李宏军教授诊治的 112 例男性更年期综合征患者的心理症状占 83.0%，而补充雄激素并配合米氮平、舍曲林、氟西汀等抗抑郁药物治疗，获得了满意的疗效。

三、抗抑郁药物用于男科疾病治疗的注意事项

由于抗抑郁药物主要在精神科疾病中使用，而在男科疾病中使用往往要面对许多问题，医生应该格外小心，充分关注用药的细节问题，以免将自己置于尴尬境地。

（一）声明不是治疗患者的"精神病"

由于男科疾病患者往往不承认自己存在情绪障碍，尤其忌讳医生把自己看作精神有问题，而抗抑郁药在男科的某些疾病(例如早泄)中也不是针对患者的不良情绪，因此在药物治疗实施前有必要和患者进行充分沟通，讲解使用抗抑郁药物的必要性和真实作用，尤其是不良情绪调整在疾病康复中的作用。

（二）合理使用药物，提高治疗的依从性

普通抗抑郁治疗中的患者依从性往往很低，治疗 12 周后仅有 56% 患者还在坚持治疗。

因此，在开始抗抑郁剂治疗前，需要提前和患者做好沟通，说明抗抑郁剂治疗过程中可能出现的不良反应及处理方法，充分讲解药物的使用方法，包括服用注意事项、剂量、疗程等，可以提高抗抑郁治疗的依从性，以免因毒副作用而让患者放弃了治疗机会。同时说明，抗抑郁药物治疗一般在服用持续1～2周后才逐渐显示治疗疗效，有些副作用却早期可能出现，这些副作用多数轻微，通常持续3～5天后逐渐消失。此外，选择那些对男性性功能伤害小的药物，可能更受欢迎。

从目前的文献资料汇总分析，有研究提示，常用的抗抑郁剂对性功能影响较小的药物包括安非他酮、曲唑酮、米氮平，而文拉法新、帕罗西汀对性功能影响更多些。当然，从临床经验来看，抗抑郁剂使用产生性功能不良反应的强弱，还与患者的个体差异有密切关系。

抗抑郁药物使用应注意的几个原则：①单一用药原则，一般选择一种抗抑郁药物系统治疗；②足量、足疗程的原则，从较低的起始剂量开始，根据治疗中的不良反应及疗效，逐渐增加药物剂量，剂量滴定至最低有效剂量进行充分治疗；③抗抑郁剂足量治疗至少2～4周，如果疗效差，再考虑换药；④治疗抑郁症时，遵循全病程治疗原则，包括急性期(4～6周)、巩固期(3～6个月)和维持期(首发2年，多次复发者3～5年)；⑤个体化原则。

通常建议抗抑郁药物在餐后服用，可减少或避免其胃肠道刺激作用；伴有镇静作用的抗抑郁剂(例如米氮平、曲唑酮、氟伏沙明)建议晚上服用；小剂量开始，药物剂量做到个体化和有效的最小剂量；用于改善男科症状治疗目的时，治疗疗程可能略不同于精神科的长期持续用药，获得男科疾病症状改善的时间为1～2个月，因此治疗疗程多为1个月，有效者可连续使用2～3个疗程，并逐渐减量维持；无效者可考虑换用不同作用机制的药物治疗，如果多种抗抑郁药物治疗疗效差，应该重新审视疾病病因，调整我们的治疗方案。

(三) 强调综合性治疗的原则

男科疾病的病因和发病机制的复杂性决定了任何单一治疗都难以获得满意疗效，因此特别强调综合性治疗的原则，即药物、心理、行为、家庭、物理治疗等综合性治疗方法，联合使用男科专科治疗措施和药物，多可获得满意疗效，而切忌单一依赖抗抑郁药物。男科疾病多与心理状态、生活方式和夫妻感情等相关，因此强调自我调整尤其是生活方式、性技巧和夫妻配合的综合手段。

总之，男科疾病的治疗强调综合性治疗，即联合使用专科治疗措施。鉴于男科疾病多与心理状态密切相关，因此强调对患者的心理调整，必要时配合抗抑郁药物，结合患者个体化的特点，优化治疗措施，多可获得满意疗效。

(过斌修订　刘军审阅)

第八篇　男科疾病的中医诊治

第十九章　常见男科疾病的中医诊治

第一节　男性不育症

　　男性不育症是指结婚 1 年以上的夫妻，有正常性生活且未采用避孕措施，女方生育能力正常，因男方原因而致不育者。据世界卫生组织统计，全球约有 8% 的育龄夫妇患有不孕不育症，发病率为 5%～35%。目前现代医学对于有明确原因的男性不育症有一定的优势与规范的处理方案，但是临床中有高达 60%～75% 的患者找不到病因，称为特发性男性不育症，而对于特发性男性不育症多采用经验性药物治疗，但是这些经验性的治疗药物尚缺乏足够的循证医学证据。

　　中国古代医家对男性不育症的生理特点、病因病机、辨证施治的论述十分丰富。早在西周时期《周易》中就首次出现了"不育"之名，至战国时期的中医经典著作《黄帝内经》开始，将不育症称为"无子"，其中《素问·上古天真论》中记载："丈夫八岁，肾气实，发长齿更。……八八，则齿发去"，文中首次提出了以"肾"为轴心的男性生殖理论，同时《黄帝内经》也对男性的生理、病理特点给出了系统的论述。之后通过历代医家对男性生殖理论的不断探索和完善，时至今日中医对男性不育症病因、病机的认识，诊断和治疗方法的运用已经达到了较高的水平。

　　【病因病机】

　　中医认为，"肾藏精，主生殖"，肾为先天之本。男性不育症与肾、心、肝、脾等脏有关，而其中与肾脏关系最为密切。

　　1. 脾肾亏虚

　　若先天禀赋不足，后天失养，则肾气虚弱，脾气不足，命门火衰，精失温煦而导致不育。

　　2. 肾阴不足

　　久病伤阴，精血耗散则精少精弱；元阴不足，阴虚火旺，相火偏亢，精热黏稠不化，均可导致不育。

　　3. 湿热瘀阻

　　素食肥甘厚腻、辛辣之品，损伤脾胃，痰湿内生，蕴湿成热，湿热下注精室精窍，蕴久化热化毒，而致不育。

143

4. 肝郁气滞

情志不舒，郁怒伤肝，肝气郁结，疏泄无权，可致宗筋痿而不举，或气郁化火，肝火亢盛，灼伤肾水，肝木失养，宗筋拘急，精窍之道被阻，影响生育。

5. 气血两虚

思虑过度、劳倦伤心而致心气不足，心血耗伤；大病久病之后，元气大伤，气血两虚，血虚不能化生精液而精少精弱甚或无精，引起不育。

【诊断】

（一）临床表现

1. 了解病史

详细询问患者现病史、既往史、个人史、婚姻史、性生活史，询问患者是否有多次辅助生殖失败病史和习惯性流产病史，询问患者已有的精液检查结果并详细记录，特别需要关注之前的精液检查中精子是否存在凝集、精子活动力是否大幅下降、精液中是否存在大量白细胞。

2. 症状

临床表现可有原发病变的症状和体征，或中医症候的相关表现；或临床无证可辨。

（二）体格检查

检查重点是全身情况和外生殖器。如体型，发育营养状况，胡须，腋毛，阴毛分布，乳房发育等情况；阴茎发育，睾丸位置及其大小、质地，有无肿物或压痛，附睾、输精管有无结节、压痛或缺如，精索静脉有无曲张。

（三）实验室及辅助检查

检查内容主要包括精液常规分析、精液生化测定、精子凝集试验、睾丸组织学检查、生殖内分泌测定、遗传学检查等。

精液分析的 WHO 第五版规定标准为：参考值下限，精液量 1.5 ml（1.4～1.7 ml）；总精子数 39（33～46）×10⁶/一次射精；精子浓度 15（12～16）×10⁶/ml；总活力（PR 快速前向运动+NP 非快速前向运动）40%（38%～42%）；快速前向运动 32%（31%～34%）；存活率（活精子）58%（55%～63%）；形态（正常形态）4%（3%～4%）。

【治疗】

古方多从肾论治，《石室秘录》提出男性不育六法，即"精寒者温其火，气衰者补其气，痰多者消其痰，火旺者补其水，精少者填其精，气郁者舒其气"，则男子无子者可以有子，不可徒补其肾也。"临床实践来看，肾虚是核心病机，湿热、血瘀、气滞等若不影响到肾，多不影响生育。因此，治疗应以补肾为核心，兼顾其他。补肾时要微调阴阳。

（一）辨证论治

1. 脾肾气（阳）虚证

（1）证候：婚久不育，性欲减退，阳痿早泄，精子数少、活动率低或射精无力；腰酸腿软、疲乏无力、食少纳呆、小便清长、大便稀；舌质淡、苔薄白，脉沉细。

（2）治法：补肾健脾，养血填精。

（3）方药：右归丸合五子衍宗丸加减。

（4）成药：右归胶囊、复方玄驹胶囊、生精胶囊等。

2. 肾阴不足证

(1) 证候：遗精滑泄，精液量少，精子数少，精子活动力弱或精液黏稠不化，畸形精子较多；头晕耳鸣，手足心热；舌质红，少苔，脉沉细。

(2) 治法：滋阴补肾，益精养血。

(3) 方药：左归丸合五子衍宗丸加减。

(4) 成药：左归丸、六味地黄丸、麒麟丸等。

3. 湿热瘀阻证

(1) 证候：婚久不育，阳痿早泄，精子数少、活动率低或死精明显增多；小腹急满，小便短赤；舌苔薄黄，脉弦滑。

(2) 治法：清热利湿。

(3) 方药：程氏萆薢分清丸加减。

(4) 成药：癃清片、前列通瘀胶囊等。

4. 肝郁气滞证

(1) 证候：性欲低下，阳痿不举，性交不能射精，精子稀少、活力下降；精神抑郁，两胁胀痛，嗳气吞酸；舌质暗，苔薄，脉弦细。

(2) 治法：疏肝解郁，温肾益精。

(3) 方药：柴胡疏肝散合五子衍宗丸加减。

(4) 中成药：舒肝颗粒、柴胡疏肝颗粒、逍遥颗粒等。

5. 气血两虚证

(1) 证候：性欲减退，阳事不兴，精子数少、成活率低、活动力弱；神疲乏力，面色无华；舌质淡，苔薄白，脉沉细无力。

(2) 治法：补益气血。

(3) 方药：十全大补汤加减。

(4) 成药：十全大补丸、归脾丸等。

(二) 其他疗法

1. 中医外治

目前中医治疗男性不育症多以内服药物为主。

2. 针灸治疗

以俞募配穴埋线法为主，取穴：肾俞、京门；肝俞、期门；脾俞、章门。每次 1 组穴位，均取双侧，3 组交替使用。

3. 饮食治疗

饮食上少吃香菜、芹菜、苦瓜等寒凉食物，多吃虾、核桃仁等海鲜及坚果类食物。

(三) 预防与调护

1. 对原发疾病的治疗

及时发现并积极治疗可能导致男性不育症的泌尿生殖系统疾病，诸如急慢性前列腺炎、精囊炎、急慢性睾丸附睾炎、睾丸鞘膜积液、精索静脉曲张等疾病。

2. 规避有害的食物和药物

避免服用具有生殖毒性的食物和药物，如棉籽油、香菜、芹菜、苦瓜等杀精食物，以及皮质激素、雌激素、雷公藤、西咪替丁、庆大霉素等药物。

3. 良好的生活方式

保持积极健康的生活方式，如不饮酒、少食肥甘厚腻、不久坐、少桑拿、不穿太紧内裤，多饮水等。

4. 规避有害的理化因素

规避可能导致男性不育的物理因素和化学因素。物理因素主要有热、电磁辐射、放射等；化学因素主要有各类重金属以及各种有害食品添加剂和食品染色剂等。

5. 其他

健康的饮食起居；正确的性生活指导；夫妻同治。

第二节　勃起功能障碍

勃起功能障碍(ED)是指阴茎持续不能达到和(或)维持足够的勃起，以完成满意的性交，病程在 3 个月以上。ED 是中老年男性的常见病，发病率随年龄增长而升高，大约一半的中老年男性患有 ED。ED 相当于祖国传统医学的"阳痿""筋痿""阴器不用""不起""阳不举"等。根据阳痿病情程度的轻重，中医学分为痿而不举、举而不坚、坚而不久等状态。

【病因病机】

古代医家多认为，阳痿病位在肾，病性为虚寒证。阳痿多为肾虚导致，肾虚在阳痿发病中起重要作用。如巢元方在《诸病源候论》认为："劳伤于肾，肾虚不能荣于阴器，故萎弱也。"张景岳在其著作中也提到"房劳伤是阳痿发病的主要原因"。随着社会环境的改变，生活水平的不断提升，医学知识的普及以及现代中医对阳痿病因病机的进一步认识，房劳伤造成的肾虚不再是阳痿发病的主要原因。过食辛辣、肥甘、厚腻食物，伤及脾胃，内生痰浊湿热瘀毒；焦虑、抑郁等不良情绪明显，肝失疏泄，升降失常，气机不畅，肝郁血瘀。阳痿的病机中实热证逐渐增多。阳痿的病机已转变成肝郁、肾虚、湿热、血瘀。湿热是阳痿的启动病机，肝郁是主要的病理特点，肾虚是主要的病理趋势，血瘀是最终的病理趋势，肝郁、血瘀病机贯穿阳痿始终。

中医认为，阳痿的发病与肝、肾、心、脾四脏功能失调密切相关。肝为刚脏，性喜条达，主疏通气机；肝主筋，为"罢极之本"，前阴为宗筋之所聚，劳累过度导致阴茎难以勃起。肾藏精，肾精充足，可司作强，出伎巧。心居上焦，主神明，主管个体的精神、意识、思维活动。喻嘉言在《医门法律》中提到"心为情欲之府"。心主宰人的生殖功能，性行为与心密切相关。脾居中焦，主运化水谷，为气血生化之源。阳痿的基本病机为肝、肾、心、脾四脏受损，气血阴阳亏虚，内生湿热、瘀血等病理产物，阻滞阴络，宗筋不用。阳痿发病的虚实与年龄有关。青年时期以实证为主，老年后则虚实夹杂，虚多实少。

1. 肝气郁结

《杂病源流犀烛》云："又有失志之人，抑郁伤肝，肝木不能疏泄，亦致阴痿不起"。情志不畅，多愁善感，或郁怒伤肝，肝气郁结，肝木不能疏泄条达，宗筋失养而痿软不用。

2. 肝胆湿热

过食肥甘厚味，酿湿生热，或外感湿热之邪，内阻中焦，郁蒸肝胆，伤及宗筋，致使宗筋弛纵不收发生阳痿。

3. 肾阳不足

《医述·阳痿》引王节斋论："经曰：肾为作强之官，伎巧出焉；藏精与志者也。"阴茎勃起坚久取决于肾中精气之充盈，肾之精气盛满是宗筋振奋之物质基础。房事不节，恣情纵欲，肾精亏虚，阴损及阳；或元阳不足，素体阳虚，致命门火衰，精气虚冷，阳事不兴而渐成阳痿。

4. 惊恐伤肾

房事之中突发意外，卒受惊恐，恐则气下；或初次性交时惧怕不能成功，顾虑重重；或未婚房事，担心女方怀孕等，均可导致阳痿不举。

5. 气血瘀阻

气能行血，气滞则血瘀。病久多瘀，或体弱气虚，或阴部有外伤、手术史，引起气血瘀阻，宗筋失养，脉络不通，导致阴茎痿软不用。

6. 心脾两虚

思虑过度，劳倦伤心，致心气不足，心血亏耗，或大病久病之后元气大伤，气血两虚，形体衰弱，宗筋痿软，阳事不兴。

西医学认为本病原因复杂，可分为功能性和器质性两大类因素。功能性因素包括心理、情绪异常、夫妻关系不和睦、神经衰弱等因素。器质性因素包括血管性、神经性、药物性、内分泌疾病以及生殖器病变等。

【诊断】

1. 临床表现

男性有正常性欲，受到女方有效性刺激，阴茎不能勃起或勃起不坚，勃起时间短促，很快疲软，以致不能进行与完成性交，获得满意的性生活，并持续 3 个月以上。本病需除外精神紧张或工作劳累引起暂时的勃起功能障碍。本病常伴有神疲乏力、腰膝酸软、畏寒肢冷，或夜寐不安、精神苦闷、胆怯多疑，或小便不畅、滴沥不尽等症。

2. 实验室及其他辅助检查

西医学认为，阳痿有功能性与器质性之别，除常规检查尿液、性激素外，还可做夜间阴茎勃起试验（NPT）；或进行阴茎多普勒超声、阴茎动脉测压、阴茎海绵体内注射试验（ICI）、阴茎海绵体造影等检查，确定有无阴茎血流障碍。此外，还需要查肝肾功、血糖、甲状腺功能排除相关疾病。

3. 鉴别诊断

（1）早泄：阴茎勃起正常，但射精快，一般性交时间不足 1 分钟精液即排出，甚至阴茎尚未插入阴道即泄精。

（2）性欲低下：性欲低下指男性的性交欲望降低，性交次数减少，也可间接影响阴茎的勃起，但在性生活时阴茎却能正常勃起。

（3）阳缩：多突然发病，以阴茎抽痛，伴少腹拘急、疼痛剧烈、畏寒肢冷为主要表现，也可以影响性交。但阳痿的特点是阴茎疲软，不能勃起，不出现阴茎内缩、疼痛等症。

【治疗】

治疗上应牢记整体辨证。阳痿牵涉到全身多个系统，治疗应身心同治，夫妻同调，分清标本主次、先后缓急，采取个体化的治疗方案。注重通过有效的沟通来调整患者的心理状态，帮患者走出疾病痛苦的阴影。治疗目的不仅仅在于阴茎勃起功能的恢复，保持和谐的性生活才是终极目的。

历代医家多认为阳痿由肾虚导致，与劳欲过度有关。治疗上以温燥的壮阳药为主。但随着社会的快速发展，工作压力的增加，饮食结构和生活方式的改变，现代人的体质类型已经发生变化，肾虚特别是肾阳虚逐渐减少，而湿热、血瘀、肝郁成增多趋势。

临床经验告诉我们，阳痿多突然发病，与情绪波动密切相关；阴茎痿软不用，时好时坏；阳痿发病符合风邪"善行而数变"的特点。通过比较阳痿和中风，认为二者有相似性，进而提出了"阴茎中风"学说，主张"阳痿从瘀从络论治""从风论治"，治疗应以疏肝活血、祛风通络为主。研究表明，阳痿患者血液大多呈高凝状态，血液较正常人黏稠，局部血流缓慢，微循环障碍，组织缺氧，活血化瘀法可改善血管壁的活性和弹性。治疗阳痿时若能恰当运用柴胡、青皮、白芍、白蒺藜等疏肝药和水蛭、蜈蚣、九香虫、地龙等虫类活血药，可搜风通络，活血通经起痿。现代药理表明，水蛭可增加阴茎海绵体血流量，促使阴茎充分勃起。临床上需注意此类药系辛温之品，多耗气伤阴，气阴亏虚者宜搭配黄芪、麦冬等补气养阴之品。

此外，心胆气虚、心脾两虚的患者也不少见。很多患者从青春期开始频繁手淫，由于没有接受健康的性教育，对手淫缺乏正确认识，产生恐惧心理。惊恐伤肾，每临房事，必定阳痿。日久还会伴有心悸、失眠、多梦等症状，治疗当温胆益气，补肾安神。现代人大部分时间工作在电脑前，尤其是 IT 行业的精英，不分白昼地苦思冥想。中医认为，思虑过度可伤脾，过度劳累耗伤气血。治疗应补益气血，健脾养心。临床应注意调理中焦脾胃，尽可能选用健脾理气开胃之品，多使用酸枣仁、五味子等酸敛之品养心安神。

（一）辨证论治

1. 湿热下注证

(1) 证候：阴茎痿软，阴囊潮湿，瘙痒腥臭，睾丸坠胀疼痛；小便色黄，尿道灼痛，胁腹胀闷，肢体困倦，泛恶口苦；舌红苔黄腻，脉滑数。

(2) 治法：清利湿热。

(3) 方药：萆薢渗湿汤加减。

(4) 成药：龙胆泻肝丸、癃清片、热淋清颗粒、四妙丸等。

2. 心脾两虚证

(1) 证候：阳痿不举；心悸，失眠多梦，神疲乏力，面色少华，食少纳呆，腹胀便溏；苔薄白，脉细弱。

(2) 治法：补益心脾。

(3) 方药：归脾汤加减。

(4) 成药：归脾丸、人参养荣丸等。

3. 肝气郁结证

(1) 证候：阳事不兴，或举而不坚；心情抑郁，烦躁易怒，胸胁胀满，善太息；苔薄白，脉弦。

(2) 治法：疏肝解郁。

(3) 方药：逍遥散加减。

(4) 成药：舒肝颗粒、柴胡舒肝颗粒、逍遥颗粒等。

4. 惊恐伤肾证

(1) 证候：阳痿不振；心悸易惊，胆怯多疑，夜多噩梦，常有被惊吓史；苔薄白，脉弦细。

(2) 治法：益肾宁神。

(3) 方药：启阳娱心丹加减。

(4) 成药：乌灵胶囊、安神定志丸等。

5. 命门火衰证

(1) 证候：阳事不举，或举而不坚，精薄清冷；神疲倦怠，畏寒肢冷，面色无华，头晕耳鸣，腰膝酸软，小便清长；舌淡胖，苔薄白，脉沉细。

(2) 治法：温肾助阳。

(3) 方药：右归丸加减。

(4) 成药：右归胶囊、复方玄驹胶囊、强肾片等。

6. 气血瘀阻证

(1) 证候：多有动脉硬化、糖尿病或阴部外伤及盆腔手术史，阳事不兴或勃起不坚，性欲淡漠；舌质暗有瘀斑，脉沉涩或弦。

(2) 治法：行气活血，通脉振阳。

(3) 方药：桃红四物汤加减。

(4) 成药：前列欣胶囊、前列通瘀胶囊、活血通脉胶囊等。

(二) 其他疗法

1. 针灸疗法

针灸治疗原发性阳痿可收到较好疗效，对继发性阳痿，应首先治疗原发病。根据中医证型辨证选穴，以任脉、腰背部腧穴为主。主穴选用肾俞，肾阳不足加命门，肾阴亏虚加太溪，心脾两虚加神门、内关等穴，湿热下注加足三里、阴陵泉，气滞血瘀加膈俞、太冲、血海，惊恐伤肾证选用胆俞、志室。主穴用毫针补法，配穴根据病情按虚实补泻法操作，每次 20～30 分钟，隔日一次。此外，还可采用耳针法、穴位注射法。

2. 中药敷脐疗法

药物贴敷在神阙穴上，用胶布固定，疏通经络，达到治疗疾病的目的。贴敷法多选用补肾益阳、活血通络的中药，本法适用于命门火衰型阳痿，需要结合内治法。

3. 西药治疗

中药起效慢，作用于整体；西药起效快，作用于局部，可根据病情口服 PDE－5 抑制剂帮助阴茎勃起，树立治疗信心；若查男性睾酮值低于正常，酌情口服十一酸睾酮胶丸补充雄激素，病情好转后逐渐减少西药用量，再以中药巩固疗效。

4. 手术治疗

手术治疗包括血管手术、阴茎假体植入术。

5. 负压缩窄装置、阴茎海绵体功能性电刺激。

(三) 预防与调护

(1) 了解性常识，青春期前进行性科学知识教育。

(2) 夫妻之间应互相尊重，坦诚交流，相互沟通，练习性技巧，探索变换性交体位、时间、方式。

(3) 调畅情志，心态平和，怡情养心。

(4) 饮食有节，不暴饮暴食，五味调和，多吃坚果类和绿色蔬菜，少食醇酒肥甘厚味及碳酸饮料，避免湿热内生。

(5) 起居有常，劳逸结合，积极参加户外活动和体育锻炼，增强体质。

(6) 寻找病因，积极防治原发疾病，如糖尿病、高血压、动脉硬化等。

(7) 不自行滥服药物，避免使用对性功能有影响的药物。

(8) 戒除吸烟、酗酒等不良习惯。

第三节 慢性前列腺炎

慢性前列腺炎(CP)属于中医学"精浊""淋证""白浊"等范畴，是中青年男性常见的生殖系统炎症性疾病，约 50%男性在一生中的某个阶段会受前列腺炎相关症状的困扰。慢性前列腺炎患者的临床表现多种多样，其典型表现主要为会阴、小腹等部位疼痛、排尿异常及神经精神症状。

【分类】

西医对前列腺炎的分类方法较多，目前国际上多采用 1995 年美国国立卫生研究院(NIH)分类方法。NIH 在过去综合分类的基础上，将前列腺炎重新分为四类：Ⅰ型急性细菌性前列腺炎；Ⅱ型慢性细菌性前列腺炎；Ⅲ型慢性非细菌性前列腺炎/慢性骨盆疼痛综合征(CP/CPPS)，Ⅳ型无症状的炎症性前列腺炎(AIP)。根据Ⅲ型前列腺炎精液中是否存在有诊断意义的白细胞，进一步分为ⅢA 型(炎症性的慢性骨盆疼痛综合征)和ⅢB 型(非炎症性的慢性骨盆疼痛综合征)。

临床上慢性非细菌性前列腺炎/慢性骨盆疼痛综合征最为多见，占 90%～95%。慢性前列腺炎病因复杂，与免疫功能、神经内分泌因素、理化因素刺激、盆腔静脉性疾病等相关。慢性前列腺炎尤其是非细菌性前列腺炎(NBP)发病机制、病理生理学改变还不十分清楚。本病具有发病缓慢、病情顽固、反复发作、缠绵难愈的特点。

随着学科发展，国外学者制定了前列腺炎临床个性化治疗的表型分类—UPOINT 系统。前列腺炎症状分为 6 大类型，分别为排尿症状(U 分型)、社会心理症状(P 分型)、器官特异症状(O 分型)、感染症状(I 分型)、神经症状(N 分型)及肌痛症状(T 分型)，其中 O 分型、T 分型和 U 分型最为常见。单一分型少见，大多患者有多项阳性分型。国外研究将 UPOINT 的各型症状划分为两个症状群：盆腔特异的症状群(尿路症状、器官特异症状和压痛症状)和全身症状群(神经症状、心理症状和感染症状)。有学者提出性功能症状(S 分型)应该加入 UPOINT 系统，但存在争议。UPOINT 分型可指导临床医师对前列腺炎综合治疗。

【病因病机】

慢性前列腺炎多与湿热蕴结下焦，扰乱精室或情志不畅，肝郁气滞，久病入络入血，气血运行受阻，精室血液瘀滞不通；或素体脾虚气不摄精，劳伤过度伤及先天有关。本病病位在精室，在经脉则与足厥阴肝经、足少阴肾经、足太阴脾经、足太阳膀胱经、任脉、督脉最为密切。

1. 湿热蕴结

湿热之邪，可由外入，可由内生。外感六淫湿热火毒，火热之邪下迫膀胱，或下阴不洁，秽浊之邪侵袭，皆可酿生湿热，导致湿热毒邪蕴结精室不散，瘀滞不化，水道不利而发为本病。或饮酒及食辛辣炙煿之品，湿热内生，或素食肥甘厚味之品，损伤脾胃，脾失健运，水湿潴留，郁而化热，致使湿热循经下注，蕴结下焦发为本病。

2. 气滞血瘀

房事不节，或外肾受伤，或气机不畅，久则及血，均可损伤精室脉络，以致气滞血瘀，精窍不利而为本病。或湿热、寒湿之邪久滞不清，则致精道气血瘀滞，使本病迁延难愈。

3. 肝气郁结

肝主疏泄，性喜条达，久病不愈之人多情志不舒，所愿不遂，忧思郁怒而致肝气郁结，发为本病。

4. 肾阴不足

素体阴虚，房事不节，热病伤阴，久病及肾，肾精亏虚，肾阴不足，阴虚则火旺，相火妄动，而生内热，发为本病。

5. 脾肾阳虚

禀赋不足，素体阳虚，劳累过度或久病耗损肾气，导致肾阳不足，或肾气亏虚，房事不节，精室不藏，精关不固，精离其位；或素体脾虚，饮食劳倦，脾失健运，以至中气不足，正气虚损乃发为本病。

总之，慢性前列腺炎多由相火妄动，所愿不遂，或忍精不泄，肾火郁而不散，离位之精化为白浊；或房事不洁，湿热从精道内侵、湿热壅滞、气血瘀阻而成。或病久伤阴，肾阴暗耗，出现阴虚火旺证候；亦有体质偏阳虚者，久则火势衰微，易见脾肾阳虚之象。慢性前列腺炎的核心病机为：肾虚为本，湿热、肝郁为标，瘀滞为变。

【诊断】

（一）临床表现

临床症状主要表现在三方面：疼痛、排尿异常及精神神经症状。疼痛症状主要表现在以前列腺为中心辐射周围组织的疼痛，常见于阴囊、睾丸、小腹、会阴、腰骶、股内侧等部位的疼痛、坠胀或不适感。排尿异常表现为尿频、尿急、尿痛、尿道灼热，尿余沥，或晨起、尿末或大便时，自尿道溢出白色的分泌物。精神神经症状表现为头晕耳鸣、失眠多梦、焦虑抑郁等，甚或出现阳痿、早泄、遗精等。

（二）体格检查

直肠指检：前列腺正常大小，或稍大或稍小，触诊可有轻度压痛或结节。有的前列腺可出现软硬不均或缩小变硬等异常现象。

（三）实验室检查

1. 前列腺按摩液检查

前列腺按摩液检查主要观察 EPS 中白细胞和卵磷脂小体数量。正常的前列腺按摩液外观为乳白色稀薄液体，内含卵磷脂小体≥+++/HP、白细胞数<10 个/HP，无或偶见红细胞，无脓细胞。当 EPS 内卵磷脂小体减少、白细胞数≥10 个/HP 时，提示前列腺存在炎症。但目前多将此检查作为辅助诊断之一而非金标准。

2. 尿常规及尿沉渣检查

该项检查是排除其他疾病的辅助方法。此外，当前列腺炎难以获得时，分析前列腺按摩后尿液亦可作为诊断慢性前列腺炎的可靠指标。

3. 病原学检测

目前对前列腺炎的病原学检查多采用"四杯法"或"二杯法",是鉴别细菌性和非细菌性的常用方法,对慢性前列腺炎临床用药有一定的指导意义。当前列腺液难以获得时,常用"二杯法"来化验。本法只取中段尿和按摩前列腺后的尿液进行尿常规和细菌培养。

4. 辅助检查

超声检查可见前列腺回声不均匀、钙化、结石等,但不推荐单一使用超声检查结果作为诊断依据。另外,尿动力学检查、膀胱镜、CT、MRI 等均可作为前列腺炎的辅助诊断手段。

5. 鉴别诊断

(1) 慢性附睾炎:阴囊、腹股沟部隐痛不适,类似慢性前列腺炎。但慢性附睾炎附睾部可触及结节,并伴轻度压痛。

(2) 良性前列腺增生症:大多在老年人群中发病;尿频且伴有排尿困难,尿线变细,残余尿增多;B 超、直肠指检可进行鉴别。

(3) 精囊炎:精囊炎和慢性前列腺炎多同时发生,除有类似前列腺炎症状外,常有血精及射精疼痛的特点。

【治疗】

主张辨证论治为主的综合治疗,注意心理调护。人的生理因素和心理因素相互影响。生理上的不良反应会引发心理问题,心理问题会加重身体不适。悲观、消极的情绪会产生严重的心理负担,影响前列腺炎的治疗进展。慢性前列腺炎对部分患者的工作、学习、生活影响很大,精神上的痛苦超过疾病本身带来的痛苦。医师应尊重同情患者,注意和患者有效沟通。应耐心倾听患者,取得患者的信任,鼓励患者倾吐病情,及时开导患者,传递给患者正确的科学常识,督促患者养成健康的生活习惯,帮患者走出疾病痛苦带来的阴影。当患者的心理作用非常强烈且难以控制时,建议患者及时转诊,也是十分必要的。

慢性前列腺炎以湿热蕴结、气滞血瘀证最常见。近年来,由于男性工作社会压力的不断增加,肝气郁滞证的患者逐渐增多。临床上单一证型少见,复合证型多见,如肾虚湿热型、肾虚血瘀型、湿热血瘀型、肝郁肾虚型,治疗上或补肾清热利湿,或补肾活血通络,或清热活血化瘀,或补肾疏肝通络。治疗上应抓住肾虚、湿热、肝郁瘀滞三个基本病理环节,分清主次,权衡用药。叶天士提到"初病在气,久病在血",久病当气血同治,理气活血通络。此外,慢性前列腺炎证型也在动态变化中,发病初期多邪实,且湿热瘀血互结,若治疗不当,缠绵不愈,病久则耗伤正气,虚实夹杂,需整体调控。

(一) 辨证论治

1. 湿热蕴结证

本证型多见于慢性前列腺炎的初期或急性发作期,以尿频、尿急、尿痛等尿道刺激症状为主要表现。按摩时会有大量前列腺炎取出,按摩后腺体松弛,前列腺液中白细胞含量明显升高。

(1) 证候:尿频,尿急,尿痛,尿道灼热感,排尿终末或大便时偶有白浊,会阴、腰骶、阴囊、睾丸、少腹坠胀疼痛,阴囊潮湿,尿后滴沥;舌红苔黄或黄腻,脉滑数或弦数。

(2) 治法:清热利湿,佐行气活血。

（3）方药：程氏萆薢分清饮（《医学心悟》）、八正散（《太平惠民和剂局方》）、龙胆泻肝汤（《医方集解》）加减。

（4）成药：癃清片、热淋清、萆薢分清丸等。

2. 气滞血瘀证

本证型多见于慢性前列腺炎的后期，以盆腔区域的疼痛不适为主症。触诊前列腺腺体饱满，质地偏中，可触及硬结，按摩腺体很难取出前列腺液。

（1）证候：病程日久，少腹、会阴、睾丸、腰骶、腹股沟坠胀隐痛或痛如针刺，时轻时重，在久坐、受凉时加重；舌黯或有瘀点、瘀斑，脉多沉涩。

（2）治法：活血化瘀，行气止痛。

（3）方药：前列腺汤（经验方）、血府逐瘀汤（《医林改错》）加减。

（4）成药：前列欣胶囊、前列通瘀胶囊等。

3. 肝气郁结证

本证型好发于性格内向抑郁的男性以及工作生活压力较大的青年男性。

（1）证候：会阴部、外生殖器区、下腹部、耻骨上区、腰骶及肛周坠胀不适，隐隐作痛，小便淋漓不畅；常伴有胸闷、善太息、性情急躁、焦虑、抑郁等，症状随情绪波动加重；舌淡红，苔薄白，脉弦。

（2）治法：疏肝解郁，理气止痛。

（3）方药：柴胡疏肝散（《景岳全书》）、逍遥散（《太平惠民和剂局方》）加减。

（4）成药：乌灵胶囊、舒肝颗粒、逍遥颗粒等。

4. 肾阴不足证

本证型多见于素体阴亏以及平时不注意休息、加班熬夜的男性。前列腺腺体松弛，前列腺液量少，前列腺白细胞多正常或稍高，尿常规多无白细胞。

（1）证候：病程较久，尿后余沥，小便涩滞不畅，时有精浊，伴腰膝酸软，头晕眼花，失眠多梦，遗精早泄，五心烦热，口干咽燥；舌红少苔，脉沉细或细数。

（2）治法：滋补肾阴，清泄相火。

（3）方药：知柏地黄丸（《医宗金鉴》）。

（4）成药：左归丸、六味地黄丸等。

5. 脾肾阳虚证

本证型多见于素体阳虚之人，病理上以腺液分泌不足为主，按摩前列腺腺体松弛，前列腺较小，前列腺按摩液中白细胞接近正常或轻度升高，尿液中多无白细胞。

（1）证候：病久体弱，腰骶酸痛，倦怠乏力，精神萎靡，少腹拘急，手足不温，小便频数而清长，滴沥不尽，阳事不举，劳则精浊溢出；舌淡苔白，脉沉无力。

（2）治法：温补脾肾，佐行气活血。

（3）方药：补中益气丸（《脾胃论》）合济生肾气丸（《济生方》）加减。

（4）成药：复方玄驹胶囊、右归丸（胶囊）等。

（二）其他疗法

1. 直肠用药

根据临床辨证可选用前列安栓、解毒活血栓、吲哚美辛栓、野菊花栓等。本法尤其适用于前列腺炎伴有便秘的患者，通便可促进体内毒素的排泄。栓剂经直肠吸收十分迅速，药物在前列腺的浓度高于其他器官；可抗菌消炎，改善前列腺微循环，促使炎性分泌物排出。前列安栓用药初期会有轻微肛门不适和腹泻，一般一周后症状会自动消失。

2. 坐浴及熏洗

中药坐浴是用中药煎煮后的药液浸泡会阴部，具体根据中医辨证用药。本法简单、经济、方便，坚持应用疗效显著。湿热蕴结证选用黄柏、倒扣草、益母草、苦参、大黄、冰片等；气滞血瘀证选用红花、黄柏、元胡、川楝子、鸡血藤、野菊花等；肝气郁结证选用青皮、香附、柴胡、白芍、丹参等；肾阴不足证选用黄柏、红花、大黄、冰片、赤芍等；脾肾阳虚证选用桂枝、益母草、蛇床子等。煎汤坐浴，温度不宜超过40℃，每晚一次，每次10～15分钟。未婚或已婚未育患者不宜坐浴。中药熏洗是利用药液产生的热气作用在会阴局部，而不是直接浸泡。注意药液温度不宜过高，以免烫伤皮肤。常用苦参、蛇床子、金银花、蒲公英、黄柏、萆薢等清热燥湿、解毒活血之药。

3. 外敷

丁香、肉桂、红花、延胡索等，研磨用醋或温水调匀，取适量，用一次性医用辅料贴敷肚脐(神阙穴)，睡前贴敷一次，晨起摘除。适用于气滞血瘀证导致的疼痛。穴位敷贴可具备中药和腧穴的双重作用，药物可透过皮肤直接渗透到组织中，快速发挥药效。外敷可改善局部血液循环，调畅气血，减轻疼痛和不适。本法注意不要选择刺激性强的药物。如果患者贴敷后脐部红肿、瘙痒、疼痛，应及时停止外敷。

4. 保留灌肠

应用清热利湿、解毒活血、行气止痛、消肿散结中药浓煎150ml左右，放置微冷后(42℃)保留灌肠，每日一次，一般连续10～20天为一个疗程。本法适用于湿热蕴结证或气滞血瘀证。灌肠可使药物通过直肠周围的血管及直肠黏膜渗透到盆腔区的炎性组织中，吸收的药物大部分通过直肠静脉和肛管静脉，使盆腔内保持有效血药浓度。灌肠液可有效改善局部血液循环，顾护后天脾胃尤其适用于脾胃虚弱的患者。

5. 针灸疗法

选肾俞、关元、气海、膀胱俞、足三里、秩边、三阴交等，毫针平补平泻，每次15～30分钟，取艾条2cm插在上述穴位针柄处点燃施灸疗，每穴灸2壮，每日1次，1个月为一疗程；或选用中极、关元、气海、次髎、中髎、下髎，行针刺治，毫针平补平泻，每次15～30分钟，每周2～3次，一个月为一个疗程；或在上述治疗过程中加用电针，其参数为频率1～100Hz连续波，输出电流1～50mA，输出脉冲宽度小于0.175ms，输出功率小于3.5W。

6. 物理疗法

本方法作为辅助疗法，主要利用多种物理方法产生热力作用，加速腺体内的血液循环，促进炎症物质的消散与吸收，对于以疼痛为主的患者效果较佳，但对于未婚或有生育要求者不推荐。选择具体的治疗方法应根据患者的病情严重程度、经济能力及医院的技术条件综合考虑。常用的物理疗法包括红外线疗法、射频、激光疗法、磁疗、局部热水熏蒸或熏洗以及超声外治等。其中，经会阴超声外治操作方便，疗效显著。本法利用前列腺超声仪在会阴部(穴)进行超声治疗，每天一次，一次30分钟左右，一般4周为一个疗程，适用于气滞血瘀证导致的疼痛。

7. 西药治疗

慢性前列腺炎病因较多，临床上常采用多种药物联合的"鸡尾酒疗法"。对于慢性细菌性前列腺炎，需结合抗生素治疗，喹诺酮类为首选。对于炎症和疼痛明显的患者，可选用吲哚美辛等消炎、盐酸黄酮哌酯片等平滑肌松弛药缓解疼痛。对于尿道刺激症状明显的患者，给予盐酸坦洛新缓释胶囊、盐酸特拉唑嗪片等选择性 α–肾上腺素能受体阻滞剂，解除膀胱颈及前列腺部尿道痉挛，增加尿流率，促进膀胱排空，缓解会阴及盆底紧张性肌痛。服用本药患者要避免一过性低血压的发生；以舍尼亭（酒石酸托特罗定）为代表的 M 受体拮抗剂可治疗膀胱过度活动症，改善慢性前列腺炎的排尿症状。抑郁状态、焦虑症状明显患者，可予盐酸舍曲林片等抗抑郁治疗。使用抗抑郁药时，需要向患者耐心讲解抗抑郁药的必要性和真实作用，注意饭后服用，减少胃肠道的不良刺激。使用时需从小剂量开始，一般疗程多为 1 个月，根据每个人的病情变化服用 2～3 个疗程后逐渐减量。对于合并前列腺增生症患者，可使用 5α–还原酶抑制剂阻断雄激素。

8. 手术治疗

手术治疗不作为前列腺炎治疗的常规方法，仅适用于病情严重且使用常规治疗手段临床症状无减轻的患者。常用的手术治疗方法包括尿道扩张术、微创手术、经尿道前列腺切除术、前列腺被膜切开、前列腺精囊全切除术等。精神症状明显的患者不宜手术。

9. 前列腺按摩疗法

本法适用于性生活次数减少造成前列腺液淤积的患者，对彩超提示前列腺具有广泛钙化的患者治疗效果不佳。定期对前列腺按摩，可及时引流前列腺液，排出炎性物质，改善盆腔局部血液循环。一般每周按摩 1～2 次，4～8 次为一个疗程。按摩手法应轻缓，由轻到重，在患者可以忍受的范围内逐渐加大力度，以免破坏前列腺腺泡，加重炎症。按摩完毕后马上排尿。急性前列腺炎以及怀疑有前列腺结核、肿瘤的患者禁忌按摩。

10. 其他疗法

经会阴、经直肠、经耻骨后前列腺内药物注射，尿道加压法等。

(三) 预防与调护

（1）前列腺按摩时用力不宜过大，按摩时间不宜过长，也不宜过于频繁，以每周 1 次为宜。

（2）忌酒尤其是烈性酒，饮食清淡，忌肥甘厚腻，不宜过食葱、蒜、辣椒、生姜等辛辣炙煿食物，多食用蔬菜和水果。

（3）养成良好、规律的生活习惯，加强锻炼，劳逸结合，增强体质，不要憋尿、久坐或骑车时间过长。

（4）性生活规律，可以适当自慰，不憋精。

（5）不着凉，尤其在冬季注意前列腺部位保暖。

（6）调节情志，保持乐观情绪，养成健康的生活方式，树立战胜疾病的信心。

（7）多喝水，预防上呼吸道感染和泌尿系感染。

（8）对于包皮过长或包茎的患者，建议尽早行包皮环切术。

第四节　良性前列腺增生症

良性前列腺增生症（BPH）是增生的前列腺压迫前列腺尿道或影响膀胱尿道口梗阻，出现尿频、排尿困难甚至尿液无法排出的病证，是老年男性的常见疾病。其发病年龄一般从

50 岁左右开始(但近年观察发现，其发生有年轻化趋势)，发病率为 30%～50%；60～70 岁发病率可达 75%。目前我国男子平均寿命为 68 岁，有所提高，BPH 的发病率也有了明显上升。

一般认为，良性前列腺增生症属中医"癃闭"范畴。其中排尿困难者为癃，主要表现为小便不利，点滴而短少，病势较缓；急性尿潴留者为闭，主要表现为小便闭塞、点滴不通，病势较急。

"癃闭"首见于《内经》，该书对其病因、病机、病位都做了较为详细的描述。《灵枢·本输》："三焦者，……实则癃闭，虚则遗溺。"《素问·五常政大论篇》说："其病癃闭，邪伤肾也"。后世医家对其虽有辨证探讨，然因解剖学限制，唯张景岳有"或以败精，或以槁血，阻塞水道而不通"之论，说明男子精室病变亦可导致小便不通。根据西医学认识，BPH 发病在 50 岁左右，发生原因与睾丸激素密切相关。中医对男子生理认识在《素问·上古天真论》中有描述："丈夫……七八，肝气衰，筋不能动，天癸竭，精少，肾脏衰，形体皆极。"中医认为本病的病因病机是男子"七八"之年，肾气虚衰，肾之阴阳不足，气化不利，血行不畅，易致前列腺阴血凝聚而增生肥大，治疗应以调补阴阳、活血化瘀为原则。

【病因病机】

1. 脾肾气虚

年老体弱，脾肾气虚，命门火衰，即"无阳则阴无以生"，致使膀胱气化功能下降，推动乏力，不能运化水湿，导致痰湿凝聚，阻于尿道而生本病；或肾虚导致固摄能力下降，出现排尿异常。

2. 气滞血瘀

前列腺的部位是肝经循行之处，肝气郁结，疏泄失常，可致气滞血瘀，阻塞尿道；或年老之人，气虚阳衰，不能运行气血，久之气血不畅，聚而为痰，痰血凝聚于水道；或憋尿过久，败精瘀浊停聚不散，凝滞于溺窍，致膀胱气化失司而发为本病。

3. 湿热蕴结

下阴不洁，湿热之邪上犯膀胱，蕴结于内，膀胱气化不利，水湿内停，郁而化热，或饮食不节酿生湿热，或过度饮酒聚湿生热，均可以导致湿热下注，蕴结不散，瘀阻于下焦，诱发本病。

【诊断】

1. 临床表现

BPH 主要是前列腺尿道弯曲、延长、变窄，尿道阻力增加，膀胱逼尿肌代偿性增厚和失代偿，致下尿路梗阻而出现的症状，而且症状因感染而加重。主要表现为：尿频、尿急、排尿困难、尿失禁、血尿、急性尿潴留、尿毒症等症状以及由于长期排尿增加腹压，可导致痔核、脱肛及疝的形成。

2. 体格检查

直肠指检是前列腺增生最简便和最先察觉的检查方法，检查时需注意前列腺的解剖位置、大小、质地、中央沟及两侧沟是否存在变浅、是否有结节、手指能否超过前列腺底部及增生的方向等。

3. 实验室及其他辅助检查

常用实验室检查：尿常规检查、泌尿系统 B 超检查、残余尿测定、尿流动力学检查等。

常用辅助检查：肾功能检查、X线检查、膀胱镜检查等。

4. 鉴别诊断

BPH的主要临床症状是下尿路梗阻，因此需与尿道狭窄、神经病性膀胱尿道功能障碍、膀胱颈纤维挛缩、前列腺炎、前列腺结核、前列腺癌、前列腺肉瘤、膀胱肿瘤及膀胱结石相鉴别。

(1) 尿道狭窄：症状虽表现为排尿不畅、尿流变细、排尿无力，甚至出现急性或慢性尿潴留，但常有骨盆、会阴部、尿道外伤及尿道器械操作等损伤史或淋病等尿道感染史，以及包茎继发包皮龟头炎所致。经尿道探查或尿路造影等检查不难鉴别。

(2) 神经病性膀胱：尿道功能障碍是因神经疾病所致的膀胱尿道功能失调，下尿路梗阻是其最常见、最严重的并发症。常有脊髓或周围神经外伤史，肿瘤、糖尿病、血管疾病、脊椎疾病、神经管闭合不全、脊髓病变及多发性硬化症等病史，以及药物损伤史，如长期使用降压、抗胆碱、抗组织胺药。神经系统检查及脑电图、肌电图等电生理检查对鉴别诊断很有帮助，尿动力学检查则使诊断更加明确。

(3) 膀胱颈纤维性痉挛：膀胱颈纤维性痉挛是仅次于前列腺增生的导致老年男性膀胱颈梗阻的较常见疾病，常继发于炎症病变。此病发病较早，多在55岁以前。经直肠前列腺指检(DRE)前列腺多不大或有轻度增大。膀胱镜检查是最可靠的鉴别诊断方法。

(4) 急性前列腺炎：引起尿潴留起病急，多发于青壮年。有高热、恶寒、会阴部坠胀、疼痛等全身和局部症状；血常规检查白细胞明显升高。DRE检查前列腺肿大、灼热、触痛剧烈或有波动感。

(5) 前列腺结核：前列腺因结核感染而肿大，可压迫前列腺尿道引起排尿困难及尿潴留。但有血精、精液减少、射精疼痛等症状表现，甚则阴囊或会阴部结核窦道形成。DRE检查前列腺呈结节状，表现不规则，质地偏硬，轻度压痛。精液及前列腺液的结核杆菌检查能明确鉴别。

(6) 前列腺癌：前列腺癌起始无症状，出现梗阻症状已非早期，梗阻症状表现逐渐加重，不似BPH于病程中常有暂时缓解。DRE检查前列腺质地坚硬，可扪及不规则结节。酸性磷酸酶明显增高及有全身恶病性症状有助于鉴别。前列腺活检能明确诊断。

(7) 前列腺肉瘤：主要症状表现是排尿困难、急性尿潴留等膀胱颈部梗阻症状，呈进行性加重。好发于小儿，特别是10岁以下儿童，亦见于青年。肉瘤生长迅速，可很快充满前列腺内并突入膀胱。DRE检查前列腺高度增大，软如囊性，有时可较硬。

(8) 膀胱肿瘤：虽能引起排尿困难或尿潴留，但3/4以上患者以血尿为第一症状，且多为无痛性血尿，少数为镜下血尿。膀胱镜检查、CT检查能明确鉴别本病与BPH所致下尿路梗阻。

(9) 膀胱结石：膀胱结石致排尿困难，通过腹部X线平片多能明确诊断，但排尿困难并非都由膀胱结石引起，所以即使确诊膀胱结石，仍要仔细检查，排除其他梗阻原因。

【治疗】

本病核心病机为肾虚血瘀，治疗当在补肾、活血、散结的基础上佐以行气、清热、利湿、宣肺等治法。中医治疗应以通为用，温肾益气、活血利尿是基本治疗法则。出现并发症时应采用中西医综合疗法。

（一）辨证论治

1. 脾肾气虚证

（1）证候：尿频，排尿起始延长，时欲小便而量不多，排尿无力，溺后余沥不尽，伴面色萎黄，神疲无力，全身倦怠，动则气短，纳差，甚则小便不通，或点滴而出不成线，小腹膨胀；舌质淡，苔薄白，脉弦细。

（2）治法：益气升提，化气行水。

（3）方药：补中益气汤加减。

（3）成药：补中益气丸、归脾丸等。

2. 气滞血瘀证

（1）证候：小便排出不畅，尿如细线或有分叉，尿道涩痛，排不尽感，甚或小便阻塞不通，会阴憋胀，小腹胀满隐痛；舌质暗或有瘀斑，脉弦涩。

（2）治法：活血祛瘀，散结利水。

（3）方药：沉香散加减。

（4）成药：前列欣胶囊、前列通瘀胶囊等。

3. 湿热蕴结证

（1）证候：小便频数黄赤，尿道灼热涩痛，排尿不畅，点滴不通，小腹胀满；大便干燥，口苦口黏；舌暗红，苔黄腻，脉滑细数或弦数。

（2）治法：清利湿热，消瘀散结。

（3）方药：龙胆泻肝汤或猪苓汤加减。

（4）成药：龙胆泻肝丸、癃清片等。

4. 肾阳不足证

（1）证候：尿意频频而量少，小便排出无力，尿线细，射程短，甚至滴沥不爽，严重者尿闭不通。伴面色㿠白，畏寒肢冷，神疲乏力，腰膝酸软，小腹发凉；舌淡体胖，苔白，脉沉细弱。

（2）治法：温肾助阳，化气行水。

（3）方药：金匮肾气丸加减。

（4）成药：复方玄驹胶囊、右归胶囊等。

5. 肾阴亏虚证

（1）证候：小便频数不爽，尿少热赤，或闭塞不通；头晕耳鸣，腰膝酸软，五心烦热，大便秘结；舌红少津，苔少或黄，脉细数。

（2）治法：滋补肾阴，通窍利尿。

（3）方药：知柏地黄丸加减。

（4）成药：知柏地黄丸、左归丸等。

（二）其他疗法

1. 穴位贴

根据临床辨证可选用 2 型腺可贴，主要成分为浙贝母、车前子、三七粉、昆布、海藻、丹参、王不留行、乌药、蟋蟀等，贴于神阙穴（脐部）或会阴穴等。

2. 坐浴疗法

根据辨证用药：肾气不足为主者，选用肉桂、地黄、附子、山茱萸、山药、茯苓、丹皮、泽泻、金樱子等；痰结血瘀为主者，选用当归、浙贝母、苦参、大黄、冰片等；寒湿凝滞为主者，选用红花、小茴香、香附、黄柏、元胡、川楝子、鸡血藤、野菊花等。煎汤坐浴，温度不宜超过40℃，每晚一次，每次20～30分钟。

3. 药物外敷

艾叶60克，石菖蒲30克，炒热以布包之，热熨脐部(神阙穴)，冷则易之。

食盐500克，切碎生葱250克与食盐同炒热，以布包之，待温度适宜时，熨暖小腹部，冷则易之。

甘遂9克，冰片6克，研极细末，加适量面粉，用温水调成糊状，外敷于脐下中极穴上。

白矾、生白盐各7.5克，共研末，以纸圈围脐，填药在其中，滴冷水于药上，其小便即通。

以上诸法，均适用于急性尿潴留者。

4. 保留灌肠

应用当归贝母苦参汤为主方，中药浓煎150ml左右，放置微冷后(42℃)保留灌肠，每日一次。适用于各种辨证类型之用方。

5. 针灸疗法

穴取双合谷、双三阴交，强刺激2分钟可达到患者较难忍受之程度，留针5分钟后出针。

穴取关元、中极，气虚者配足三里、气海、肺俞、阴谷，湿热阻滞者配三阴交、阳陵泉。虚证用补法或平补平泻手法，实证用泻法。

以上二法，适用于急性尿潴留。

火针点刺曲骨、会阴穴。

针刺水道透归来为主穴，命门、阴陵泉为配穴，体虚者加神阙(艾炷隔盐灸)，采用先泻后补之手法。

以大针点刺曲骨、会阴、三阴交等穴，本法可刺激盆丛神经，增强其调节功能。

以艾条呈三焦俞、小肠俞、中极、中封、太冲穴上灸10～30分钟，可用于前列腺增生症所致之急性尿潴留。

于命门、肾俞、中髎、三阴交、气海、复溜、关元、阴谷、委中、中极穴中取2～3个穴，以平补平泻手法交替使用，并用艾条灸之。可用于前列腺增生症引起的急性尿潴留。

6. 气功疗法

(1) 提肛缩肾理气法：取站式，身体直立，两脚分开，与肩同宽，膝盖微曲，小腹微收，自然呼吸，心神宁静，略停片刻。吸气时缓缓提肛缩肾(如忍两便状)，酌量憋气，以增腹压；呼气时放松，动作缓慢进行，不可用力太过，一般做18次左右。稍事休息后，再呼气默念"嘻"字诀长音，意想病变部位气化还原，当呼气到不能再呼时吸气，一般做18～36次。此法能缓解前列腺症状，对小便不利有显效。

(2) 命门养气法：站坐卧均可，以站式为主，身心放松，自然呼吸，以意领气。当吸气时，气感从两足涌泉穴经足踝、小腿、膝关节、大腿到会阴，合二为一；再从会阴到命门，意守片刻后，以意领气由命门按原线路返回，如此周而复始，次数酌量，收功时意守命门静养数分钟，日中津液缓缓咽下，功后自感命门温热，元气充实。此上两法每日练1～2次，可合练，亦可单练，唯不要太累，以舒适为度。

7. 推拿按摩

(1) 体外按摩

①患者俯卧。医者选取一侧肾俞，先施灸法至温热得气，再以双手拇指指腹着力，在肾俞上施按揉法、弹拨法，2 分钟。力度以患者感觉酸胀或酸痛(但能耐受)为标准。配以腰夹脊、悬枢、命门指按法，每穴 2 次，得气为度。双侧先后施术后，医者以小鱼际着力，循同侧肾俞经命门至对侧肾俞做擦法，2 分钟(以温热感向小腹放射为佳)。

②接上法，选一侧八髎及膀胱俞施灸法，2 分钟。至局部温热得气后，再以小鱼际着力，在膀胱经上分别以膀胱俞及次髎为中心，自上而下顺经行擦法，各 2 分钟(使温热感向小腹放射为佳)。双侧先后施术后，再循督脉经腰俞至悬枢段，自下而上顺经做擦法，2 分钟(要求同前)。

③患者侧卧，屈膝屈髋。医者坐于患者后方，以中指指腹作着力点，置于会阴上，行指颤法，10 分钟(至病位轻度温热)。施术时，要求力度、振幅、频率始终如一，以患者感觉舒适为佳。

④患者仰卧，下肢自然伸直。医者坐于一侧，以劳宫对应患者中极穴，行掌颤法，10 分钟(要求同指颤法，至腹部温热得气，并向腰骶放射)。

⑤点按双侧京门、太溪、京骨，每穴 2 次，得气为度。

(2) 肛内按摩：医者右手戴手套，示指蘸液体石蜡，在患者肛外按揉，使肛括约肌松弛后，插入肛内约 4cm 处，用示指螺纹面向前，先左后右按揉前列腺，再沿中央沟由上向下轻推之。

8. 肛内给药

将中药膏剂通过肛门送入直肠壶腹部。所用油膏剂为纯中药配方，由鹿茸、淫羊藿、冬虫夏草、三七、杜仲等组成。操作时患者取胸膝位或侧卧位暴露肛门，医者盖孔巾，戴手套，用前面带软胶管的 5ml 注射器，将 2～4ml 中药膏剂注入到距肛缘 4～6cm 的直肠黏膜处。

9. 食物辅助疗法

(1) 大枣米粥。配方：大枣 30 克，粳米 100 克，冰糖适量。制法：将大枣、粳米加水适量，煮至粥成，加入冰糖，搅拌均匀。功效：健脾和胃，清热利湿。用法：空腹食用。

(2) 冬瓜薏米汤。配方：冬瓜 350 克，薏米 50 克，白糖适量。制法：将冬瓜切成块，与薏米煎汤，用糖调味。功效：清热利湿。用法：以汤代茶饮。

(3) 枸杞粥。配方：鲜枸杞叶 60 克，粳米 60 克。制法：先将枸杞叶加水煎煮 2 次，取汁去渣，再加粳米一起煎煮成粥。功效：养阴清热，益气和胃。用法：早晚食用。

(4) 黄芪鲤鱼饮。配方：生黄芪 60 克，鲜鲤鱼 1 尾。制法：将鲤鱼去鳞、腮及内脏，与黄芪同煮汤。功效：益气升阳、利湿通窍。用法：饮汤吃鱼肉。

(三)预防与调护

前列腺增生在一定意义上说是老年男性所共有的生理性增生，但增生的腺体内胆固醇为正常含量的二倍，因此，改善饮食结构，防止高胆固醇类食物的摄入，对预防前列腺增生的发生和发展具有一定意义。

但 BPH 发展到一定程度，交感神经兴奋可致 BPH 突然发生急性尿潴留，因此 BPH 患者需避免交感神经兴奋的诱发因素，如食辛辣刺激之品、饮酒、抽烟、受凉、房事过度、忍尿不排等。一旦发生尿潴留需要进行导尿，需严格执行规范操作，保留导尿时应经常保持会阴部卫生，鼓励患者多饮水，保证患者每日尿量在 2500ml 以上，且宜定时开放，当患者能自动排出小便时，应尽快拔除尿管。

有些患者的 BPH 病变呈隐袭性发展，就诊时即出现尿毒症症状，因此，老年男性一旦出现排尿异常，需尽早就诊检查。

另外，由于患者年龄较大，常伴有心脑血管疾病、高血压、糖尿病等，因此对 BPH 进行诊断时，必须重视患者的全身状况。

第五节　迟发性性腺功能减退

迟发性性腺功能减退(LOH)，中医学虽无有关病名，但对本病的认识却比较早，属于中医学"虚劳""郁证""阳痿""脏躁""眩晕""心悸"等疾病范畴，是一种出现在部分中老年男性生命后期的获得性性腺功能减退的表现形式，其临床表现主要有四类：性功能障碍症状、体能下降症状、心血管舒缩症状、心理症状。LOH 的发病机制是多种因素损害雄激素的正常分泌和生物活性，包括雄激素水平下降和雄激素受体异常，是原发性和继发性因素共同作用的结果。

西医对"男性迟发性性腺功能减退"名称的确立经历了较长时间，而中医对本病的认识，早在《黄帝内经》中就提出了肾气衰、肝气衰、天癸竭的时间、机制与临床表现。如《素问·上古天真论》曰："丈夫……五八，肾气衰，发堕齿槁；六八，阳气衰竭于上，面焦，发鬓颁白；七八，肝气衰，筋不能动，天癸竭，精少，肾藏衰，形体皆极；八八，则齿发去。"男性迟发性性腺功能减退由于肝肾之气日渐衰少，天癸将竭，精血日趋不足，而出现阴血亏虚，肾之阴阳失调，因此，出现的年龄多在"五八"至"八八"这一时段。《素问·阴阳应象大论》曰："年四十，而阴气自半也，起居衰矣。年五十，体重，耳目不聪明矣。年六十，阴痿，气大衰，九窍不利，下虚上实，涕泣俱出矣"。《瑞竹堂经验方》云："世人中年，精耗神衰，常言百事心灰。盖缘心血少而火不能下降，肾气惫而水不能上升，至心中隔绝，荣卫不和。所苦者，上则心多惊怖；中则塞痞，饮食减少；下则虚冷遗泄，甚则阴痿不兴，脏气滑泄……"《千金翼方·卷十二·养老大例》曰："人年五十以上，阳气日衰，损与日至，人力渐退，忘前失后，兴居怠堕，计授皆不称心，视听不稳，多退少进，日月不等，万事零落，心无聊赖，健忘瞋怒，情性变异，食欲无味，寝处不安。"这些记载都与男性迟发性性腺功能减退的多种表现极为相似。

【病因病机】

本病多因年事已高、天癸将竭、肾精不足、气血亏虚、阴阳失调而引起多脏腑功能失调，尤其以肾气衰、天癸竭为本，并可累及心、肝、脾诸脏，与足厥阴肝经、足少阴肾经、足太阴脾经、任脉、督脉最为密切。《千金要方》云："人五十以上，阳气日衰，损与日至，心力渐退，忘前失后，兴居怠惰。"描述了人到中年，脏腑功能开始衰退，气血阴阳发生变化，进而产生各种症状。

1. 肝肾阴虚

若素体肾阴不足，至"七八"之年，肾精渐衰，天癸不足，真阴亏损，加之劳欲过度竭精伤阴，阴不制阳致阴虚内热，出现了更年期证候。肝为肾之子，肝肾同源，肾水不足则肝木失其所养，故见肝肾阴虚之象，若阴不制阳，虚风内动，又可兼有阴虚阳亢的表现。

2. 脾肾阳虚

肾藏精，肾阳乃肾精所化，提供人体各脏腑生理活动的动力。五八之后，阳气日衰，或勤于房事，伤精耗气，致命火渐微。及至七八之年，肾精渐衰，精不化阳，阳微益甚，失其温煦、推动之力，故见以肾阳虚为主的更年期征候。若素体阳虚，肾阳不足，火不暖土，脾土失温，运化失司，又可形成脾肾阳虚之证。

3. 阴阳两虚

肾为水火之宅，内蕴元阴元阳，阳化气，阴成形，阴阳相济方能使机体脏腑调和。若素体肾气不足，肾阴亏虚，至更年之期，"肾脏衰"而"精少"，精少则化阴不足，化阳无权，进一步加重阳耗阴损，出现阴阳俱虚的证候表现。

4. 肝气郁结

人至中年，阳气日衰，脏腑功能失调，常致性情变异，若调节不及，长期情志不遂，郁怒忧思，过喜过悲，而致肝气郁结，发为本病。肝郁日久，化热生火，或横克脾土，致脾失健运，尚可形成肝郁化火及肝郁脾虚之证，表现出因病致郁、因郁致病的关系。

5. 心肾不交

男子五八之后，肾精亏损，精不生血，进而又可出现阴虚血燥，肾阴不足，肾水不能上济于心，心气衰惫，心火渐弱不能下潜于肾，而致水火失济，故而形成心肾不交之证。

总之，本病多因男子五八之后，肝肾之气渐衰，天癸将竭，精血日趋不足，阴阳平衡失调，肾阴肾阳偏盛偏衰，从而引起其他脏腑功能失常，包括肝郁气滞、心肾不交，进而出现了一系列临床表现。因此，男性迟发性性腺功能减退的核心病机为：肾虚为本，脏腑阴阳失调为标。

【诊断】

1. 临床表现

本病多发生于55～65岁的男性，临床症状主要表现在四个方面：性功能障碍、体能下降、心血管舒缩及心理症状。

性功能障碍主要表现在晨勃消失，性欲减退，勃起困难，阳事痿而不举、举而不坚、坚而不久，性欲高潮质量下降，射精无力和精液量减少，性交难以成功或满意。

体能下降表现为高强度运动能力下降，步行1千米困难，弯腰困难，易疲劳，精力不足，肌肉力量减弱等。

心血管舒缩症状表现为：潮热、盗汗、头晕、失眠、心悸和神经质等血管运动症状。

心理症状表现为：情绪和认知功能变化，嗜睡，疲惫，缺乏生活动力，记忆力下降，注意力不集中，缺乏自信，自我感觉不佳，工作效率降低；难以入睡，失眠多梦；局部麻木、刺痛或有痒感。

此外，LOH的体征还包括：身体构成的改变(肌力和肌块的减小、身体脂肪增加)；骨密度降低(骨矿物质减少或骨质疏松症)等。同时，雄激素的缺乏还与代谢综合征、胰岛素抵抗、2型糖尿病以及认知功能减退等有关。

2. 症状评分量表

症状评分量表包括ADAM问卷和AMS问卷，可作为本病的初筛和症状严重程度的评估。

3. 实验室检查

血清总睾酮低于正常水平，目前许多医院大多采用此法监测。特别强调的是测定血中生物可利用睾酮(Bio-T)，包括游离睾酮和白蛋白结合睾酮更有意义。研究证明，健康男子的血清 Bio-T 水平是随年龄的增长而逐渐下降的。如果 Bio-T 值降低，即可拟诊 LOH，故这种方法比测定总睾酮方法准确。

4. 试验性睾酮补充治疗（"3T 试验"）

这个试验是在对患者进行为期 4 周的睾酮治疗以及治疗 4 周后停止治疗时，对患者的症状进行评价。如果患者的症状只是在治疗期间内有改善，说明该患者需要睾酮补充治疗，该患者可能患有 LOH。

5. 鉴别诊断

主要排除器质性病变及其他心理病变引起的类似症候群。

(1) 躁狂症和抑郁症：躁狂症往往是先有乏力、烦躁、性情急躁、严重失眠、长时间情绪高涨等，常伴有语言动作的增多和夸大的思维内容的表现。抑郁症多有感情淡漠、失眠、乏力、食欲减退、长时间的情绪低落等表现。这两种病症发病年龄较早。初发年龄多在青壮年。

(2) 心脏神经官能症：心脏神经官能症是神经官能症的一种类型，以心悸、胸痛、疲乏、神经过敏为突出表现。较多见于女性及青年人、中年人，年龄为 20~40 岁，可有心动过速、失眠、多梦等症状，心脏 X 线检查、心电图检查及实验室检查多正常。

(3) 高血压：可发生在任何年龄，尤以 40~50 岁以上的人多见。缓进型高血压病早期多在体检时发现，以头痛、头昏、失眠、记忆力减退、注意力不集中、乏力、心悸等症状为突出表现，多次检查血压及间断地心电图检查可资鉴别。

(4) 糖尿病：有些成年型糖尿病可发生在 45 岁以后，以肥胖人多见，可有乏力、性欲减退、腰腿酸痛、外阴瘙痒等，相当多的人"三多一少"症状并不明显。可根据血糖、尿糖的检验结果判断。

(5) 阳痿：阳痿可见于婚后的任何年龄，以阴茎痿而不举、举而不坚、坚而不久为主症，中老年人的阳痿多与罹患某些器质性疾病有关。

【治疗】

本病以肾气虚衰为主，治疗时要根据证候表现特点辨证论治。肝肾阴虚者，治以滋补肝肾；脾肾阳虚者，温肾健脾；肾阴阳两虚者，治以调补阴阳；肝气郁结者，治以疏肝解郁；心肾不交者，则交通心肾。总之，补肾为核心，调补阴阳，疏畅气血，是本病的基本治则。

(一) 辨证论治

1. 肝肾阴虚证

(1) 证候：多表现为功能衰退症状及心理症状。可见形体消瘦，头晕目眩，双目干涩，视物不清，耳鸣作响，失眠多梦，记忆力差，发脱齿槁，咽干口燥，腰膝酸软，烦躁易怒，忧郁紧张，潮热盗汗，便干溲赤，阳痿遗精；舌红苔少，脉象弦细。

(2) 治法：滋水涵木，调肝补肾。

(3) 方药：左归饮(《景岳全书》)合一贯煎(《续名医类案》)加减。

(4) 成药：左归丸、六味地黄丸等。

2. 脾肾阳虚证

(1) 证候：多表现为男性性功能障碍和体能下降症状。可见性欲下降，房事减少，阳事痿而不举，举而不坚，坚而不久，阴囊冷痛；畏寒喜暖，倦怠乏力，四肢不温，腰膝酸冷，关节疼痛；可伴有懒言声低、小便清长、大便溏稀；舌淡胖苔白，脉沉细等。

(2) 治法：补肾健脾，温阳益气。

(3) 方药：还少丹(《洪氏集验方》)合右归丸(《景岳全书》)加减。

(4) 成药：右归胶囊、复方玄驹胶囊等。

3. 阴阳两虚证

(1) 证候：多表现为身体功能减退及性功能障碍症状。可见倦怠乏力，头晕耳鸣，牙齿松动，失眠健忘，腰膝酸软，畏寒怕冷，性欲淡漠，性欲降低，阳痿不举，食欲不振，夜尿增多，淋漓不尽，大便稀溏；舌淡苔薄，脉细数。

(2) 治法：滋阴补肾，温肾壮阳。

(3) 方药：二仙汤(《中医方剂临床手册》)合中和汤(《太平惠民和剂局方》)加减。

(4) 成药：金匮肾气丸等。

4. 肝气郁结证

(1) 证候：多表现为以心理症状和血管舒缩症状。可见情志不遂，抑郁焦虑，疑惧不安，心悸胆怯，自信不足，善太息，烦躁易怒，失眠多梦，胸胁胀痛，食欲不振，腹胀，腹痛欲泻，口苦咽干，头晕耳鸣，性欲减退，阳痿早泄；舌红苔薄黄腻，脉弦。

(2) 治法：疏肝解郁，补肾健脾。

(3) 方药：柴胡疏肝散(《景岳全书》)合逍遥散(《太平惠民和剂局方》)加减。

(4) 成药：柴胡舒肝颗粒、逍遥颗粒、甜梦口服液等。

5. 心肾不交证

(1) 证候：多表现为血管舒缩和心理症状。可见两颧红赤，五心烦热，心烦不寐，心悸不安，烦躁易怒，失眠多梦，潮热盗汗，口燥咽干，形体消瘦，腰膝酸软，眩晕耳鸣，或伴阳痿早泄、遗精、便干溲赤；舌红苔少，脉细数。

(2) 治法：益气滋阴，交通心肾。

(3) 方药：既济汤(《衷中参西录》)合交泰丸(《万病回春》)加减。

(4) 成药：乌灵胶囊、酸枣仁胶囊、知柏地黄丸等。

(二) 其他疗法

1. 皮肤针疗法

可选用肾俞、心俞、志室、关元、中封、大赫、气海、三阴交、内关、神门、中极、会阴、太溪、京门、太冲、夹脊(11～21 椎)，以皮肤针叩刺，每次约 15 分钟，每日或隔日一次。

2. 针灸疗法

根据临床证候表现的不同，辨证施穴。

肝肾阴虚者，选肝俞、肾俞、太溪、期门、京门、三阴交穴。腰酸痛者加委中、腰阳关、志室。针法宜平补平泻。

脾肾阳虚者，选肾俞、脾俞、气海、关元、命门、太溪、百会穴。腰膝酸软加委中、腰阳关；肢冷加足三里。针法以补为主，或加灸。

肝气郁结者，选太冲、期门、膻中、太溪、内关穴。肝郁化热可加曲池、合谷、大椎；肝郁脾虚加阴陵泉、地机、足三里穴。针法以泻为主。

心肾不交者，选膈俞、肾俞、心俞、内关、神门、三阴交穴。潮热盗汗加后溪、阴郄，虚烦不眠加神门。针法为补泻交替。

3. 气功疗法

宜用内养功、强壮功、导引功等功法，以平补阴阳，调理脏腑。

4. 推拿疗法

(1) 头颈部推拿：患者坐位，医者双手多指拿揉、推抖、敲击、抓打头部，拇指按揉印堂、头维、太阳、百会、四神聪，操作6～8分钟。患者俯卧，医者用单手多指或双手多指拿揉颈项部，用双手多指揉枕骨下缘，然后双手示指或中指端自风府穴向两侧分别按压枕骨下缘，中指按揉风池、安眠等穴，操作3～6分钟。

(2) 腰背部推拿：患者俯卧，医者用双手掌自上而下推抚背腰及下肢部，对揉背腰部，双手拇指交替按揉夹脊穴胸腰段，重点刺激背腰部俞穴，握拿擦叩背腰部，单掌搓擦命门、腰阳关、肾俞、八髎等，操作8～10分钟。

(3) 四肢部推拿：患者俯卧，医者以单手或双手拿揉擦叩下肢，重点按揉环跳、委中、承山、昆仑、太溪及跟腱、掌跟或鱼际，搓擦、按揉、擦叩涌泉及足底，操作3～5分钟。双手掌推、拿揉、擦叩四肢，双手拇指同取内关、神门、劳宫、足三里、三阴交、太冲等，操作4～6分钟。

(4) 腹部推拿：患者仰卧位，医者用双手掌推抚胸部，对揉对挤，搓擦胁肋部，拇指按揉膻中、期门、章门、云门等，操作3～5分钟；双手掌推摩、擦揉脘腹，拇指按揉中脘、关元、中极、曲骨等，操作4～6分钟。

(5) 耳部推拿：以磁珠或王不留行籽为材料，肝肾阴亏选取肝、肾、睾丸，配神门、交感、皮质下、内分泌；脾肾阳虚取脾、肾、睾丸，配神门、交感、内分泌；心肾不交选取心、肾，配神门、皮质下、交感。操作：用75%乙醇棉球消毒耳廓后，将磁珠或王不留行籽置于胶布上，用镊子送至耳穴，对准穴位贴紧，并稍加用力，使患者感酸痛、麻胀、发热感。嘱患者每日自行按压3～5次，每次按压时间不应少于2分钟，以使耳廓发热为度。两耳交替，隔日一换，20天为一疗程，休息10天后，行第二疗程，共三个疗程。

5. 饮食疗法

针对LOH患者以肾气亏虚为主的特点，应用食补亦当以补肾为核心，调补阴阳，疏畅气血。日常食物如鱼鳔、乳鸽等，有类似补充雌激素的作用；羊肾、羊肉、麻雀、韭菜、鱼虾、核桃等可改善性腺功能；大枣、山药、龙眼、茯苓、桑葚、芝麻等有助于调节神经系统、心血管的功能，可达到缓解男性更年期症状的目的。

心肾不交者，可服用桂圆百合粥(龙眼肉、百合各30克，大枣6枚，大米100克。冰糖适量，共煮为粥，早晚服食)；百合莲子炖瘦肉(瘦猪肉250克，莲子、百合各30克。加水炖成汤，调味服食)；莲子大枣汤(莲子、淮小麦各15克，大枣30克，麦冬10克，甘草6克。将甘草、淮小麦、麦冬三味药先煎汁，再用药汁煮莲子、大枣服用)。

肝肾阴虚者，可服用芝麻粥(黑芝麻10克，大米100克。将黑芝麻用水淘洗，放入锅内炒后研磨成泥状，与大米同煮成粥，调味后食用)；生地玄参炖乌鸡(生地15克，玄参9

克，乌骨鸡 500 克。将乌骨鸡去内脏，将玄参、生地置鸡腹中缝牢，加水文火炖熟，调味后服食)；淮山枣肉煲瘦肉(淮山 30 克、枣肉 20 克、猪瘦肉 100 克，加水一同放砂锅内煲熟烂，吃肉饮汤)。

脾肾阳虚者，可服用核桃莲子粥(核桃仁 20 克，莲子、芡实各 18 克，大米 60 克。同煮成粥，调味后食用)；枸杞栗子炖羊肉(枸杞 15 克，栗子 18 克，羊肉 60 克。羊肉洗净切块，将全部材料放入锅内炖熟，调味后食用)。

(三)预防与调护

(1) 建立规律生活，起居有常，食睡劳作要有节律，不要短时间内大幅度改变生活方式。

(2) 多参加社交活动，与人交谈，避免抑郁、焦虑。

(3) 加强锻炼，增强体质，培养兴趣、爱好，转移不适症状的注意力。

(4) 和睦家庭生活，减少不良刺激，防止情绪波动。

(5) 饮食清淡，不饮酒、不吸烟，少食辛辣之品。

(6) 学会制怒、解愁与防忧，保持乐观情绪。

(7) 不要恣情纵欲，避免把注意力集中于性欲上。

更年期是人在生命过程中正常的生理反应，有一定的必然性和阶段性，其反应程度因人而异。只要正确看待并积极治疗更年期综合征，大多数人是完全可以全地渡过更年期的。另外，坚持定期体检，及时监测健康状况也是十分必要的。定期健康体检是预防保健工作的基本内容，也是早发现、早诊断、早治疗的重要手段，并且是自我保健的主要环节，通过健康体检可以及时发现身体的异常情况，尽可能早地在医师的指导下采取有效措施进行调理与治疗，以消除病证，增强体质，为健康做好积极储备，以适应身体条件的变化。

第六节　男性生殖系统感染

男性生殖系统感染包括睾丸炎、附睾炎、精囊炎、前列腺炎等。前列腺炎已有章节论述，本章只论述临床上最常见的附睾炎。

附睾炎多见于中青年，有时与睾丸炎同时存在，称为附睾睾丸炎，感染途径主要为经尿道、精路逆行感染，还包括血行播散、淋巴蔓延，是男性生殖系统非特异性感染中的常见病变。中医称睾丸和附睾为肾子，故称睾丸及附睾的化脓性疾病为子痈或子痛。临证中分急性子痈与慢性子痈，相当于西医的急、慢性附睾炎或睾丸炎，以睾丸或附睾肿胀疼痛为特点。慢性附睾炎在临床上较为常见。

【病因病机】

本病多因感受寒湿、湿热蕴结下焦、饮食肥甘、房事不节、热毒炽盛或跌仆外伤等引起，其病与肝、肾等脏腑功能失常有关，病位在肾子。在经脉则与足厥阴肝经、足少阴肾经最为密切。

1. 外感寒湿

寒湿之邪，侵袭肌表，不得宣散，蕴结附睾；或久居湿地，寒湿下犯，寒性收引，则血脉不利，血凝气滞于肾子，发为本病。

2. 湿热下注，下迫扰精

湿热循经下注，伤及肾子血络；湿热蕴结下焦，络破血伤，则会阴疼痛；湿热下注于阴部，故阴囊肿胀、潮湿；湿热之邪影响膀胱气化则小便短赤，淋漓不尽。

3. 肝郁气结，气滞痰凝

郁怒伤肝，肝郁气结，经脉不利，血瘀痰凝，湿热内蒸，发于肾子，损伤肾子血络，致阴囊肿大，附睾头或附睾尾肿大，有触痛。

4. 房事因素

房事不洁，外染湿热秽毒，或跌仆闪挫，肾子受损，经络阻隔，气血凝滞，郁久化热，发为本病。

5. 饮食因素

外感六淫或过食辛辣食物，湿热内生，经络阻隔，气血凝滞。

总之，附睾炎多由感受寒湿、湿热蕴结下焦、饮食肥甘、房事不节、热毒炽盛或跌仆外伤等引起，其病与肝、肾等脏腑功能密切有关。

【诊断】

1. 临床表现

(1) 疼痛：急性附睾炎的发病比较急，不少患者在睡眠时突然发生附睾炎，发病数小时后形成急性炎症，表现为附睾有局限疼痛与压痛，可放射至腹股沟区及腰部，附睾有局限疼痛与压痛。阴囊的局限性疼痛、敏感、并迅速增大，可以出现局部发热、坠胀、尿道分泌物、全身不适等症状。

(2) 阴囊肿大：阴囊肿大、精索水肿增粗、附睾肿大变硬，附睾肿胀进展较快，可在3～4小时内使附睾体积成倍增大，此时体温可达 40℃，腹股沟与下腹部可能存在压痛。形成脓肿时可以有波动感，脓肿也可以自行破溃而形成瘘管。

2. 体格检查

可见单侧或双侧附睾肿胀疼痛，患侧阴囊皮肤红肿，伴有阴囊肿大、疼痛、坠胀。

3. 实验室及辅助检查

(1) 血常规检查：急性附睾炎血常规检查白细胞增高，血沉增快。

(2) 尿常规检查：尿常规检查可以发现白细胞升高。

(3) 辅助检查：超声检查可显示阴囊内容物的影像，可显示附睾与睾丸肿胀及炎症的范围。急性附睾炎的睾丸动脉血流回声增强。

4. 鉴别诊断

(1) 结核性附睾炎：很少有疼痛及体温升高，附睾在触诊时表面不平整，输精管呈串珠状。尿液与前列腺液培养可找到结核杆菌。

(2) 睾丸肿瘤：睾丸肿块无触痛，有沉重感。有时在肿瘤内有急性出血，可使睾丸附睾发生疼痛。前列腺液及尿液分析时均正常。阴囊超声图有助于鉴别诊断。如诊断不能肯定时应行手术探查活检。

(3) 睾丸扭转：睾丸扭转多在剧烈活动后与精索扭转同时发生。睾丸剧烈疼痛伴下腹部和腹股沟部疼痛、恶心、呕吐甚至休克。体温及血白细胞偶有升高，阴囊皮肤也可能红肿发热。检查时可见睾丸因提睾肌痉挛、精索缩短而上移，睾丸有明显压痛，附睾不在正常位置，而在睾丸的前面、侧面或上方。兜起阴囊后疼痛非但不减轻反而加重。

【治疗】

本病以湿热毒邪蕴结、气滞血瘀为基本特点，故其治疗原则当以清热解毒、行气活血、利湿消肿、软坚散结为基本原则。

(一) 辨证论治

1. 湿热下注证

(1) 证候：一侧或两侧附睾、睾丸肿痛拒按，痛引小腹，尿频，尿急，茎中热痛，尿液黄赤，阴囊红肿热痛，囊内积液，外阴多汗、味臊等；舌红苔黄腻，脉滑数。

(2) 治法：清热利湿，解毒消肿。

(3) 方药：龙胆泻肝汤（《医方集解》）或八正散（《太平惠民和剂局方》）加减。

(4) 成药：龙胆泻肝丸、八正胶囊、癃清片、四妙丸等。

2. 肝气郁结证

(1) 证候：睾丸疼痛，坠胀，通连少腹，伴胸胁苦闷胀满，时有叹息；舌红苔薄白，脉弦。

(2) 治法：疏肝解郁，散结止痛。

(3) 方药：橘核丸（《济生方》）或柴胡疏肝散（《景岳全书》）加减。

(4) 成药：舒肝颗粒、逍遥颗粒等。

3. 气滞血瘀证

(1) 证候：睾丸肿大疼痛，可触及肿块，触痛明显。少腹、会阴胀痛，阴囊皮肤红肿，掀热疼痛，少腹抽痛，局部触痛明显，活动或站立时加重。伴有口干、不欲饮等症状；舌紫暗有瘀点，脉涩。

(2) 治法：活血祛瘀，行气散结。

(3) 方药：复元活血汤（《医学发明》）、血府逐瘀汤（《医林改错》）加减。

(4) 成药：前列欣胶囊、前列通瘀胶囊等。

4. 毒火壅盛证

(1) 证候：睾丸肿硬剧痛，时有跳痛，阴囊红肿灼热，若已酿脓则按之软，指下有波动感，高热，口渴，尿黄少；舌红苔黄腻，脉洪数。

(2) 治法：清热解毒，活血透脓。

(3) 方药：仙方活命饮加减（《校注妇人良方》）。

(4) 成药：西黄胶囊、新癀片等。

5. 寒湿凝滞证

(1) 证候：睾丸坠胀隐痛，遇寒加重，遇暖则缓，自觉阴部发凉，或伴腰酸、遗精；舌淡苔白润，脉弦紧或沉弦。

(2) 治法：温经散寒，散结止痛。

(3) 方药：暖肝煎加减（《景岳全书》）。

(4) 成药：茴香橘核丸等。

(二) 其他疗法

急性附睾炎初期可用如意金黄散或玉露膏外敷。溃脓后可选用九一丹或八二丹药线引流，以金黄膏盖贴。脓液已净，外用生肌白玉膏。郁久成瘀者冲和膏外敷。

(三)预防与调护

(1) 平时注意保持阴部卫生，以减少感染机会。

(2) 急性期应卧床休息，避免性生活和体力劳动。兜起阴囊，冷敷以减轻充血。

(3) 饮食清淡，忌酒，忌过食肥甘厚腻及辛辣炙煿食物。

（李海松修订　马卫国审阅）